JAKE EAGLE, DR. MICHAEL AMSTER

Achtsamkeit to go

GOLDMANN

Buch

Achtsamkeit und Meditation fördern unsere Gesundheit. Doch es ist unglaublich schwierig, Achtsamkeitspraktiken in den Alltag zu integrieren: Bereits bei zehn oder sogar schon fünf Minuten Meditation scheitern die meisten, es dauert einfach zu lang. Dieses Buch stellt erstmals die lebensverändernde A.W.E.-Methode vor, die nachweislich größere Verbundenheit, Freude und Zufriedenheit auslöst. Das Beste daran – sie dauert unter einer Minute!

Zwei- bis dreimal täglich praktiziert, helfen diese Mikrodosen der Achtsamkeit to go nachweislich, eine Vielzahl von Vorteilen zu erzielen: Sie reduzieren unter anderem Ängste, Burn-out chronische Schmerzen und Entzündungen.

Autoren

Jake Eagle ist Psychotherapeut und Achtsamkeitstrainer. Als Therapeut für psychische Gesundheit in den letzten 27 Jahren erkannte Jake Eagle den Wert der Therapie, aber er erkannte auch die Grenzen. Sein Ziel ist es, den Menschen zu zeigen, was jenseits der Therapie möglich ist.

Dr. Michael Amster ist Arzt und Schmerzspezialist mit über 20 Jahren Erfahrung in diesem Bereich. Er ist zudem zertifizierter Yoga- und Meditationslehrer.

auch als E-Book erhältlich

Jake Eagle
Dr. Michael Amster

ACHT SAMKEIT TO GO

Klarheit und Sinn finden –
in weniger als 1 Minute pro Tag
mit der A.W.E.- Methode

Aus dem Amerikanischen
von Elisabeth Liebl

GOLDMANN

Die amerikanische Originalausgabe erschien 2023 unter dem Titel
»The power of AWE. Overcome burnout & anxiety, ease chronic pain,
find clarity & purpose – in less than 1 minute per day«
bei Hachette Book Group, New York.

MIX
Papier | Fördert
gute Waldnutzung
FSC® C014496

Penguin Random House Verlagsgruppe FSC® N001967

1. Auflage
Deutsche Erstausgabe Dezember 2023

Dieses Buch wurde vermittelt von Christian Schweiger
Umschlag: Uno Werbeagentur, München
Umschlagmotiv: © FinePic®
Redaktion: Ralf Lay
Satz: GGP Media GmbH, Pößneck
Druck und Bindung: GGP Media GmbH, Pößneck
Printed in Germany
SC · CB
ISBN 978-3-442-22384-8

Von Jake für Hannah:

Mit dir sein. In Ehrfurcht sein.
Eins sein.
Die Zeit steht still,
während sie (vorbei)fliegt.
Schau die Schönheit.

Von Michael:

Für meine Eltern, Judy und Harvey Amster, für ihre ewige Unterstützung und Liebe, die »so hochfliegend ist wie der Himmel und so tief wie der blaue Ozean«.
Für meine Tochter Shayna, die für mich die Quelle von Liebe, Freude, Abenteuer und nie versiegender Ehrfurcht ist.

Es gibt zwei Arten zu leben: Entweder leben Sie so, als gäbe es keine Wunder. Oder Sie leben so, als wären Wunder möglich. Das Schönste, das wir erleben können, ist das Geheimnisvolle. Es ist das Grundgefühl, das an der Wiege von wahrer Kunst und Wissenschaft steht. Wer dieses Gefühl nicht kennt, wer nicht mehr innehalten kann und staunen im Angesicht der Erhabenheit, der ist so gut wie tot: Seine Augen haben sich für immer geschlossen.

Albert Einstein

INHALT

GELEITWORT DER AUTOREN

Die Geschichten in diesem Buch sind wahr, oder sie sind Zusammenstellungen aus mehreren Fallgeschichten. In den meisten Fällen wurden Namen und andere Daten, die eine Identifikation ermöglichen würden, verändert, um die Anonymität der Personen zu wahren. Daher ist jede Ähnlichkeit mit wirklichen – lebenden oder toten – Menschen rein zufällig.

VORWORT

IM SCHNELLVERFAHREN ZUR TRANSZENDENZ

Da wir meditieren, seit wir denken können, und zudem als Achtsamkeitslehrer tätig sind, war es uns fast schon peinlich, als wir entdeckten, dass es sozusagen eine Schnellstraße gibt, die uns in nur fünf bis fünfzehn Sekunden zur Transzendenz führt. Allein der Gedanke stand im Widerspruch zu allem, was wir über Meditation wussten, bevor wir unsere Recherchen begannen. Doch ja, es funktioniert. Und dazu ist nicht mehr nötig, als dass Sie sich im ganz normalen Alltag für das machtvolle Gefühl des Staunens öffnen. Unser Leben hat sich dadurch enorm verändert. Und da sich unsere Resultate auch bei Tausenden Patienten, Klientinnen und Studienteilnehmern verlässlich wiederholten, hatten wir den Beleg, dass unser Schnellverfahren – die A.W.E.-Methode – wirkt.

A.W.E. steht für »Aufmerksamkeit *(attention)*, Warten *(wait)*, (Ausatmen und) Erweitern *(exhale and expand)*«. Dieser dreistufige Prozess, der zwischen fünf und fünfzehn Sekunden dauert, verpasst Ihnen sozusagen eine »Mikrodosis Achtsamkeit«. Es handelt sich um eine kurze, formlose Achtsamkeitsübung, deren Wirksamkeit wissenschaftlich erwiesen ist. Die A.W.E.-Methode erzeugt in diesen wenigen Sekunden ein Gefühl der Ehrfurcht (engl. *awe* [Ehrfurcht, Respekt, Scheu]) – eine starke Emotion, die uns staunen lässt und in einen Zustand erhöhten Gewahrseins versetzt. Dazu kommen noch bemerkenswerte Veränderungen in Geist und Körper, die Gesundheit und Wohlbefinden steigern.

Versuchen Sie, sich zu erinnern, wann Sie das letzte Mal diesen »Wow-Effekt« erlebt haben: vielleicht, als Sie den Anblick einer Landschaft wie des Grand Canyon oder der Wildnis Alaskas genossen, als Sie Ihrer Lieblingssängerin bei einem Konzert lauschten oder ein kleines Baby im Arm hielten und das Wunder des Lebens betrachteten. Ein Lächeln auf dem Gesicht, den Mund leicht geöffnet. Überlief vielleicht sogar ein Schauer Ihren Rücken? Dieses Gefühl der Ehrfurcht dauerte vielleicht nur ein paar Sekunden. Oder ein wenig länger. Aber Sie konnten es sicher tief in sich spüren.

Sie haben sich diese Gefühle nicht eingebildet. Während solcher außerordentlicher Erfahrungen geschieht unterhalb unserer Bewusstseinsschwelle einiges im Körper: Der Zustand Ihres Nervensystems verändert sich. Ihr Kampf-Flucht-Totstell-Reflex wird heruntergeregelt, während die parasympathischen Funktionen »Ruhe und Verdauung« stärker in den Vordergrund treten. Anders ausgedrückt: Sie werden ruhiger, geduldiger und weniger ängstlich. Gleichzeitig fühlen Sie sich aber energiegeladener und wie in einer Art Flow-Zustand, dem Gefühl, völlig in einer Beschäftigung aufzugehen. Der Spiegel Ihres proinflammatorischen Interleukin-6 (ein immunmodulierendes Protein) sinkt ab. Geschieht das öfter, so reduziert dieser Mechanismus chronische Entzündungen wie auch Ihr Risiko, eine Herz-Kreislauf-Erkrankung, Demenz, Diabetes, Depressionen und noch einiges mehr zu bekommen. Ihr Liebeshormon-(Oxytocin-)Spiegel steigt, und mit ihm steigern sich Ihr Wohlbefinden und Ihre Kontaktfreude.

All dies vermag das Gefühl der Ehrfurcht zu leisten – und diese Effekte sind nur die Spitze des Eisbergs. Die noch sehr junge Wissenschaft vom Staunen hat entdeckt, dass wir, wenn wir dieses

Gefühl häufiger erfahren, unsere zwischenmenschlichen Beziehungen verbessern können. Mehr Freude, Ausgeglichenheit und Lebenszufriedenheit, eine bessere kognitive Verarbeitung, mehr Wohlbefinden und Achtsamkeit, ein gestärktes Immunsystem und weniger Entzündungsmarker sind weitere positive Auswirkungen. Unsere Forschungsarbeiten konnten zeigen, dass das Gefühl des Staunens Stress, Ängste, Depressionen, Einsamkeit, die Gefahr eines Burn-outs und körperliche Schmerzen verringert. Der Wow-Effekt lindert existenzielle Ängste, einen besorgniserregenden Geisteszustand, bei dem wir sonst nur »Mittel« wie Psychopharmaka einsetzen, Trost in der Religion suchen beziehungsweise mit Verdrängung oder Ablenkung reagieren.

Kein Wunder also, dass man sich in letzter Zeit vermehrt mit dem Gefühl des Staunens auseinandersetzt, sodass neben unseren Forschungsarbeiten noch viele weitere Studien existieren. Zu den führenden Köpfen in der Erforschung des Wow-Effekts gehören Dacher Keltner und sein Co-Autor Jonathan Haidt. Ihre Grundannahme lautet: »Erlebnisse des Staunens gehören vermutlich zu den schnellsten und wirksamsten Methoden persönlichen Wandels und Wachstums.«[1]

Es gibt da nur ein kleines praktisches Problem: Es kann nicht jeder zum Grand Canyon fliegen, jedenfalls nicht regelmäßig, oder seine Lieblingssängerin live hören. Da diese Quellen des Staunens ihnen nicht oder nur bedingt wieder offenstehen, wenden sich viele Menschen beispielsweise der Meditation zu, einer kostengünstigen »Vor-Ort-Methode«, die viele der soeben beschriebenen Vorzüge zu bieten hat. Wie wir aber feststellen mussten, verlangt die Meditation sehr viel an Zeit, Hingabe und Engagement, weswegen nur die wenigsten sie in dem Ausmaß praktizieren können, dass sie auch in den Genuss von deren Vorzügen kommen. Vereinfacht gesagt, rückt auch die regelmäßige Meditation oft in unerreichbare Ferne, vor allem für jene, die glauben, nicht einmal ein Viertelstündchen täglich Zeit für sich selbst erübrigen zu können, geschweige denn eine halbe Stunde zum Meditieren. Vielen, denen es nicht gelingt, ihren aufgewühlten Geist zu beruhigen – was paradoxerweise zu einer negativen Selbsteinschätzung führt, weil sie an einer kontinuierlichen Meditationspraxis »scheitern« –, wird das Meditieren eher zur Ursache von Stress als zur beruhigenden Erfahrung.

An diesem Punkt setzen unsere Forschungen an. Wir werden Ihnen eine klinisch erprobte Drei-Stufen-Methode vorstellen, mit der Sie aus ganz normalen Erlebnissen innerhalb weniger Sekunden eine Erfahrung der Ehrfurcht destillieren. Dieses hochwirksame Vorgehen führt zu schnellem Persönlichkeitswachstum, zu geistiger und körperlicher Heilung. Der Wow-Effekt kann sich in gerade mal fünf Sekunden einstellen. Und dazu müssen Sie nicht einmal eiserne Disziplin aufbringen oder über außergewöhnliche Fähigkeiten verfügen. Und noch wichtiger: Während sich viele Forschende, welche die Kraft des Staunens untersuchen, mit ihren Probanden an außergewöhnliche Orte in der realen oder in einer virtuellen Welt begaben, stützen sich unsere Studien ganz einfach auf Alltagserfahrungen. Ob Sie sich nun daheim aufhalten, im Garten hinterm Haus, mit Freunden zusammen sind – in diesen oder ähnlichen Situationen werden Sie das Gefühl der Ehrfurcht erleben können. Und damit eröffnen sich auch für die Forschung ganz neue Wege.

Unser Interesse an der Emotion des Staunens begann zunächst auf rein persönlicher Ebene. Jake Eagle ist Psychotherapeut und Achtsamkeitslehrer. Seine Aufgabe besteht darin, anderen zu helfen, ihre seelischen Leiden zu verringern. Er hatte zwar seine »drei H«: seine Gesundheit *(health)*, seine geliebte Frau *H*annah und sein Haus in einem *h*awaiianischen Paradies. Dennoch war er selbst nie ganz zufrieden mit seinem Leben. Jeder hätte wohl gesagt, er habe allen Grund, mehr als glücklich zu sein. Also fing Jake an, sich morgens immer wieder zu fragen: »Bin ich begeistert *[thrilled]* davon, am Leben zu sein?«

Drei Wochen lang stellte er sich täglich diese Frage. Und er begann, im Alltag immer öfter darauf zu achten, wann er sich tatsächlich überglücklich fühlte. Das machte etwas mit ihm – er bekam eine viel positivere Einstellung zu seinem Leben, obwohl sich nicht wirklich etwas verändert hatte. Die Auswirkungen auf sein Dasein waren so stark, dass er 2018 begann, über »Live Conscious« – eine Organisation, die er zusammen mit seiner Frau Hannah gegründet hatte – einen 21-Tage-Kurs mit dem Titel »Thrilled to Be Alive« anzubieten. Die Teilnehmer berichteten ihrerseits von positiven Veränderungen in ihrem Leben, und diese fielen absolut bemerkenswert aus. Einer von ihnen schrieb sogar: »Ich fühlte mich gestärkt und ermutigt. Wie ein Schmetterling, der in eine ganz neue Welt flattert. Ich sah das Leben aus einer anderen Warte und reagierte auch ganz anders darauf.«

Durch diesen Kurs machte Jake eine absolut faszinierende Entdeckung. Er hatte die Teilnehmer gebeten, jeden Tag zehn Minuten zu meditieren, um ihre Bewusstheit zu steigern und mehr vom Kurs zu haben. Aber es stellte sich heraus, dass die meisten von ihnen nicht meditierten, weil sie der Ansicht waren, dafür keine Zeit zu haben. Also bat er sie, sich mehrmals am Tag nur ein paar Sekunden zu reservieren. Jeder von ihnen war sich sicher, für solche »Mikromeditationen« genügend Zeit zu haben.

Michael Amster ist Arzt, Spezialist für Schmerzbehandlungen und ebenfalls Achtsamkeitslehrer. Da er an ebenjenem Kurs teilnahm, schlug er vor, solche Sekundenmeditationen als »Mikrodosis Achtsamkeit« zu bezeichnen. Und diese Vorstellung kam gut bei den Leuten an.

Die Auswirkungen aber, die diese Mikrodosen an Achtsamkeit

zeigten, waren selbst für uns erstaunlich. In der Befragung am Ende der Kurse stellte Jake fest, dass die Teilnehmer von ihren Mikromeditationen die gleichen oder noch massivere Vorzüge berichteten als jene Personen, welche die traditionelle längere Form der Meditation praktiziert hatten.

In Michael Pollans Buch *Verändere dein Bewusstsein* ist über vierzigmal von »Ehrfurcht« beziehungsweise »Staunen« die Rede.[2] Und das sagte auch uns etwas, denn wir durchlebten damals beide schwere Zeiten und empfanden eine enorme emotionale respektive psychische Erleichterung durch diese Mikropraxis.

Wir waren so beeindruckt von der vereinfachten Achtsamkeitsübung, dass wir beschlossen, sie in ihre Einzelteile zu zerlegen, um herauszufinden, was für ihre tiefgehende Wirkung verantwortlich war. Michael flog extra nach Hawaii, damit wir uns eine Woche lang einzig auf dieses Projekt konzentrieren konnten. In jener Woche setzten wir uns, zusammen mit Hannah, intensiv mit Pollans Buch und den zugrunde liegenden Forschungsarbeiten zum Thema »Ehrfurcht« auseinander. Im paradiesischen Umfeld der zentralpazifischen Inselgruppe erlebten wir immer wieder dramatische Wow-Momente. Und wir entdeckten, dass es dafür dreierlei brauchte: eine konzentrierte Aufmerksamkeit *(attention)*, eine Haltung des Wartens *(waiting)* in diesem Moment und den Atem, genauer gesagt das Ausatmen *(exhaling)*, das unseren Fokus erweitert *(expanding)*. Und schon hatten wir ein passendes Akronym für unsere Neuentdeckung: A.W.E.

Dann aber geschah etwas, was unsere Methode um eine aufregende Dimension bereicherte. Eines Morgens stand Michael in der Küche und buk Pfannkuchen – was er schon Hunderte von Malen gemacht hatte. Aber plötzlich stellte sich spontan ein Wow-Erlebnis ein, ein Zustand tiefen Staunens. Und in diesem Augenblick fügte sich alles in eins: Diese Mikrodosierung von Achtsamkeit brachte

Augenblicke der Ehrfurcht hervor, was an sich schon bemerkenswert war. Noch erstaunlicher aber war die Tatsache, dass A.W.E. das Gefühl von Ehrfurcht im ganz normalen Alltag auslöste – in diesem Fall, als Michael einfach am Herd stand und dem Teig in der Pfanne beim Blubbern zusah …

A.W.E. VERSTEHEN

Nach jenem schicksalhaften Tag in Hawaii, als Michael beim Backen von Pfannkuchen dieses ergriffene Staunen erfuhr, waren wir fest entschlossen, auch anderen Menschen Zugang zu dieser wunderbaren Praxis zu ermöglichen. Jeder von uns führte eine Teststudie durch. Jake unterwies einige Klienten in dem, was wir so schön »die A.W.E.-Methode« getauft hatten, wobei er vor und nach einer dreiwöchigen Praxisphase die geistige und emotionale Gesundheit der Teilnehmer mit einem Fragebogen prüfte. Alle berichteten von weniger Stress und Angst, von einer stärkeren Verbundenheit mit anderen Menschen sowie Glücksgefühlen. Michael hingegen brachte die A.W.E.-Methode fünfzehn seiner chronischen Schmerzpatientinnen bei. Auch diese gaben an, weniger chronischen Schmerz zu empfinden und weniger akute Schmerzzustände zu erleben, wodurch sich ihre Ängste und depressiven Verstimmungen legten. Sie verspürten eine stärkere Verbundenheit mit anderen sowie Glücksgefühle, Dankbarkeit und Großzügigkeit.

Allmählich kamen wir dahinter, dass wir da einer Sache mit enormem Potenzial auf der Spur waren. Michael nahm Kontakt auf mit Dacher Keltner, Professor für Psychologie an der University of California in Berkeley, und stellte ihm unsere Ergebnisse vor. Professor Keltner, der sozusagen der »Großvater der Ehrfurchtsforschung« ist, war begeistert. In seinen Augen stellte unsere A.W.E.-Methode »die Zukunft der Achtsamkeit« dar.

Keltners Reaktion verblüffte und ehrte uns zugleich. Der renommierte Sozialpsychologe und Forscher meinte also, wir hätten da eine fantastische Entdeckung gemacht. Warum aber beeindruckte ihn die A.W.E.-Methode so sehr? Was sah er wohl in dieser formlosen Achtsamkeitsübung? Wir wussten, die A.W.E.-Methode unterschied sich von anderen Achtsamkeitsübungen, weil sie so einfach ist und schnelle Ergebnisse bringt. Aber wir mussten auch den Nachweis erbringen, dass die Resultate unserer Teststudien nicht zufällig waren. Also hatten wir A.W.E. an mehr als nur ein paar Dutzend Leuten zu testen.

Keltner half uns, zwei Studien an der University of California in Berkeley durchzuführen. In einer davon testeten wir unsere Methode an mehr als dreihundert Patienten des NorthBay Medical Center in Fairfield, Kalifornien, sowie all ihren Angehörigen und Freunden, die Lust hatten teilzunehmen. An der zweiten Studie nahmen mehr als zweihundert Beschäftigte aus dem Gesundheitswesen, verteilt über ganz Nordamerika, teil. Beide Studien fragten nach Depressionen, Angstzuständen, Einsamkeit, Stress, chronischen Schmerzen und allgemeinem Wohlbefinden. Die Beschäftigten im Gesundheitswesen testeten die A.W.E.-Methode auch gegen das Burn-out-Syndrom. Beide Studien wurden durchgeführt, als die Corona-Pandemie ihren Kulminationspunkt erreicht hatte – gerade das Klinikpersonal stand also unter einer deutlich höheren Belastung als üblich.

In der Zwischenzeit erlebten wir die Vorzüge unserer Methode auch am eigenen Leib. Bald nachdem Jake mit den Mikrodosen an Achtsamkeit angefangen hatte, fühlte er sich – mit 65 Jahren – zum ersten Mal in seinem Leben durch und durch zufrieden. Michael war in den Vierzigern und erlebte einen ähnlichen Wandel. Er lernte zu akzeptieren, dass die Kinder aus dem Haus waren. Nichts an unser beider Leben hatte sich tatsächlich verändert. Wir hatten nur einen Weg gefunden, täglich das Gefühl der Ehrfurcht zu erfahren – und das sozusagen auf Kommando. In all unseren Jahren als Achtsamkeitslehrer, die anderen halfen, ihr Leid zu überwinden, hatten wir nie etwas erlebt, was auch nur annähernd so schnell und so stark wirkte wie das Gefühl des Staunens, das sich mit einer Mikrodosis Achtsamkeit einstellte.

Was aber heißt es nun genau, Staunen und Ehrfurcht zu erleben? Wir definieren Ehrfurcht als »emotionale Erfahrung, in der wir das Gefühl entwickeln, in Gegenwart von etwas zu sein, was unsere normale Erfahrung der Welt übersteigt«. Klingt recht bombastisch – was es auch ist –, aber die Praxis selbst ist so simpel, dass eine einzelne »Sitzung« nicht länger dauert als fünf bis fünfzehn Sekunden. Und Sie können das Ganze jetzt gleich mal testen.

DIE A.W.E.-METHODE

Aufmerksamkeit *(attention)* heißt, dass Sie Ihre volle und ungeteilte Aufmerksamkeit auf etwas richten, was Sie sehr schätzen oder faszinierend finden. Lassen Sie Ihren Blick durch den Raum wandern, in dem Sie sich gerade aufhalten. Wählen Sie etwas Schönes, was Sie lieben und wertschätzen. Sehen Sie sich dieses Objekt genau an. Schauen Sie wirklich hin. Wenn es ein kleiner Gegenstand ist, nehmen Sie ihn in die Hand und erforschen ihn mit Ihren Blicken. Ist es eine Pflanze, dann berühren Sie ihre Blätter. Wie fühlen sie sich an? Welche Farbe haben sie? Wonach riechen sie? Achten Sie auf das Leben in diesem Gegenstand. Ist es ein Gemälde, dann stellen Sie sich vor, wie der Künstler es gemalt hat. Achten Sie auf die räumliche Wirkung, auf Licht und Farben.

Zu **warten** *(wait)* heißt, dass Sie innehalten. Atmen Sie tief durch. Saugen Sie den Sauerstoff ein, während Sie diesem wunderschönen Objekt in Ihrem Heim Ihre ungeteilte Aufmerksamkeit schenken.

Der letzte Schritt ist das **Ausatmen und Erweitern** *(exhale and expand)* der Aufmerksamkeit: Atmen Sie aus, und spüren Sie, was Sie empfinden. Atmen Sie länger aus als üblich. Lassen Sie zu, dass Ihre Empfindungen intensiver werden und Sie ganz erfüllen. Was fällt Ihnen auf? Lächeln Sie? Haben Sie sich entspannt? Spüren Sie ein warmes Gefühl im Bauch? Ist Ihr Blick weicher geworden? Treten Ihnen Tränen der Dankbarkeit in die Augen beim Betrachten dieses wunderbaren Objekts? Fühlen Sie sich jetzt energiegeladener?

Gratulation. Sie haben gerade einen Moment der Ehrfurcht verspürt.

TEIL I

WAS DIE WISSENSCHAFT SAGT

KAPITEL 1

WISSENSCHAFT UND A.W.E.-EFFEKT

Am 31. Mai 2020 sprangen uns allenthalben apokalyptische Schlagzeilen ins Auge: »Spirale der Gewalt gerät außer Kontrolle. Appell zur Wahrung des öffentlichen Friedens angesichts sich ausweitender Proteste«, »Genf: Kilometerlange Schlange vor Lebensmittelausgabe in einer der reichsten Städte der Welt«, »Warum wir die Langzeiteffekte der Pandemie nicht vorhersehen können«, »Angst vor möglichen neuen Ausschreitungen: Rund ums Weiße Haus vernageln Geschäftsleute ihre Läden zum Schutz vor Plünderungen« …

Am selben Tag – inmitten des brodelnden Chaos und der Ungewissheit von Corona-Pandemie, Arbeitslosigkeit, Massenandrang bei Essensausgaben, politischen Konflikten, Protesten und Rassenunruhen – starteten wir zwei umfangreiche Studien. Ziel dieser in Verbindung mit einigen der Koryphäen US-amerikanischer Ehrfurchtsforschung durchgeführten Untersuchungen war es, die Wirksamkeit der A.W.E.-Methode zur Linderung diverser körperlicher und seelischer Leiden zu testen – von Angstzuständen und Depressionen über Einsamkeit, Burn-out und Stress bis hin zu chronischen Schmerzen. Geeignete Teilnehmer für unsere Studien zu finden, war kein Problem.

Klar, die Leute waren gestresster als üblich, was zum Teil daran lag, dass viele Menschen sich isolieren mussten oder es ihnen zumindest nahegelegt wurde. Der *New York Times* zufolge waren im April 2020, nach etwa einem Monat Pandemie, in 42 US-Bundesstaaten Kontaktbeschränkungen und Ausgangssperren in Kraft, von denen mindestens 316 Millionen US-Bürger betroffen waren.[1] Familienfeiern und andere Zusammenkünfte von größeren Menschenmengen wurden gecancelt, Freunde und Familien auf Distanz gehalten.

Nur systemrelevante Berufsgruppen wie Beschäftigte im Gesundheitswesen, Angestellte von Geschäften des täglichen Bedarfs oder Lastwagenfahrer versahen weiter ihre Arbeit wie immer. Für viele andere aber wurden Homeoffice und Zoom-Meetings als einziger Kontakt nach draußen zur »neuen Normalität«. Und damit auch die Vereinsamung. Während einige an dieser neuen Situation mit der Zeit Gefallen fanden, erlebten viele den mangelnden Kontakt zu Kollegen und Außenwelt als belastend.

Und Millionen anderer Menschen fanden sich in der Arbeitslosigkeit wieder und sahen sich nicht nur mit Isolation, sondern auch mit massiven finanziellen Problemen konfrontiert. Da Restaurants und andere Geschäfte größtenteils schließen mussten, wurden in dieser Frühzeit der Pandemie über zwanzig Millionen Beschäftigte beurlaubt oder entlassen. Und ihre Zahl sollte noch steigen.

Gleichzeitig erlebte das Gesundheitswesen einen massiven Ansturm. Die Beschäftigten arbeiteten endlose Stunden in Masken, Schutzkitteln und hinter Visieren. Sie sahen, wie ihre Patienten häufiger als sonst allein starben (während des Lockdowns durften Familien ihre Angehörigen in Krankenhäusern und Pflegeheimen nicht besuchen), während sie gleichzeitig der ständigen Gefahr ausgesetzt waren, sich selbst mit dem Coronavirus zu infizieren. Es fehlte an Masken, auch für das Krankenhauspersonal. In vielen

Städten war jedes verfügbare Beatmungsgerät in Betrieb. Impfstoffe waren noch nicht in Sicht, und niemand konnte mit Sicherheit sagen, welche Langzeitfolgen eine Covid-Infektion haben würde.

EIN STAUNENDER BLICK AUF DIE PANDEMIE

Infolge der Lockdowns während der Pandemie sank 2020 der weltweite CO_2-Ausstoß um 6,4 Prozent oder 2,3 Milliarden Tonnen, das ist zweimal so viel CO_2, wie Japan alljährlich emittiert.

Durch die ruhigen Straßen von Tel Aviv streiften plötzlich Schakale. Karettschildkröten legten an den menschenleeren Stränden von Florida mehr Eier ab, und der bedrohte Südliche Flussotter zeigte sich im Gebiet mehrerer chilenischer Städte. Im walisischen Llandudno fühlten sich die wilden Kaschmirziegen so sicher, dass sie der Stadt ausgedehnte Besuche abstatteten und sich sogar an Hecken gütlich taten.

In der Kleinstadt Grand Marais in Nord-Minnesota, beliebt bei Touristen und Outdoor-Sportlern, herrschte mit einem Mal ungekannte Stille, nachdem der übliche Verkehr, die Touristen und die kanadischen Sattelschlepper ausblieben (die Grenze war zu). Ein Bewohner erzählte sogar, er habe sich an eine normalerweise stark befahrene Straße gesetzt und die Stille in sich eingesogen.

Die meisten aktuellen Forschungsarbeiten belegen, dass mit der Pandemie Depressionen, Ängste, Stress und das Gefühl der Vereinsamung zugenommen haben. Die geschätzte Anzahl der Personen mit psychischen Problemen stieg auf das Dreifache des Vor-Corona-Niveaus. Anscheinend war niemand dagegen immun. Und wie es schien, litten ältere, allein lebende sowie junge Menschen am meisten unter der Situation.[2]

Zu der Zeit beschäftigte sich die Forschung kaum mit der Frage, wie sich die Folgen der Corona-Pandemie am besten bewältigen ließen. Unsere Studien, die wir gemeinsam mit der University of California in Berkeley zu Beginn der Pandemie durchführten, als allenthalben noch Ungewissheit herrschte, zeigten, dass sich durch regelmäßiges Praktizieren unserer A.W.E.-Methode die Symptome von Depressionen, Ängsten, Vereinsamung, Burn-out, Stress und chronischem Schmerz verringern ließen. Gleichzeitig besserte sich dadurch das Gesamtbefinden, und zwar nicht nur allgemein, sondern speziell auch bei Menschen, die im Gesundheitswesen beschäftigt waren, und dies sogar unter überdurchschnittlich starker Belastung.

Die Studien liefen über drei Wochen. In dieser Zeit konnten wir beobachten, dass die Teilnehmenden auch gesundheitlich umso stärker profitierten, je mehr solcher Wow-Effekte sie sich »gaben« – je mehr Momente des Staunens, desto weniger negative Symptome und damit mehr Wohlbefinden. Und je mehr den Probanden in der dreiwöchigen Studienphase die A.W.E.-Methode zur Gewohnheit wurde, desto häufiger traten solche Wow-Erlebnisse auf, und desto spontaner und intensiver fielen sie aus.

Von der A.W.E.-Methode profitieren aber nicht nur überarbeitete Mitarbeiter im Gesundheitswesen, sondern auch Menschen, die kaum oder gar nicht von Stress oder psychischen Problemen geplagt werden. Sie funktioniert unabhängig von ethnischem Hintergrund, sexueller Orientierung und sozialem und ökonomischem Status (obwohl einzelne Forschungsergebnisse darauf hindeuten, dass der kulturelle und finanzielle Hintergrund eine Rolle dabei spielen könnte, wie offen jemand für das Staunen ist, und dass diese Erfahrung Menschen mit geringerem Einkommen zugänglicher ist).[3]

Die A.W.E.-Methode gelingt, wie wir weiter herausgefunden haben, auch Leuten, die noch nie versucht haben zu meditieren. Sie funktioniert für diejenigen, die stets Schwierigkeiten hatten, eine kontinuierliche Achtsamkeitspraxis beizubehalten. Und wer regelmäßig meditiert, ist oft erstaunt über die schnelle Wirkung und die Einfachheit der A.W.E.-Methode.

Sie ist ein wirksames Gegenmittel zu dem hektischen und aufreibenden Lebensstil, den wir sogar dann pflegen, wenn keine Pandemien und Unruhen toben. Sie ist eine Atempause, eine Auszeit in unserem rastlosen Ehrgeiz, der manchmal nur dem Zweck dient, unseren Wert zu beweisen. Sie holt uns heraus aus der endlosen Tretmühle von Leistung und Vorwärtskommen. Wir werden dann immer noch etwas leisten und vorankommen, aber uns dafür nicht mehr aufreiben.

Die A.W.E.-Methode ist zudem universell. Sie hilft Menschen aus den verschiedensten Kulturen, mit den unterschiedlichsten Biografien und unter allen möglichen Lebensumständen. Wenden wir uns daher der Geschichte von Marshiari zu. Sie lebt in Mexico City zusammen mit neun Millionen anderen Seelen. Marshiari nahm an unserer Studie zu einem Zeitpunkt teil, der vielleicht den tiefsten, einsamsten und schwersten Moment ihres Lebens markierte.

DAS GLAS WASSER FLIESST ÜBER

Marshiari war Mitte dreißig und Mutter eines zweijährigen Kindes, als man bei ihr eine aggressive Form von Brustkrebs diagnostizierte. Die behandelnden Ärzte verordneten das Maximum an Chemotherapie, das ihr Körper verkraftete, obwohl sie allergische Reaktionen gegen die Medikamente zeigte. Die schrecklichen Nebenwirkungen (die Gefahr eines anaphylaktischen Schocks eingeschlossen) verschlimmerten zusätzlich den emotionalen Stress, unter dem sie ohnehin schon stand. Marshiari hätte gut etwas Begleitung und Beratung gebrauchen können, doch ihr Geld reichte eben nur für eine Behandlung in der öffentlichen Krebsklinik, und dort gab es keine psychologische Unterstützung.

Erschüttert von Depressionen und Todesangst, vom Schmerz, vielleicht bald eine Brust zu verlieren, und der belastenden medizinischen Behandlung – wobei sie gleichzeitig fürchtete, die Therapie würde vielleicht nicht anschlagen –, beschlich Marshiari immer mehr das Gefühl, nicht nur ihre physische, sondern auch ihre geistige Gesundheit einzubüßen.

In dieser Verfassung kam sie als Studienteilnehmerin zu uns. Wir wollten testen, welche Auswirkungen die A.W.E.-Methode auf Menschen mit Depressionen und Angsterkrankungen zeigte. Marshiari meldete sich für die Studie, weil sie Hilfe suchte – und weil der Name »Berkeley« ihr Vertrauen einflößte. Sie hatte keine Ahnung, was sie erwarten würde, und dachte, man würde ihr ein paar PDF-Artikel zum Lesen oder Durcharbeiten geben. Zu ihrer Überraschung aber sollte sie nicht mehr tun, als sich »auf das schöne Staunen über das Leben« einzulassen. Diese Aktivität änderte nichts an Marshiaris Krebsdiagnose, aber an der Art und Weise, wie sie ihre Krankheit erlebte:

> Ich fing damit an, die A.W.E.-Methode zu praktizieren, wenn ich abends im Bett lag und mich elend fühlte, weil die Chemotherapie mir schwer zu schaffen machte. Ich schaute einfach nur zum Fenster hinaus und betrachtete aufmerksam die wunderbare Landschaft, die sich vor meinen Augen ausbreitete. Ich betrachtete den Himmel, die

Hügel oder die Kühe, die auf einer Anhöhe in der Nähe meines Hauses weideten. Ich verweilte im Jetzt, vergaß, was mit meinem Körper geschah, und begann, einfach ein- und auszuatmen.

Nach wenigen Augenblicken schon spürte ich, dass Liebe und Hoffnung ein Teil von mir waren. Jedes einzelne Mal, wenn ich die A.W. E.-Methode übte, war ich erfüllt von diesem Gefühl der Dankbarkeit für jeden einzelnen Tag, den ich lebte, für meinen Körper, der diese Behandlung durchstand und gleichzeitig heilte, für die bedingungslose Liebe, die mein Mann und mein Kind mir schenkten. Manchmal war mir auch zum Heulen zumute, und mich überkamen Schuldgefühle, weil ich meine Zeit damit verschwendet hatte, mich wegen Sachen zu sorgen, über die ich keine Kontrolle hatte. Etwas in mir wurde anders. Die Angst war klein, die Freude wurde größer.

Später im selben Jahr, im Dezember 2020, hatte Marshiari eine Mastektomie. Im April 2021 beendete sie ihre Krebsbehandlung. Sie freute sich darauf, ihre Freunde wiederzusehen und mit ihnen zu feiern. Aber Corona breitete sich weiter rasant aus. Marshiari wurde ein bisschen depressiv, doch übte sie weiter nach der A.W. E.-Methode:

Diese Pandemie war für die meisten ein Albtraum. Aber ich habe es geschafft, den Lockdown zu überstehen, ohne depressiv, einsam oder ängstlich zu werden. Manchmal komme ich mir, um ehrlich zu sein, vor wie ein Glas Wasser, das überfließt ... Aber wenn ich A.W. E. praktiziere, komme ich zurück in meine Mitte, und alle Angstgedanken verschwinden.[4]

WAS MIT DER A.W.E.-METHODE ANDERS WIRD

Es ist keine Übertreibung, wenn wir sagen, dass die A.W. E.-Methode unser Leben verändert – nicht unseren Beruf, unseren Wohnort oder eine medizinische Diagnose, sondern die Art und Weise, wie wir diese Situationen erleben. Wir haben den Effekt wiederholt an unseren Kursteilnehmerinnen, Patienten und Probandinnen wie Marshiari, die ihre Geschichte freundlicherweise mit uns geteilt hat, beobachten können.

Aaron zum Beispiel gibt heute mehr Trinkgeld als früher. Potenziell frustrierende Situationen wie ein verspäteter oder verschobener Flug bringen ihn nicht mehr so schnell aus der Ruhe. Leuten, die ihn länger nicht gesehen haben, kommt es so vor, als sei er ein Stück größer geworden. Er selbst schreibt diesen Eindruck der Tatsache zu, dass sein Herz offener und seine gesamte Körperhaltung beim Stehen entspannter ist.

Tom geht davon aus, dass jede Situation auch ihr Gutes hat – sogar ein Zahnarztbesuch, was die meiste Zeit seines Lebens eine ziemlich angstbesetzte Erfahrung für ihn war. Heute ist er sicher, dass er bei dieser Gelegenheit auch etwas Positives erleben wird, sei es ein nettes Gespräch mit der Zahnhygienikerin oder die Bestätigung, dass seine Zähne in bester Ordnung sind.

Olivia sorgt sich bei neuen Bekanntschaften nicht mehr so sehr darum, was sie von ihr halten mögen, sondern versucht, eine Verbindung zu ihnen herzustellen. Wenn sie mit anderen Menschen spricht, ist sie authentischer und entspannter. Mit dem Ergebnis, dass andere sich in ihrer Gesellschaft wohler zu fühlen scheinen.

Michelle brütet nicht länger über Angelegenheiten, die sie ohnehin nicht beeinflussen kann, und macht sich nicht länger übermäßig Sorgen. Sie ist widerstandsfähiger, resilienter geworden. Sie haftet nicht mehr so stark an ihren Emotionen und lässt sie eher fließen. Dadurch lockerten sich auch die Nacken- und Rückenverspannungen, die ihr oft zu schaffen machten. Michelle glaubt, dass ihre engsten Familienangehörigen sie jetzt als zugänglicher und präsenter erleben.

Angela sieht das Leben nun mit klarerem Blick und empfindet ein Gefühl von Schönheit, von Verbundenheit mit etwas, was größer ist als ihr Leben und sie selbst. Sie hat mehr Mitgefühl mit der eigenen Person und gibt sich nicht mehr selbst die Schuld an schwierigen oder unangenehmen Situationen. Ihrem Partner fiel auf, dass sie sich nicht mehr so oft schuldig oder schlecht fühlt wegen vermeintlicher Probleme. Angela verwendet im folgenden Erfahrungsbericht das Bild einer Kiste, um zu beschreiben, was sich in ihrem Leben mithilfe der A.W.E.-Methode veränderte:

> Manchmal habe ich das Gefühl, dass ich mich in einer Kiste eingesperrt wiederfinde. Diese Kiste ist selbst gemacht aus einer Geschichte über mich als bedauernswerte und unzulängliche Figur. Um mich aus dieser Kiste wieder zu befreien, spüre ich zuerst den Teil von mir auf, der weiß, dass ich in Sicherheit bin: Ich bin gesund, werde geliebt, habe zu essen und ein Dach über dem Kopf. Es besteht keine Gefahr für Leib und Leben. Mich sicher zu fühlen, ist eine Art Tritthocker, der mir einen gefahrlosen und erhöhten Stand verschafft. Dann rufe ich mir meine A.W.E.-Praxis ins Gedächtnis. Meine Aufmerksamkeit auf etwas Schönes, Überweltliches zu richten und darüber zu meditieren, erhebt mich nun weiter, sodass ich über den Rand meiner Kiste hinausspähen kann. Und ich sehe Schönheit und neue Möglichkeiten. Ich sehe, dass ich wählen kann.[5]

All dies sind reale Veränderungen, die wirkliche Personen erfahren haben, weil sie durch die A.W.E.-Methode Zugang zum Staunen fanden. Sie alle berichteten, dass ihre persönliche Entwicklung einen großen Sprung nach vorn gemacht hat, der sich mühelos und oft ganz spontan vollzog. Hätte man eine Momentaufnahme ihres Lebens vor und nach A.W.E. gemacht, würde man deutliche Unterschiede feststellen: teilweise in ihrem körperlichen Erscheinungsbild (wie viel entspannter – oder größer – sie wirken), aber hauptsächlich in ihrer Haltung, die nun lockerer und unbeschwerter ist. Das Leben hält immer noch Probleme bereit, aber diese werden nicht mehr als so belastend erlebt. Beziehungen gestalten sich unkomplizierter, Gespräche über schwierige Themen werden leichter und weniger kräftezehrend.

Die A.W.E.-Methode bewirkt deutliche und häufig handfeste Veränderungen. An dieser Stelle möchten wir Sie einladen, ein kleines Experiment durchzuführen. Nehmen Sie sich einen Moment Zeit, um den folgenden Bewertungsbogen auszufüllen, bevor Sie sich weiter in dieses Buch beziehungsweise in die Anwendung der A.W.E.-Methode vertiefen. Die Kriterien sind der *DPES – Dispositional Positive Emotions Scale (Klinische Skala der Anlage zu positiven Emotionen)* entnommen. Diesen speziellen standardisierten »Fragebogen«, bei dem jeder Aussage ein bestimmter Wert auf einer vorgegebenen Skala zugewiesen wird, benutzt man, um herauszufinden, wie offen respektive empfänglich jemand für die folgenden sieben positiven Emotionen ist: Freude, Zufriedenheit, Selbstwertschätzung, Liebe, Mitgefühl, Spaß und Ehrfurcht. Einige Forscher, die das Staunen wissenschaftlich untersuchen, verwenden zu Beginn einer neuen Studie den Ehrfurchtsabschnitt der DPES, um die momentane »Fähigkeit zum Staunen« ihrer Probanden einzuschätzen.

Eben darum möchten wir jetzt auch Sie bitten. Heben Sie sich das Blatt mit Ihren Bewertungen auf, sodass Sie sie vergleichen können, wenn wir Sie zu einem späteren Zeitpunkt bitten, die einzelnen Punkte nach Ihrer Einschätzung noch einmal zu bewerten. Wir glauben, dass Sie angenehm überrascht sein werden.

SKALA DER ANLAGE ZU POSITIVEN EMOTIONEN – »EHRFURCHT«

Bewerten Sie auf einer Skala von 1 bis 7, wie sehr die folgenden Aussagen auf Sie zutreffen (1 = wenig bis gar nicht, 7 = sehr stark):

- Ich empfinde oft ein Gefühl von Ehrfurcht.
- Ich sehe überall um mich herum Schönheit.
- Ich werde so gut wie jeden Tag von Staunen ergriffen.
- Ich halte oft Ausschau nach versteckten Mustern in den Dingen, die mich umgeben.
- Mir bieten sich viele Gelegenheiten, die Schönheit der Natur zu erkennen.
- Ich suche nach herausfordernden Erfahrungen, die mich mein Weltbild überdenken lassen.

Zählen Sie Ihre Punkte zusammen. Je höher Ihr Ergebnis (das irgendwo zwischen 6 und 42 liegen sollte), desto natürlicher ist für Sie das Gefühl der Ehrfurcht.[6]

A.W.E. ALS THERAPEUTISCHES INSTRUMENT

Wir sehen in der A.W.E.-Methode ein therapeutisches Instrument – ein Werkzeug, mit dem wir den Strom unerwünschter Gedanken und Gefühle unterbrechen, unser Nervensystem umschalten und damit letztlich unsere Physiologie und die Art und Weise, wie wir beliebige Situationen erleben, umprogrammieren können. Wir kennen keine andere Technik, die uns so rasch wie die A.W.E.-Methode in einen Zustand des ergriffenen Staunens versetzen kann.

Dass die A.W.E.-Methode ein derart starkes Instrument ist, hat mehrere Gründe. Sie kann erstens eine einfache, alltägliche Situation – zum Beispiel das Schneiden eines Apfels oder das Schälen einer Banane – in etwas Wunderbares verwandeln. Zweitens kann sich uns das Fenster zum Staunen innerhalb weniger Sekunden auftun, ohne dass wir erst eine Flugreise zu den Sieben Weltwundern buchen oder jeden Tag eine Viertelstunde und länger meditieren müssten. Drittens erweist sich die A.W.E.-Methode nicht nur bei der Krisenbewältigung als nützlich, um damit schwierige Gefühle und Situationen zu meistern – wie Marshiari und andere das auf dem Höhepunkt der Corona-Pandemie schafften, als bei vielen Menschen Stress, Angst und existenzielle Bedrohung einen Höhepunkt erreichten. Wir können damit jederzeit, wann immer wir wollen, das Tor zu Geduld, Stille und einem intensiven Wohlgefühl öffnen, das unseren Alltag sanft durchströmt.

Die positiven Effekte von Achtsamkeitstechniken wie der Meditation sowie deren stresssenkende und angstlösende Wirkung sind wissenschaftlich gut erforscht und bestätigt. Die Wissenschaft hat sich darüber hinaus auch mit den positiven Effekten von Gefühlen wie der Ehrfurcht beschäftigt, die uns weniger konsumorientiert, weniger depressiv und dafür mitfühlender werden lässt. Mit einer so simplen Methode wie der A.W.E.-Praxis bekommen wir das Beste aus zwei Welten: Gleich, wo wir uns gerade befinden, wir kommen binnen weniger Sekunden in den Genuss sowohl der Vorteile von Achtsamkeitstechniken als auch denen des Staunens. Dies konnten wir durch unsere Studien belegen.

DER WOW-EFFEKT IM TESTLABOR

Ehrfurcht ist ein starkes Gefühl, das wir mit etwas Großartigem, Eindrucksvollem, Außergewöhnlichem verbinden. Um bei den Probanden ein solches Gefühl unter sterilen Laborbedingungen auszulösen, müssen die Wissenschaftler sich etwas einfallen lassen. Erstens müssen sie Mittel und Wege finden, wie sie diese Emotion bei Menschen in einer kontrollierten Umgebung triggern. Und zweitens müssen sie darüber nachdenken, wie sie diese Emotion dann messen können.

Um ihre Versuchsteilnehmer in Staunen zu versetzen, bedienen sich Wissenschaftler manchmal virtueller Welten. Per Computer wird eine dreidimensionale Simulation erzeugt, und die Versuchspersonen tauchen in diese virtuelle Wirklichkeit per VR-Brille oder VR-Helm ein (VR steht für *virtual reality*). Falls Sie je bei einem virtuellen Flug durch den Grand Canyon in Begeisterung ausgebrochen sind (oder Ihnen übel geworden ist), dann wissen Sie, wie real einem so ein VR-Trip vorkommen kann. Solche Simulationen geben den Menschen das Gefühl, dass sie tatsächlich an einen anderen Ort versetzt wurden, selbst wenn dieser Ort imaginär ist.

Um sodann zu messen, wie intensiv dieses Gefühl der Ehrfurcht ist, sind die Forscher meist auf die Selbsteinschätzung der Probanden angewiesen. Zu dem Zweck führen diese entweder ein Tagebuch, in dem sie ihre Gefühle schildern, nachdem sie entsprechende Videos oder Bilder angesehen haben. Oder sie füllen einen Fragebogen ähnlich der *DPES – Dispositional Positive Emotions Scale* aus und bestimmen, mit welcher Wahrscheinlichkeit sie eine bestimmte Emotion empfinden. Manchmal werden die Teilnehmenden auch aufgefordert, sich an einen solchen Moment des Ergriffenseins zu erinnern (oder ihn sich vorzustellen), um das Gefühl zu triggern.

Gelegentlich lassen die Forscher die Probanden auch im Unklaren über den Zweck der Übungen, nämlich ein Gefühl der Ehrfurcht auszulösen und dessen Intensität zu messen. Mit den sogenannten »Awe Walks«, einer Variante des achtsamen Gehens, bei der die Teilnehmenden beim Wandern in der freien Natur bewusst nach erhebenden Momenten Ausschau halten, kam dann eine neue Dimension in die wissenschaftliche Erforschung der Ehrfurcht.

Im Gegensatz zu den »Awe Walks« ist die A.W.E.-Methode die einzige uns bekannte Technik, mit der sich das Gefühl der Ehrfurcht unter ganz normalen alltäglichen, ja, sogar unter Laborbedingungen erzeugen lässt.

Für unsere Studien stützten wir uns auf eine Selbsteinschätzung der Probanden in Form von Fragebögen und Protokollen. Am Tag 0 ermittelten wir in einer 45-minütigen Einstiegsbefragung ihre aktuelle körperliche, geistige und emotionale Verfassung. In den darauf folgenden 21 Tagen nahmen sie an vier einstündigen Online-A.W.E.-Sitzungen teil. Dabei diskutierten wir mit ihnen über das Gefühl der Ehrfurcht und über die A.W.E.-Methode, aber auch über Angstgefühle und den Unterschied zwischen handhabbaren und existenziellen Ängsten (der Unterschied wird in Kapitel 10 erklärt). Dabei ging es auch darum, wie man mithilfe der A.W.E.-Methode mit beiden fertigwird.

Ein letztes Thema war schließlich das Erzwingenwollen versus achtsame Präsenz. Anders formuliert: Bei der A.W.E.-Methode sollten wir locker und entspannt, ohne Anstrengung, Ehrgeiz und Selbstzensur vorgehen. Da wir dazu neigen, die eigene Person zu be- und verurteilen, wenn wir etwas Neues lernen, ermutigten wir die Teilnehmer, sich keine Gedanken darüber zu machen, wie ihre A.W.E.-Praxis lief. Oder wie der Werbeslogan eines bekannten Sportartikel-Herstellers lautet: »Just do it.«

Außerdem sollten die Teilnehmer und Teilnehmerinnen mindestens dreimal täglich eine A.W.E.-Praxis von fünf bis fünfzehn Sekunden machen – also zusammen weniger als eine Minute –, sozusagen ihren A.W.E.-»Muskel« trainieren. Um sie an ihre regelmäßige Praxis zu erinnern, gaben wir ihnen zur Unterstützung noch Armbänder mit dem Aufdruck: »Attention. Wait. Exhale and Expand.« Dies fanden die meisten – zumindest als Gedächtnisstütze für den Anfang – hilfreich. Außerdem ermutigten wir sie, von ihren »ergriffenen Momenten« auf unserer Webseite ThePowerOfAwe.com zu berichten. Dort posten Leute, die mit der A.W.E.-Methode arbeiten, laufend Bilder und Texte. Während der gesamten Studie stellten die Teilnehmenden uns immer wieder Fragen – die weniger die praktische Seite der »Dosierung« solcher kurzen Momente des Staunens betrafen, sondern meist ihre persönlichen Erfahrungen mit dem Wow-Effekt. Was die Fragenden am meisten interessierte, war, was da überhaupt mit ihnen geschah. Wir sammelten diese Fragen und beantworteten sie jeden dritten Tag in einer Sammel-E-Mail.

Unsere Teilnehmer sollten darüber hinaus fünf Minuten täglich (außer am ersten und am letzten Tag, Tag 0 beziehungsweise Tag 23 der Studie) einen tagebuchartigen Fragebogen ausfüllen, mit dem ihre aktuelle körperliche, geistige und emotionale Verfassung sowie die »Therapietreue« bei der A.W.E.-Praxis erfasst wurden. Die

Studie endete an Tag 23 mit einer Abschlussbefragung, die weitgehend identisch mit der Einstiegsbefragung war.

Die Ergebnisse spiegelten fast exakt die Ergebnisse unserer kleineren Pilotstudien wider. Anhand der Tagebücher, der Einstiegs- und Abschlussbefragung sowie weiterer Maßnahmen während der Studie konnten wir statistisch bedeutsame Veränderungen bei den Teilnehmern nachvollziehen, die in ihren Tagesablauf wenigstens drei Momente des Staunens von fünf bis fünfzehn Sekunden integrierten. Zusammengefasst zeigte die A.W.E.-Praxis folgende Effekte:

- weniger körperliche Stresssymptome, Schmerz eingeschlossen,
- weniger wahrgenommener Stress,
- weniger Symptome von Depression und Ängsten,
- weniger Gefühle von Einsamkeit,
- weniger Gefühle des Ausgebranntseins,
- insgesamt ein besseres Wohlbefinden und ein stärkeres Gefühl von Präsenz.

Innerhalb weniger Sekunden erzielte die A.W.E.-Methode also dieselben, wenn nicht bessere Ergebnisse als viele Achtsamkeitstechniken und andere therapeutische Maßnahmen, die vom Einzelnen mehr Zeit und Engagement verlangen. Der folgende Bericht macht unsere Ergebnisse anschaulich:

> In den vergangenen Jahren litt ich massiv unter Sorgen, Ängsten, Wut und innerer Unruhe. Mit der A.W.E.-Praxis kam meine kindliche Neugier wieder zum Vorschein und mit ihr die Freude am Sehen, Hören und Riechen des Lebens. Wenn ich morgens aufwache und den lebendigen Gesang der Vögel vor meinem Fenster höre, beginnt mein Tag voller Frieden. Einfach nur den Blick über unsere Terrasse

hinausschweifen zu lassen, schenkt mir ein Gefühl tiefer Ergriffenheit. Wenn ich merke, dass ich ärgerlich werde, lasse ich meinen Blick auf irgendeinem Gegenstand in meiner Umgebung ruhen und empfinde sofort ein Gefühl der Freude. Mein ganzes Leben ist jetzt viel beglückender, und ich bin mir sicher, dass die Leute, die mich kennen, das ebenfalls zu schätzen wissen.[7]

DEPRESSIONEN UND ANGSTZUSTÄNDE

Angststörungen und Depressionen sind ebenso häufig wie zerstörerisch. In den Vereinigten Staaten erleben wir seit den späten 1980er-Jahren einen steten Anstieg von Depressionen und Angsterkrankungen. An leichten bis schweren Depressionen leiden mehr Menschen (bis zu acht Prozent der Weltbevölkerung vor und bis zu 59 Prozent während der Corona-Pandemie) als an jeder anderen Form der seelischen Erkrankung.[8]

Depressionen und Angststörungen sind zwar psychische Leiden, wirken sich aber auch körperlich aus. Selbst nur leichte Fälle können unsere Gesundheit und unser Wohlbefinden negativ beeinflussen und sich in Problemen mit Verdauung, Herz, Atmung und Schilddrüse sowie Schlafstörungen niederschlagen.

Zum gängigen Therapieansatz bei Ängsten und Depressionen gehören Medikamente, Gesprächstherapie, MBSR (Mindfulness-Based Stress Reduction [Achtsamkeitsbasierte Stressreduktion]) und Bewegung. Diese verschiedenen Behandlungsansätze funktionieren bei zahlreichen Menschen eine Zeit lang ganz gut. Doch letzten Endes lässt sich mangels entsprechender Belege nicht mit Gewissheit sagen, ob unsere momentanen Bemühungen, den Millionen Angst- und Depressionspatienten zu helfen, dem Problem tatsächlich gerecht werden. Der Großteil der einschlägigen Forschung zeigt, dass es hier noch viel Raum für Verbesserungen gibt.

Was die Therapie von Depressionen so schwierig macht, ist, dass sie die unterschiedlichsten Ursachen haben können: ein Kind zur Welt gebracht zu haben, traumatische Erlebnisse, Verlusterfahrungen, Herzinfarkte. Häufig werden dann Antidepressiva verordnet, die aber nicht die zugrunde liegende Ursache behandeln. Dies würde zumindest teilweise die Ergebnisse einer Studie erklären, die von den Centers for Disease and Prevention (Zentren für Krankheitskontrolle und -prävention [eine Behörde des US-amerikanischen Gesundheitsministeriums]) durchgeführt wurde. Dieser Studie zufolge nehmen über 13 Prozent der erwachsenen US-Bürger Antidepressiva ein.[9] Auch wenn solche Medikamente vielen Menschen helfen, ließe sich hier noch einiges verbessern. Eine Studie jüngeren Datums zeigt, dass Antidepressiva bei den meisten Patienten unter gesundheitlichen Gesichtspunkten keine Verbesserung der Lebensqualität bewirken.[10]

Ähnlich ist den Medizinern und Psychologen eine langfristig wirksame Lösung zur Behandlung von Ängsten bisher nicht gelungen. Zwar hat sich gezeigt, dass mithilfe der kognitiven Verhaltenstherapie (KVT) – bei der Patienten lernen, hinderliche Denkmuster und damit Verhaltensmuster zu ändern – generalisierte Angststörungen gebessert werden können. Doch so hilfreich Therapien auch sein mögen, sie sind immer noch mit einer Form von bewusstem Bemühen verbunden: Damit es uns besser geht, müssen wir *versuchen*, uns andere Strategien auszudenken, wie wir auf Geschehnisse reagieren, die uns Angst machen oder ärgern.

Angstlösende Medikamente wie Alprazolam, Clonazepam, Valium oder Lorazepam wirken schneller, bringen aber keine Heilung. Die Wirkung dieser Medikamente lässt irgendwann nach, und die Ängste sind wieder da, besonders bei Leuten, die keine anderen Schritte ergriffen haben, um sie abzustellen, beziehungsweise nicht gelernt haben, sinnvoll mit ihnen umzugehen.

Dazu kommt erschwerend, dass manche dieser Angstlöser wie Benzodiazepine abhängig machen. Bei Dauereinnahme entwickelt der Körper dagegen eine Toleranz, und die Wirkung schwächt sich ab. Dann ist die Versuchung groß, eine höhere als die verordnete Dosis einzunehmen, um die nachlassende Wirkung zu kompensieren – womit für die Patienten und Patientinnen zu ihren bestehenden Ängsten noch die Sorge kommt, süchtig zu werden.

Es ist schon seit Langem bekannt, dass Achtsamkeitspraktiken die akuten Symptome einer Depression und, in geringerem Umfang, auch von Ängsten lindern können.[11] Die Achtsamkeitsbasierte Kognitive Therapie (Mindfulness Based Cognitive Therapy [MBCT]) hat bei klinischen Depressionen vielversprechende Resultate als Rückfallprophylaxe vorzuweisen.[12] Wie der Name schon sagt, verbindet MBCT Achtsamkeit und Verhaltenstherapie, Gruppensitzungen bieten den Zusatznutzen der sozialen Interaktion.

Unseren Erkenntnissen zufolge ist die A.W.E.-Praxis eine funktionierende Alternative zu MBCT und anderen Therapien sowie eine entscheidende Erweiterung des Arsenals an Techniken zur Behandlung von Depressionen und Angststörungen.

Die Erkenntnis, die wir aus unseren Studien gewonnen haben, ist: Es handelt sich bei der A.W.E.-Praxis um ein ausgesprochen wirksames Instrument, das spürbare Erleichterung bei Ängsten und Depressionen bringen kann und, wie einige unserer Studienteilnehmerinnen und -teilnehmer angaben, auch den Erfolg einer Gesprächstherapie verstärkt. Die gute Wirksamkeit der A.W.E.-Praxis hängt unter anderem damit zusammen, dass sie das Übel – unsere geistige Verfassung – direkt an der Wurzel packt und uns einlädt, die Situation mit anderen Augen zu sehen.

Als wir im Rahmen unserer Studie untersuchten, ob und wie Depressionen und Angststörungen durch die A.W.E.-Praxis beeinflusst würden, teilten wir die Probanden in zwei Gruppen auf: Der einen gehörten Beschäftigte im Gesundheitswesen an, der anderen Menschen aus der »normalen« Bevölkerung. Nach drei Wochen A.W.E.-Praxis hatten beide Gruppen bedeutende Verbesserungen erzielt: 35 Prozent weniger depressive Symptome, 21 Prozent weniger Angstsymptome bei der Gruppe Gesundheitswesen. Die Gruppe »Normalbevölkerung« schnitt noch ein wenig besser ab: 36 Prozent weniger depressive Symptome, 24 Prozent weniger Angstsymptome. Nicht schlecht für eine Praxis, die kostenlos ist, keine Nebenwirkungen hat und deren Wirkungsfaktor sich im Lauf der Zeit sogar verbessert. Was noch bemerkenswerter ist: Probanden aus beiden Gruppen, die von leichten Depressionen berichteten, bevor sie mit der A.W.E.-Praxis begonnen hatten, gaben hinterher an, *frei von diesen Symptomen zu sein:*

> Meine Ängste sind recht massiv und schwer in den Griff zu bekommen, aber wenn ich einen Spaziergang mache, innehalte und mich auf die Farben der Natur konzentriere, ihre Gerüche, darauf, wie sich die Luft anfühlt, und meine Aufmerksamkeit immer wieder darauf lenke, dann werde ich an das erinnert, was in diesem Augenblick hier ist. Ich verliere mich in den Farben des Laubs und lausche auf die Geräusche, die sich einstellen, während es sich im vertrauten Wechsel der Jahreszeiten verändert. Selbst wenn Angst und Sorgen kaum zu bändigen sind, so gibt mir die Natur doch immer meine heilsame Dosis Staunen.
>
> Zu staunen ist ein Geschenk, das immer für uns da ist, wenn wir nur in unserem Herzen und unserem Geist genug Raum schaffen, es hereinzulassen, sobald wir eine Gelegenheit dazu haben. Wenn es zwischen meinem Partner und mir Probleme gibt und mein Geist sich auf den dunklen Pfaden der Angst verliert, dann richte ich meine ungeteilte Aufmerksamkeit auf das goldene Herbstlaub, das mich an den Wechsel der Jahreszeiten erinnert, an das, was er uns zu

lehren hat und womit er uns innerlich nährt. An das, was da und wahr ist, egal, mit welchen Hindernissen ich mich herumschlage. Ich bin voller Achtung für die Praxis des achtsamen Staunens.[13]

DAS MATROSCHKA-MODELL

Wie unsere Studien belegen, lassen sich leichte Depressionen mit der A.W.E.-Praxis mildern. Wir glauben aber, dass die A.W.E.-Praxis eine praktikable Behandlungsoption auch für Menschen sein könnte, die unter klinischen Depressionen (Major Depression Disorder [MDD]) leiden.

An der Università Cattolica del Sacro Cuore in Mailand gingen Forscher der Frage nach, ob bei einer MDD das Gefühl der Ehrfurcht als mögliche Therapie infrage kommen könnte. Sie werteten Forschungsergebnisse aus, die zeigten, dass das Gefühl des Staunens auf vier Ebenen auf uns wirkt: auf der psychischen, der hormonellen, der neuropsychischen sowie der existenziellen. Zusammengenommen bewirken diese Effekte eine plötzliche Veränderung in uns. Wir sind nicht mehr die Alten – wir werden verwandelt. »Das Staunen«, so die Wissenschaftler, »ist eine komplexe, transformierende Emotion, welche die geistige Struktur eines Menschen so tiefgehend verändern kann, dass man es bei ernsthaften psychischen Erkrankungen, einschließlich schwerer Depressionen, als Bereicherung des therapeutischen Instrumentariums betrachten kann.«[14]

Die Wissenschaftler fassten diese Vierfachwirkung des Staunens unter dem Namen »Matroschka-Modell« zusammen. Die bunt bemalten, ineinander verschachtelten russischen Puppen schienen ihnen eine passende Metapher für die kaskadenartig »verschachtelten« Effekte zu sein, welche die Ehrfurcht auf uns hat.[15]

Wie sie feststellten, beginnen die Neuronen im Gehirn anders zu feuern, wenn wir Ehrfurcht empfinden. Mit den neurologischen gehen psychische Veränderungen einher in der Art, wie wir die Wirklichkeit wahrnehmen. Dies wiederum führt zu Veränderungen in unserem endokrinen System (zur Ausschüttung bestimmter Hormone). Und das resultiert in existenziellen Veränderungen: Wir fragen uns intensiver nach dem Sinn des Lebens oder fühlen uns spirituell sicherer gehalten.

Die beiden Wissenschaftler entdeckten außerdem, dass das Gefühl der Ehrfurcht umso stabiler und mehr als nur ein flüchtiger Moment wird, je öfter wir es erfahren. Dass es nicht mehr nur Zustand, sondern ein fester Charakterzug wird (mehr zu diesem Unterschied in Kapitel 11). Mit anderen Worten: Das ehrfürchtige Staunen kann eine schwere Depression nachhaltig positiv beeinflussen.

Depression und Angststörungen haben viele verschiedene Ursachen. Einsamkeit trägt häufig dazu bei. Also sind wir der Frage nachgegangen, ob das bewusst gepflegte Gefühl der Ehrfurcht – das, wie wir wissen, unser Empfinden von Zugehörigkeit, Verbundenheit und kollektiver Identität stärkt – Gefühle von Einsamkeit verringern kann.

EINSAMKEIT

Einsamkeit ist mehr ein seelischer als ein tatsächlicher sozialer Zustand. Wir fühlen uns einsam, wenn uns *bewusst wird*, dass wir uns mit anderen nicht so verbunden fühlen, wie wir uns das wünschen. Würden zwei Menschen das exakt gleiche Leben führen, wobei der eine sein Alleinsein genösse, während der andere darunter litte, so würde Ersterer sich vermutlich glücklich fühlen, während Letzterer das Gefühl hätte zu vereinsamen.

Einsamkeit ist für viele Menschen ein chronisches Problem: Etwa einer von fünf Amerikanern zum Beispiel fühlt sich häufig oder dauerhaft einsam. Wie Depressionen hat auch das Gefühl der Vereinsamung über die Jahrzehnte immer mehr zugenommen. Es ist zu einem Zustand geworden, unter dem wir sowohl körperlich als auch seelisch leiden. Chronische Einsamkeit wird in Verbindung gebracht mit Schlafstörungen, Demenz, Depressionen, Angsterkrankungen, Herz-Kreislauf-Problemen, Schlaganfällen und mehr. Vor allem das Herz scheint massiv betroffen zu sein. Eine Studie neueren Datums ergab ein um 13 bis 27 Prozent erhöhtes Risiko für Herz-Kreislauf-Erkrankungen bei postmenopausalen Frauen, die unter Einsamkeit und sozialer Isolation litten.[16] Noch besorgniserregender ist die Tatsache, dass bei Menschen, die sich als einsam empfinden, die Wahrscheinlichkeit, vorzeitig zu sterben, um 50 Prozent erhöht ist.[17]

Wir sind soziale Wesen. Unsere Gesundheit hängt davon ab, dass wir das Gefühl der Verbundenheit mit anderen Menschen haben. Doch sich Hilfe zu holen, wenn man unter Einsamkeit leidet, kann schwierig sein und die eigenen Gefühle auf eine harte Probe stellen. Wie Karestan Koenen, Professor für psychiatrische Epidemiologie, sagt: »Wenn Sie einsam sind, ist auf einen anderen Menschen zuzugehen so ziemlich das Letzte, was Sie tun möchten.«[18]

Um herauszufinden, ob sich mithilfe der A.W.E.-Praxis auch Gefühle der Einsamkeit lindern lassen, sahen wir uns noch einmal unsere beiden Teilnehmergruppen an: Beschäftigte im Gesundheitswesen und allgemeine Bevölkerung. Das alles passierte wie gesagt während der Corona-Pandemie, als für die meisten von uns Kontaktbeschränkungen galten beziehungsweise der Kontakt mit anderen (wie für Beschäftigte im Gesundheitswesen) zur Belastung wurde.

Um einen Anhaltspunkt zu haben bei der Bestimmung, wie stark das Gefühl der Einsamkeit vor und nach der Arbeit mit der A.W.E.-Praxis wahrgenommen wurde, baten wir unsere Studienteilnehmer, eine Version der Loneliness Scale von der UCLA auszufüllen (skalierter Fragebogen der Universität von Kalifornien zur Einsamkeit). Mithilfe dieses Fragebogens sollten die Teilnehmer Aussagen wie »Wie oft haben Sie das Gefühl, dass niemand Sie versteht?« auf einer Skala von 1 bis 4 bewerten. Während der 21 Tage, über die die Studie lief, sollten die Teilnehmer außerdem in einem Tagebuch protokollieren, wie einsam, verbunden oder positiv gestimmt sie sich fühlten.

UCLA – SKALIERTER FRAGEBOGEN EINSAMKEIT (KURZFORM)

ANLEITUNG ZUM AUSFÜLLEN

Die folgenden Statements beschreiben Gefühle, die wir immer wieder mal haben. Geben Sie für jede Aussage an, wie oft sie auf Sie zutrifft. Verwenden Sie dafür die nachstehende Skala. Es gibt keine falschen oder richtigen Antworten.

1 = NIE 2 = SELTEN 3 = MANCHMAL 4 = IMMER

- Wie oft fühlen Sie sich unglücklich, weil Sie so vieles allein machen?
- Wie oft haben Sie das Gefühl, dass es niemanden gibt, mit dem Sie reden können?
- Wie oft haben Sie das Gefühl, dass Sie es nicht ertragen können, so allein zu sein?
- Wie oft haben Sie das Gefühl, dass niemand Sie versteht?
- Wie oft ertappen Sie sich dabei, dass Sie darauf warten, ob jemand Sie anruft oder Ihnen schreibt?
- Wie oft fühlen Sie sich vollkommen einsam?
- Wie oft fühlen Sie sich nicht in der Lage, auf andere zuzugehen und mit ihnen zu reden?
- Wie oft haben Sie das Gefühl, sich nach Gesellschaft zu sehnen?
- Wie oft haben Sie das Gefühl, dass es schwer ist, Freunde zu finden?
- Wie oft haben Sie das Gefühl, ausgeschlossen oder ausgegrenzt zu werden?

AUSWERTUNG

Addieren Sie Ihre Antworten. Der Durchschnittswert für Einsamkeit liegt bei 20. Ein Wert von 25 und höher entspricht einem hohen Grad an Einsamkeit. Ein Wert von 30 und höher deutet auf extreme Einsamkeit hin.

UCLA Loneliness Scala, © Dr. Daniel Russell

Je stärker die an der Studie Teilnehmenden das Gefühl der Ehrfurcht erlebten, desto verbundener fühlten sie sich. Dies ist ein faszinierender Aspekt am Gefühl des ergriffenen Staunens. Wer einsam ist, wünscht sich Gemeinschaft. Staunen bringt uns zwar nicht die gewünschte Gesellschaft, aber es gibt uns ja das Gefühl, mit etwas verbunden zu sein, was größer ist als wir selbst. Und dieses Gefühl verändert uns, womit wir uns ausführlich in Teil II befassen werden: Das innere Gefühl der Verbundenheit mit der Welt oder etwas Größerem wirkt auf unser Nervensystem und macht uns offener dafür, auf gesunde Weise zu kommunizieren. Das Staunen macht uns ganz, und so treten wir mit anderen nicht aus einem Gefühl der Bedürftigkeit, sondern einem Gefühl der Ganzheit heraus in Kontakt; und das ist es, was diese wiederum an uns anziehend finden.

Die A.W.E.-Praxis verleiht uns eine gewissen Kontrolle über unser Gefühl von Einsamkeit. Wenn wir mit der A.W.E.-Praxis arbeiten, brauchen wir keinen Gefährten, der kommt und unser Freund wird (auch wenn das durchaus willkommen ist). Im Gefühl des Staunens erfahren wir eine Verbundenheit, die nicht von anderen Menschen abhängt.

Das Gefühl der Verbundenheit ist ein typisches Merkmal der Ehrfurcht. Viele Studien belegen zudem, wie das Gefühl des Staunens Verbundenheit schafft, weil wir dann weniger selbstbezogen sind, uns der wechselseitigen Verbundenheit mit anderen Geschöpfen stärker bewusst werden und sogar ein Gefühl des Einsseins erleben.[19] Mithilfe der A.W.E.-Praxis, die sich ebendiesen einzigartigen Effekt des Staunens zunutze macht, ließ sich das Gefühl der Einsamkeit in der »allgemeinen« Gruppe um 12 Prozent und in der Gruppe »Beschäftigte im Gesundheitswesen« um 15 Prozent senken.

Dazu ein Vergleich: Im Rahmen einer anderen Studie (die im Hinblick auf Zusammensetzung der Teilnehmenden, Zeitpunkt, Dauer und Anwendung von Achtsamkeitstechniken ähnlich wie unsere aufgebaut war) untersuchten Forscher am WellSpan York

Hospital in Pennsylvania, wie sehr Ärzte während der Corona-Pandemie unter Einsamkeit und Schlafstörungen litten. Für diese Studie wurden die 155 Teilnehmer und Teilnehmerinnen nach dem Zufallsprinzip zwei Gruppen zugeteilt: eine Gruppe, die während der vierwöchigen Studie täglich eine bestimmte Meditationspraxis ausführen sollte, und eine Kontrollgruppe, die nicht meditierte. Die Meditation bestand darin, dass sich die Probanden am Morgen und vor dem Einschlafen die sechsminütige Aufzeichnung einer geführten Meditation zur Heartfulness-Meditation anhörten. Das Ergebnis war eine Verbesserung um sieben Prozent: Die meditierenden Ärzte fühlten sich weniger einsam und schliefen besser.[20] Verglichen damit ist die A.W.E.-Praxis, wie unsere Studie zeigt, mehr als doppelt so wirksam wie die Heartfulness-Meditation.

Zum Thema »Verbundenheit und Ehrfurcht« finden Sie mehr in Kapitel 3 sowie an anderen Stellen. Doch einen Punkt möchten wir gleich hier hervorheben: Selbst wenn Sie die A.W.E.-Praxis allein und isoliert ausüben, kann sie das Gefühl der Verbundenheit herbeiführen und das Gefühl von Einsamkeit verringern:

> Ich bin jeden Tag in Berührung mit dem Gefühl der Ehrfurcht und des Staunens. Staunen ist magisch und kann alle schwierigen Umstände überwinden. Zum Beispiel habe ich mich mal ziemlich geärgert, weil mein Bruder nie auf meine E-Mails, SMS und Anrufe reagierte. Ich fühlte mich allein gelassen und fragte mich, ob ich ihm wohl irgendwas getan hätte. Dann erinnerte ich mich plötzlich wieder daran, dass ich meine Erfahrung neu erschaffen kann. Ich wurde mir bewusst, wie sehr ich ihn mochte, und empfand Mitgefühl für das, was er gerade durchlebte. Ich begriff, dass es hier überhaupt nicht um mich ging. Ich meldete mich bei ihm, ohne etwas zu erwarten, und er rief mich tags drauf zurück. Wir aßen gemeinsam zu Abend, und es war wunderbar. Die A.W.E.-Praxis hilft mir, mich an

Wichtiges zu erinnern. Sie hilft mir zu erkennen, wie ich mich selbst in etwas »verspinne«, und mich dafür zu entscheiden, mir nicht irgendwelche Geschichten zu erzählen, auf die ich dann reagiere.[21]

BURN-OUT, WEIT VERBREITET UND POTENZIELL TÖDLICH

Zum Burn-out kommt es, wenn wir körperlich und geistig erschöpft sind, was für gewöhnlich die Folge von Dauerstress, massiver Unzufriedenheit und Schlafmangel ist. Diesen »Mix« kann man auf Dauer nicht durchhalten. Wie ein Auto, das nur noch auf Reserve fährt, bleiben wir schließlich unvermeidlich auf offener Strecke liegen.

Vermutlich gibt es keinen anderen Sektor, in dem die Burn-out-Rate so hoch ist wie im Gesundheitswesen. Das war schon vor der Pandemie so, als der Wert zwischen 30 und 50 Prozent lag. Während der Pandemie – die Krankenhäuser waren personell unterbesetzt, und die überlasteten Mitarbeiter lebten mit der Angst, sich selbst und ihre Familien mit dem Virus anzustecken – stieg sie auf 40 bis 70 Prozent. Am härtesten traf es dabei die Pfleger und Ärzte, die an vorderster Front Dienst taten.[22]

Während der Laufzeit unserer Studie befragte die American Medical Association über 20 000 Ärzte und andere Beschäftigte im Gesundheitswesen, wie sie mit der Pandemie zurechtkämen. Der Prozentsatz an gemeldeten Burn-out-Erkrankungen war alarmierend: 43 Prozent litten unter starker Arbeitsüberlastung, weil sie zum Beispiel viele Überstunden machen und mehr Patienten als normal versorgen mussten. 49 Prozent gaben an, dass sie durch ihre Arbeit total ausgebrannt seien.[23]

Ein Burn-out ist nichts, was man auf die leichte Schulter nehmen sollte, da er sowohl unsere körperliche wie auch unsere geistige Gesundheit schädigt. Traumatisiert von den Dramen, die sie täglich erlebten, während sie an der Belastungsgrenze arbeiteten, stellten beispielsweise viele Ärztinnen, Ärzte, Pflegefachfrauen und -männer fest, dass sie plötzlich Gedanken und Zustände erlebten, die sie bis dahin nicht gekannt hatten. Die Symptome glichen denen einer posttraumatischen Belastungsstörung (PBS): Konzentrationsschwäche, Depressionen, Angstzustände, Suizidgedanken, Erschöpfung und noch einiges mehr. Schlafmangel allein kann zu so schwerwiegenden Folgen wie Herz-Kreislauf-Erkrankungen oder sogar Psychosen führen.[24] Völlig entmutigt spielten viele mit dem Gedanken, ihren Beruf an den Nagel zu hängen.[25] Und für einige war das auch die einzige Lösung.

Ein Burn-out hat bei Angehörigen aller Berufsgruppen ernste Konsequenzen, doch im Gesundheitswesen können diese Folgen tödlich sein. Alljährlich sterben in den Kliniken Zigtausende Patienten an Fehlern, die auf einen Burn-out beim Klinikpersonal zurückgehen.[26] Ärzten unterlaufen unter Stress und Schlafmangel mehr Fehler, die möglicherweise das Leben der Patienten gefährden. In den USA begehen jedes Jahr circa dreihundert Ärzte Suizid, weil sie unter Depressionen leiden, eine häufige Burn-out-Folge.[27]

Dass Ärzteschaft und Pflegepersonal ihren Beruf wegen Burnouts aufgeben, bedeutet für die verbliebenen Mitarbeiter und Mitarbeiterinnen eine vermehrte Arbeitsbelastung, was für diese wiederum das Burn-out-Risiko erhöht – und so wird eine endlose Spirale der Erschöpfung in Gang gesetzt. Leute für Berufe mit hoher Burn-out-Rate zu begeistern, ist, gelinde gesagt, schwierig. Der Pflegenotstand während der Pandemie liefert dafür das beste Beispiel: Vor der Pandemie klagten etwa 40 Prozent des Krankenpflegepersonals über Burn-out. Im Januar 2021 war dieser Prozentsatz auf 70 Prozent gestiegen.[28] In der Zwischenzeit steigt der Bedarf an Pflegekräften weiter, da viele von ihnen ihren Beruf wegen Burn-outs frühzeitig aufgeben. Und zwischen 30 und 60 Prozent der Abgänger von Krankenpflegeschulen kommen zu dem Ergebnis, dass dieser Beruf doch nichts für sie ist.[29]

Burn-out ist schon seit vielen Jahren ein Problem, doch zahlreiche Maßnahmen gegen den Ärzte-Burn-out haben sich als wirkungslos erwiesen, auch solche, bei denen Achtsamkeitstechniken eingesetzt wurden. Wir haben die einschlägige Literatur studiert, und dabei zeigte sich, dass nicht einmal achtwöchige MBSR-Kurse geholfen haben, obwohl sich mit MBSR Stress am Arbeitsplatz erwiesenermaßen effektiv bekämpfen lässt. Unser Verdacht ist, dass keine noch so gute Therapie ein Ersatz für gesunden und ausreichenden Schlaf sein kann. (Anmerkung am Rande: Einige Teilnehmer unserer Studie berichteten, sie schliefen länger, wenn sie vor dem Zubettgehen ihre A.W.E.-Praxis gemacht hatten.)

Als wir untersuchten, welche Auswirkungen die A.W.E.-Praxis auf einen Burn-out bei Beschäftigten im Gesundheitswesen hat, baten wir die Studienteilnehmer, vor und nach Anwendung der Methode das »Maslach Burnout Inventory« auszufüllen, einen Katalog von 22 berufsbezogenen Fragen.[30] Nachdem sie 21 Tage mit der A.W.E.-Praxis gearbeitet hatten, waren die Burn-out-Symptome um acht Prozent zurückgegangen. Dies ist ein beeindruckender Wert, wenn man bedenkt, dass sich die Pandemie im Laufe des Jahres 2020 noch weiter verschärfte und kein Ende absehbar war, womit sich die psychische Gesundheit der meisten Beschäftigten im Gesundheitswesen weiter verschlechterte, statt sich zu verbessern.

Ein Burn-out kann jeden treffen. Wir müssen keine Ärztin und kein Pfleger unter Pandemiebedingungen sein, um einen Burn-out zu bekommen. Eine Gallup-Umfrage, die vor Ausbruch der Pandemie (2018) durchgeführt wurde, ergab, dass sich – quer durch sämtliche Berufe –zwei Drittel aller Beschäftigten zumindest zeitweise ausgebrannt fühlten.[31]

Was es im Falle eines Burn-outs braucht, ist eine längst fällige Selbstfürsorge: Schlaf, Bewegung, Erholung, gesunde Ernährung, Auszeiten und der Kontakt mit Freunden und der Familie.[32] Zur Zeit der Pandemie schien für viele von Burn-out betroffene Beschäftigte die Kündigung beziehungsweise ein Jobwechsel die einzige Möglichkeit zu sein, etwas für sich selbst zu tun. In einer noch nie dagewesenen Kündigungswelle, die als »Great Resignation« bekannt wurde, kündigten 2021 in den USA über 38 Millionen Beschäftigte aus allen Sektoren ihren Job – dies entsprach einer Kündigungsrate von 33 Prozent, der höchste je verzeichnete Prozentsatz.[33] Burn-out und eine pandemiebedingte Neusetzung von persönlichen Prioritäten waren die Hauptursachen für diese massenhafte Jobflucht.

Die A.W.E.-Praxis bietet gegenüber anderen Achtsamkeitspraktiken beim Burn-out gewisse Vorteile. Da sie weniger als eine Minute an Zeit beansprucht, können Beschäftigte sie jederzeit während oder außerhalb der Arbeit anwenden. Zweitens braucht man für die A.W.E.-Praxis keine übermenschlichen Willenskräfte – wir müssen nicht längere Zeit still dasitzen und darauf hoffen, dass das Gedankenkarussell in unserem Kopf endlich aufhört, sich wie wild zu drehen. Drittens verstärkt sich die Wirkung der A.W.E.-Praxis mit der Zeit – ein Moment des Ergriffenseins baut auf dem anderen auf, mit dem Effekt, dass sich die neuronalen Pfade im Gehirn verändern (das werden wir uns in Kapitel 11 genauer ansehen). Viertens ist uns bei der A.W.E.-Praxis die Belohnung so gut wie sicher – wir fühlen uns nach nur fünfzehn Sekunden Üben von Freude erfüllt, erfrischt und weniger gefangen. Mithilfe der A.W.E.-Praxis lassen sich die Symptome eines Burn-outs lindern, weil sie unsere Präsenz verstärkt und uns zu erkennen gibt, was eigentlich hinter der belastenden Situation steckt. Und das ist so hilfreich, weil die meisten Menschen, wie Dacher Keltner sagt, an einem »Mangel an Ehrfurcht« leiden.[34]

Der Burn-out hat einen Komplizen, und das ist der Stress. Als wir uns die Stressbelastung in unseren beiden Testgruppen ansahen, zeigte sich, dass die A.W.E.-Praxis auch eine wirksame therapeutische Maßnahme gegen Stress sein kann.

STRESS UND WOHLBEFINDEN

Seit dem Jahr 2007 führt die American Psychological Association (APA) in Partnerschaft mit dem Marktforschungs- und Analyseinstitut Harris Poll alljährlich eine Umfrage zur Stressbelastung der Amerikaner durch. In den meisten Jahren gaben die Befragten an, dass ihre größten Stressoren Geld, Arbeit und die wirtschaftliche Lage seien, gefolgt von Gesundheitsthemen, Massenschießereien und Klimawandel. Dies änderte sich 2020 und 2021. Die Haupt-Stressfaktoren waren zwar nicht von der Bildfläche verschwunden, traten aber gegenüber Ängsten und Sorgen über Corona, die Zukunft der USA als Nation, Rassendiskriminierung und Polizeigewalt gegen marginalisierte Gruppen ein Stück weit in den Hintergrund.[35] Die APA schlug Alarm: »Diese Kumulation von Stressfaktoren hat körperlich wie psychisch konkrete Folgen für uns. […] Wir sehen uns einer psychischen Gesundheitskrise gegenüber, die das ganze Land betrifft und in den kommenden Jahren ernste gesundheitliche und soziale Konsequenzen nach sich ziehen könnte.«[36]

Seit der Corona-Pandemie gibt knapp die Hälfte der Erwachsenen an, sie würden sich schneller ärgern, unter plötzlichen Stimmungsschwankungen leiden und sich verspannter fühlen. Erwachsene Angehörige der Generation Z (Alter von 18 bis 23 Jahre) wiesen angesichts der unsicheren Zukunft, die sie erwartet, eine höhere Stressbelastung auf als andere Generationen.

Unter Stress sind wir nicht die, die wir sein könnten: Wir verhalten uns nicht eben nett gegenüber unseren Lieben, sind unkonzentriert und unentschlossen. Zu den möglichen körperlichen Symptomen von Stress gehören Kopfweh, Magenschmerzen, chronischer Schmerz und Hautausschläge. Chronischer Stress ist häufig die »Eintrittskarte« für Ängste und Depressionen. Durch bereits bestehende körperliche oder psychische Leiden verschärft er sich gewöhnlich noch.

Manche Menschen begegnen Stress durch eine Art »Selbstmedikation«: Sie greifen zu Alkohol oder anderen Drogen beziehungsweise lenken sich durch Glücksspiele oder zwanghaftes Computerspielen ab. Gesündere Wege, um Stress zu bekämpfen, sind Entspannungstechniken wie ein warmes Bad, die Dehnung der Muskulatur, Meditation, Aufenthalte in der Natur – und natürlich der Zugang zum Gefühl des Staunens.

Bei Veteranen, gefährdeten Jugendlichen und Studenten, denen man aufgetragen hatte, sich in der freien Natur für das Gefühl des Staunens zu öffnen, war nach nur einer Woche das allgemeine Wohlbefinden deutlich gestiegen.[37] Andere Studien belegen, dass der Wow-Effekt, zumindest momentan, Lebenszufriedenheit und tägliches Wohlbefinden zu heben vermag.[38] Und der Wow-Effekt verändert nicht nur unsere Denkmuster: Er krempelt unsere ganze Biologie um. Einer Studie zufolge, die 2015 in *Emotion* erschien, war das Gefühl des ergriffenen Staunens – stärker als jedes andere positive Gefühl – mit einem geringeren Interleukin-6-Spiegel verknüpft. Dieser Botenstoff geht mit Stress und Entzündungen einher.[39] (Das Thema »A.W.E.-Praxis und Biologie« wird uns in Kapitel 2 ausführlicher beschäftigen.)

Zu Beginn der Pandemie blieb ich wie unter Zwang bis spät in die Nacht auf, um sicher zu sein, dass auch ja nichts Schlimmes passieren würde. In dieser Situation schickte mir eine Freundin aus heiterem Himmel einen Link zu einer Studie über die A.W.E.-Methode. Nachdem mein Leben in derart trübe, schlammige Gewässer geraten war, schien mir mittlerweile fast alles wenigstens einen Blick wert. Auch wenn diese Sache einem netzerprobten Recherche-Nerd wie mir zunächst ein wenig gaga vorkam.

Doch die A.W.E.-Praxis sollte, wie sich später herausstellte, meinem Leben eine neue Richtung geben. Bis dahin war ich die meiste Zeit nicht bereit gewesen, mich auf den gegenwärtigen Moment einzulassen oder mir die Zeit zu nehmen, das Jetzt zu würdigen.

Dass ich während der Pandemie lernte, durch die A.W.E.-Methode zu Momenten der Ehrfurcht zu finden, hat mein Leben komplett umgekrempelt. So war ich zum Beispiel immer drei oder vier Stunden später als üblich schlafen gegangen, um alberne Computerspiele zu machen, stets in der Hoffnung, etwas zu gewinnen. Ich denke, dass ich auch immer so lange aufgeblieben war, um mich zu »vergewissern«, dass ich mich in Sicherheit befand. In meinem Zustand der Hyperwachsamkeit schlief ich immer nur stundenweise. Meine Katzen fingen an, mich zu nerven, und ich ließ sie spüren, dass mich ihr – für Katzen völlig normales Verhalten – nervte. (Ich war in Quarantäne und meistens allein mit ihnen!) Ich fixierte mich auf die ganzen Stressfaktoren, die das politisch polarisierte Klima im Land und meine pandemieverseuchten Lebensumstände mit sich brachten. Ich war den Großteil meiner Zeit damit beschäftigt, mich über Dinge aufzuregen, über die ich keine Kontrolle hatte.

Nachdem ich die A.W.E.-Praxis erlernt hatte, entdeckte ich immer wieder Momente, in denen ich meine persönliche Sicherheit wertschätzen konnte, indem ich meine Aufmerksamkeit auf das richtete, was war, und nicht auf das, was hätte sein können. Damit schrumpfte auch die Zeit, die ich mit endlosen Computerspielen verplemperte, deutlich. Ich wandte die A.W.E.-Methode ebenso vor dem Schlafengehen an, wodurch sich meine Schlafphasen auf jeweils drei bis fünf Stunden ausdehnten (für mich eine gewaltige Verbesserung).

Und als wäre es damit des Guten noch nicht genug, wusste ich diese Unterschiede tatsächlich zu schätzen. Ich war achtsamer für das Hier und Jetzt und das, worauf ich Einfluss hatte. Und ich beschloss, die Sichtweise anderer Menschen zu akzeptieren und nicht länger dem Impuls zu folgen, ihnen meine Version der Dinge überzustülpen. Ich akzeptierte ihren Standpunkt und sorgte mich nicht mehr darum, welche Rolle ich in ihrer Geschichte spielte oder nicht spielte.

Mittlerweile ist es mir zur zweiten Natur geworden, im Alltag Momente tiefen Staunens zu entdecken.[40]

Für unsere Studie zu Stress und Wohlbefinden betrachteten wir wieder dieselben beiden Gruppen (Beschäftigte im Gesundheitswesen und allgemeine Bevölkerung) auf ihren Grad an emotionalem, psychischem und sozialem Wohlbefinden hin sowie auf empfundene Stressbelastung. Um den Grad an Wohlbefinden beziehungsweise Stressbelastung zu bestimmen, verwendeten wir zwei Fragebögen: das Mental Health Continuum Short Form (MHC-SF) und die Perceived Stress Scale (skalierter Fragebogen zu empfundenem Stress). Der MHC-SF-Kurzfragebogen zur psychischen Gesundheit, der Wohlbefinden als kontinuierliches Spektrum beschreibt, an dessen einem Ende seelische Gesundheit und dessen anderem Ende seelische Krankheit steht, enthält jeweils zehn Fragen zu drei Bereichen (emotionales, psychisches und soziales Wohlbefinden). Die Perceived Stress Scale enthält zehn Fragen zur gefühlten Stressbelastung. Diese wird dann anhand der (von »gering« bis »hoch« gewichteten) Antworten der Teilnehmer bestimmt.

Wir sahen uns die Ergebnisse daraufhin an, ob das tägliche Erleben von Ehrfurcht sich in einer veränderten Empfindung der subjektiven Stressbelastung, in Veränderungen körperlicher Stresssymptome (wie Kopf- und Magenschmerzen) sowie des allgemeinen Wohlbefindens niederschlagen würde. Dabei stellten wir fest, dass diejenigen Studienteilnehmer, die intensivere Momente der Ehrfurcht und des Staunens berichteten, auch angaben, weniger subjektiven wie körperlichen Stress und größeres Wohlbefinden zu verspüren.

Weitere Analysen zeigten, dass das Wohlbefinden der Studienteilnehmer umso stabiler war, je mehr sie das Gefühl des ergriffenen Staunens zu einem Teil ihres täglichen Lebens gemacht hatten. Mit anderen Worten: Eine regelmäßige Dosis Ehrfurcht wirkte sich auf dem Höhepunkt der Corona-Pandemie positiv auf die körperliche wie auf die psychische Gesundheit der Menschen aus.

Die abschließenden Ergebnisse waren gleichfalls sehr beeindruckend: Nach 21 Tagen A.W.E.-Praxis zeigten beide Gruppen eine signifikante Reduktion von Stress und stressbezogenen körperlichen Symptomen – 18 Prozent in der Gruppe der Beschäftigten im Gesundheitswesen und 17 Prozent in der anderen Gruppe.

CHRONISCHER SCHMERZ

Chronischer Schmerz kann sich in den Monaten und Jahren entwickeln, die auf eine Verletzung folgen, und über die erwartete Heilungsphase hinaus andauern. Darin unterscheidet er sich vom akuten Schmerz, der sich nach einer Verletzung oder Operation einstellt, ein paar Tage oder Wochen anhält und dann wieder vergeht. In den USA leiden über fünfzig Millionen Erwachsene an chronischen Schmerzen – also an Schmerzen, die über die als normal angenommene Rekonvaleszenzzeit hinaus bestehen bleiben.[41]

Als Michael vor mittlerweile etwa zwanzig Jahren seine Ausbildung zum Schmerzspezialisten machte, war die vorherrschende Lehrmeinung noch die, dass chronischer Schmerz durch anatomische Anomalien im Körper verursacht würde und dass die wirksamste Behandlung in Tabletten, Injektionen, Physiotherapie und fallweise einer Operation bestünde. Aber schon in den 1990ern zeigten Pioniere auf dem Gebiet der Schmerztherapie, beginnend mit John Sarno, auf, dass chronischer Schmerz zum allergrößten Teil *kein* physisches Problem, sondern ein erlerntes Phänomen ist, das im Gehirn beginnt. Sarno schreibt dazu: »Schmerzsyndrome sehen eben ›physisch‹ aus, und es ist besonders schwierig für Ärzte zu akzeptieren, dass sie auch durch psychische Faktoren ausgelöst werden können. Darum halten sie an dem strukturellen Ansatz fest. Indem sie dies aber tun, sind sie die Hauptverantwortlichen für die Schmerzepidemie, die in unserem Land herrscht.«[42] Seine Worte waren höchst prophetisch, denn seit er 1991 erstmals vor dieser Schmerzepidemie warnte, hat sie sich deutlich verschlimmert.

Aus jüngerer Zeit stammt die Erklärung von Alan Gordon, Autor und Gründer des Pain Psychology Center (Zentrum für psychologische Schmerztherapie), wenn das Gehirn wieder und immer wieder Schmerz erlebe, »werden die entsprechenden Neuronen ›miteinander verkabelt‹, und sie werden immer besser darin, gleichzeitig zu feuern. Leider bedeutet das auch, dass das Gehirn immer besser lernt, Schmerz zu empfinden.«[43] Er bezeichnet dieses Phänomen als »neuroplastischen Schmerz«: Treten die beschriebenen Veränderungen im Gehirn ein, wird chronischer Schmerz dadurch verstärkt.

Dabei beginnt alles vergleichsweise harmlos. Nach einer akuten Verletzung, wie zum Beispiel einer Rückenzerrung, werden im Erinnerungszentrum des Gehirns neue neuronale Pfade angelegt. Sobald sie einmal implementiert sind, erinnern sich diese Pfade auch dann noch an die Rückenschmerzen, wenn die Muskelzerrung längst abgeklungen ist. So wird der Schmerz chronisch. Ein Leben mit Dauerschmerz ist mehr als nur ein lästiges körperliches Übel: Schmerz beeinträchtigt nicht allein unsere Beweglichkeit im Alltag, sondern auch unsere geistige Gesundheit und unser seelisches Wohlergehen. Chronische Schmerzpatienten leiden oft noch in anderer Hinsicht, da sie vielleicht arbeitsunfähig werden, auf fremde

Hilfe angewiesen sind oder ihnen selbst die einfachsten sozialen beziehungsweise Freizeitaktivitäten verwehrt sind.

Die Medizin hat bei der Behandlung chronischer Schmerzpatienten nur begrenzte Erfolge zu verzeichnen. Die meisten Therapien – Analgetika, Bewegung und Entspannung – lindern den Schmerz zwar kurzfristig, stellen ihn aber nicht dauerhaft ab. Dieser Mangel an geeigneten Behandlungsmethoden führte uns ungewollt, aber dennoch direkt in die Opioidkrise – diesen sich über zwei Jahrzehnte hinziehenden Kampf, der Millionen Menschen das Leben zerstörte oder es ihnen gleich ganz nahm.[44]

Zwar verschreiben Ärzte heute immer noch Opioide zur Schmerzbehandlung, doch sind sie damit weit vorsichtiger geworden und wissen auch über die Gefahren besser Bescheid. Viele von ihnen raten mittlerweile zu Behandlungen, die auf Opioide verzichten, wie verschiedene Achtsamkeitstechniken und Bewegungsmeditationen wie Yoga oder Qigong.

Als sich im Rahmen unserer Studie zeigte, dass die A.W.E.-Praxis chronische Schmerzen lindern konnte, waren wir begeistert von der Aussicht auf eine sichere und praktikable Schmerztherapie. Chronischer Schmerz ist eng verbunden mit dem autonomen Nervensystem, auf das die A.W.E.-Methode direkt einwirkt, wie wir im Folgenden immer wieder sehen werden. Um die Wirkung der A.W.E.-Praxis auf chronische Schmerzen zu untersuchen, baten wir unsere Studienteilnehmer und -teilnehmerinnen, auf einer Skala von 1 bis 10 zu bewerten, wie stark sie unter folgenden Formen von Schmerz litten:

- Rückenschmerzen,
- Nackenschmerzen,
- Schmerzen in den Extremitäten (Arme, Beine, Gelenke),
- Kopfschmerzen und
- Schmerzen in der Brust oder Kurzatmigkeit.

Während der dreiwöchigen Laufzeit der Studie berichteten die Teilnehmer von einer statistisch signifikanten Verminderung ihrer chronischen Beschwerden. Es zeigte sich eine direkte Dosis-Wirkungs-Beziehung, was in diesem Fall heißt, dass Personen an Tagen, an denen sie das Gefühl des Staunens intensiver beziehungsweise öfter erlebten, auch von einem geringerem Grad an körperlichem Schmerz berichteten. Betrachtete man den allgemeinen Trend, so erwies sich, dass das Gefühl des Staunens intensiver und der Schmerz schwächer wurde. Dieses Ergebnis galt für alle Schmerzformen gleichermaßen.

Die Erkenntnisse aus unseren Studien werden untermauert durch die Verbesserungen, die Michael bei seinen Patienten und Patientinnen beobachtete. Als Spezialist behandelt er pro Jahr durchschnittlich tausend von ihnen. Nachdem er angefangen hatte, in seiner Praxis ein 21-tägiges A.W.E.-Programm anzubieten, nahmen im ersten Jahr fünfzig Patienten daran teil. Viele erfuhren dadurch eine beträchtliche Steigerung ihrer Lebensqualität, sodass sie nun chronische Schmerzen auch ohne Medikamente besser in den Griff bekommen.

Warum chronischer Schmerz durch das Gefühl des Staunens gebessert wird, ist eine Frage, an der im Moment noch nicht gezielt geforscht wird. Michael glaubt, es liege daran, dass Patienten, die regelmäßig mit der A.W.E.-Praxis arbeiten, weniger über ihrem Problem brüten und dass sich ihre Wahrnehmung des Schmerzes beziehungsweise ihre Reaktion darauf verändert, weil sie weniger Angst davor haben und sich deswegen besser entspannen können. Je mehr seine Patienten mit der A.W.E.-Methode arbeiteten, desto stärker entspannte sich ihr autonomes Nervensystem, wodurch sich sowohl der wahrgenommene Schmerz als auch die damit verbundenen muskulären Verspannungen abschwächten. Bei seinen Patienten zeigte die A.W.E.-Praxis auch bei Neuropathien und Autoimmunerkrankungen (wie Morbus Crohn oder Fibromyalgie) eine positive Wirkung.[45]

Rebecca, eine von seinen Langzeit-Patientinnen, litt unter chronischen Schmerzen im unteren Rücken infolge eines Arbeitsunfalls, der es notwendig machte, die Lendenwirbelsäule zu versteifen. Die Operation linderte zwar den Schmerz in ihren Beinen, führte aber zur Bildung von Narbengewebe im unteren Rücken. Bevor sie an Michaels »Power-of-Awe«-Kurs teilnahm, musste Rebecca dreimal täglich Morphium nehmen. Ohne das Mittel hätte sie weder ehrenamtlich im örtlichen Tierheim mitarbeiten noch mit ihrem Mann hinaus in die Natur gehen können. In der dritten Gruppensitzung berichtete sie, dass sie zum ersten Mal seit ihrer Rückenoperation ihre Morphiumdosis herabsetzen könne. Drei Monate später erzählte sie Michael, dass sie dank der A.W.E.-Praxis nun nahezu vollständige Kontrolle über ihren Schmerz habe und keine Analgetika mehr einnehmen müsse. Und sie sagte noch etwas ganz Wichtiges: »Jetzt, da ich mich wieder besser fühle, bekomme ich regelmäßig die doppelte Dosis an Staunen aus meiner Arbeit im Tierheim und den morgendlichen Spaziergängen, die ich jeden Tag mit meinem Mann unternehme und so sehr schätze.«[46]

***

Die A.W.E.-Methode ist eine schnelle und leicht anzuwendende Technik, die unter ganz normalen Alltagsbedingungen zu jeder Zeit und an jedem Ort das Gefühl des Staunens erzeugen kann. Die Ergebnisse aus unseren Studien legen den Schluss nahe, dass Ängste und Depressionen gelindert werden, das Gefühl der Verbundenheit zunimmt und wir uns weniger einsam fühlen. Stress, Burn-out und chronische Schmerzen lassen nach, und unser Wohlbefinden steigt, wenn wir täglich weniger als eine Minute lang das Gefühl der Ehrfurcht kultivieren. Stellen Sie sich nur einmal vor, was dann erst längere und häufigere Momente des Staunens zuwege bringen könnten!

In den nächsten Kapiteln werden wir uns die vielen anderen positiven Effekte der A.W.E.-Methode ansehen. Doch zuerst wollen wir die folgenden Fragen beantworten: Wie kann eine einzelne Emotion ein derart beeindruckendes Spektrum an Wirkungen entfalten? Wie sind all diese Veränderungen überhaupt möglich? Das Gefühl des Staunens ist wie ein Löffel Medizin: Könnten wir es in Flaschen füllen, ließen sich so alle möglichen Arten von Leiden lindern. Das werden wir uns nun gemeinsam ein bisschen näher anschauen.

KAPITEL 2

WISSENSCHAFT UND HEILUNG

Jeden zweiten Mittwoch treffen sich um die 45 Neurowissenschaftler, Schmerzspezialisten, Hausärzte, Gesundheitsfachkräfte, Chirurgen, Grundlagenforscher und interessierte Schmerzpatienten und -patientinnen aus aller Welt zu einer einstündigen Zoom-Konferenz. Die Gruppe, die sich hier versammelt, nennt sich »Dynamic Healing Discussion Group« (etwa »Diskussionsgruppe dynamische Heilung«). Gehostet werden diese Zoom-Meetings von David Hanscom, einem orthopädischen Chirurgen im Ruhestand und Spezialisten für schwere Wirbelsäulenverkrümmungen mit Wohnsitz an der Westküste der USA, und von Stephen Porges, dem angesehenen Neurowissenschaftler der Indiana University und Professor für Psychiatrie, der viele Jahre auf dem Gebiet der Psychophysiologie (der Wechselwirkungen zwischen Körper und Geist) geforscht hat. In den frühen Monaten der Corona-Pandemie führte die unorthodoxe Denkart der beiden Mediziner diese wissenschaftliche Diskussionsgruppe zusammen.

Die beiden Männer sind Koryphäen auf ihrem jeweiligen Fachgebiet und gleichzeitig medizinische Außenseiter. Letzteres, weil sie es sich zur Aufgabe gemacht haben, die Öffentlichkeit mit gut dokumentierten, aber weitgehend unbeachteten Fakten zu chronischen Erkrankungen bekannt zu machen. Durch regelmäßigen Austausch von Rechercheergebnissen, Gedanken und neuesten Erkenntnissen hat diese Gruppe die Wissenschaft des Heilens weiter vorangebracht, als ein Einzelner das in solch kurzer Zeit vermocht hätte.

Ihr Heilungsansatz basiert zu einem großen Teil auf der Idee, dass wir uns sicher fühlen müssen, um von Schmerz und Krankheit frei zu werden. Doch was hat Sicherheit mit Heilung zu tun? Nun, unser Nervensystem und unsere ganze Physiologie werden direkt davon beeinflusst, wie sicher beziehungsweise wie bedroht wir uns fühlen. Ein Mitglied der Dynamic Healing Discussion Group würde sagen, dass unser Körper, wenn er sich chronisch im durch ein Gefühl der Bedrohung verursachten Kampf-Flucht-Modus befindet (also unser sympathisches Nervensystem aktiviert ist), seine Reserven aufzehrt, um sein Überleben sicherzustellen. Und damit fehlen ihm die für eine Selbstheilung nötigen Ressourcen. Vollständige Heilung aber geschieht in einem physiologischen Zustand, der mit dem Gefühl von Sicherheit einhergeht (wenn das parasympathische Nervensystem aktiv ist). In diesem Zustand verändert sich unsere Körperchemie auf tiefgreifende Weise. Ist das parasympathische Nervensystem aktiv, schaltet der Körper um in den »Ruhe- und Verdauungs-« beziehungsweise »Ruhe- und Reparaturmodus«, wie wir ihn gern nennen. Unsere Energiespeicher werden wieder aufgefüllt, die verschiedenen Gewebe repariert und der Körper erneuert.

Das Gefühl des ergriffenen Staunens hilft uns, wie Sie bald erfahren werden, uns sicher und geborgen zu fühlen, und trägt daher zur Heilung bei.

Wir haben uns dieser Gruppe schon recht früh angeschlossen. Als Schmerzspezialist war Michael mit der Arbeit von Dr. Hanscom bereits vertraut. Jake brannte darauf, mehr über Dr. Porges' Theorien zum Nervensystem zu erfahren. Dieser Gruppe verdanken wir nicht nur ein gründlicheres Verständnis des Heilungsprozesses, sie hat uns auch gezeigt, wie das Gefühl der Ehrfurcht zu den revolutionären Vorstellungen über das Heilen passt, die hier diskutiert werden – und warum die A.W.E.-Praxis die Resultate bringt, die sie liefert.

Alles beginnt und endet damit, wie sicher – oder eben wie bedroht – wir uns fühlen.

ZYTOKINE, DIE KOMMUNIKATIONSGENIES IN UNSEREM KÖRPER

Unser Körper ist durchzogen von einem vier Milliarden Jahre alten Kommunikationsnetz, welches im Dauerbetrieb sicherstellt, dass wir gesund bleiben. »Zytokine« sind die Kuriere in diesem interzellulären Signalnetz. Vom Immunsystem losgeschickt, halten sie die Zellen – egal wo im Körper – auf dem Laufenden über alles, was gerade geschieht. Wie tratschende Nachbarn stellen sie sicher, dass jeder im Umkreis Bescheid weiß, wenn ihnen irgendetwas merkwürdig vorkommt. Läuft alles so, wie es sein soll, dann erzählen sie auch das.

Wird unser Körper zum Beispiel von einem Bakterium oder einem Virus angegriffen, dann schütten die Immunzellen »Alarm-Zytokine« aus. Sie sind die Kriegsfanfaren, die ankündigen, dass eine Schlacht bevorsteht, und anderen Zellen (wie den weißen Blutkörperchen) Mitteilung machen, dass sie ihre Truppen einberufen, das heißt ihre Zahl erhöhen und ihre Verbände an den Einfallsort verlegen müssen. Alarm-Zytokine greifen die Eindringlinge nicht selbst an, sondern rufen andere, gut ausgerüstete Immunzellen zur Attacke. Sobald sie ausgeschüttet wurden, setzen Alarm-Zytokine eine physiologische Kettenreaktion in Gang. Ein Glied in dieser Kette ist zum Beispiel der Umstand, dass am Einfallsort des Bakteriums respektive am Ort der Verletzung zum Schutz eine Entzündungsreaktion ausgelöst wird.

Wohl die meisten dürften schon einmal erlebt haben, was geschieht, nachdem die Alarm-Zytokine aktiviert worden waren. Wenn Sie beispielsweise unter Fieber gelitten haben, waren Alarm-Zytokine an der Aktivierung der Immunzellen und der Anhebung der Körpertemperatur beteiligt, um so eine Infektion zu bekämpfen. Oder Sie konnten sehen, wie das Gewebe um einen verstauchten Knöchel herum anschwoll. Das verletzte Gewebe im Gelenk schüttete Alarm-Zytokine aus, wodurch vermehrt Blut und mit ihm weiße Blutkörperchen sowie weitere »Pannenhelfer« zur verletzten Stelle eilten.

Das Immunsystem ist bei seiner Arbeit nicht auf sich allein gestellt. Unser Körper kann Bedrohungen für seine Gesundheit und sein Wohlergehen über viele Kanäle registrieren, unser Gehirn und unser gesamtes Nervensystem eingeschlossen. Er ist darauf eingerichtet, sich nicht nur gegen Viren, Bakterien und physische Wunden, sondern auch gegen *emotionale Verletzungen* zu schützen. Wird ein Kind von seinen Eltern getadelt und beschämt, so wird dies erst in der Großhirnrinde (Cortex), dann in Amygdala (Mandelkern), Hypothalamus und sympathischem Nervensystem (Kampf-Flucht-Modus) registriert, ehe das Immunsystem Alarm-Zytokine freisetzt.

Unabhängig davon, welcher Art die Bedrohung ist und woher sie kommt, fahren Alarm-Zytokine das sympathische Nervensystem hinauf und gleichzeitig das parasympathische (Ruhe- und Reparaturmodus) herunter. Der Körper ist nun in Alarmbereitschaft und darauf eingestellt, auf alles zu reagieren, was er als Bedrohung wahrnimmt.

Wenn er das Gefühl hat, dass die akute Bedrohung vorüber ist und das Immunsystem seine Aufgabe erledigt hat, gibt die Zytokin-Kommandozentrale die Botschaft aus, dass es Zeit ist, »Sicherheits-

Zytokine« auszuschütten. Diese weisen die Immunzellen an, den Entzündungsort zu räumen, das sympathische Nervensystem herunterzufahren, das vegetative hochzuladen und den Heilungsprozess einzuleiten.

Auch wenn wir das Thema hier auf Entzündungsprozesse und Zellkommunikation beschränken, sind Zytokine mehr als nur Marker für ein Infektionsgeschehen. Dieses Signalnetz ist für weit mehr zuständig als lediglich für diese beiden Bereiche. Tatsächlich sind Zytokine für unser Wohlergehen derart wichtig, dass jede Zelle im Körper Andockstellen für sie besitzt. Sie üben also einen breiten – systemischen – Einfluss aus. Sie wirken nicht nur auf Entzündungen, sondern auch auf den Stoffwechsel oder den Hormonspiegel, um nur zwei weitere Beispiele zu nennen.

So nützlich Zytokine sind, um – wenn nötig – eine Immunantwort auszulösen, so gefährlich können sie auf der anderen Seite sein, da sie zu komplexen Abbauprozessen führen. Während Alarm-Zytokine eifrig vor einer Entzündung warnen beziehungsweise sie anleiern, können sie gleichzeitig das Signal geben, dass Körpergewebe – Organe, Muskeln et cetera – abgebaut wird, um daraus Energie für den Kampf-Flucht-Reflex zu gewinnen.

Zum Zellabbau und zur Gewebedegeneration kommt es, wenn im Körper zu lange ein zu hoher Spiegel an Alarm-Zytokinen aufrechterhalten wird. Das Endergebnis ist, dass sich aus der akuten eine chronische Entzündung entwickelt und der bereits attackierte Organismus dadurch weiter geschädigt wird.

ENTZÜNDUNG: AKUT GUT, CHRONISCH SCHLECHT

Ein konstant hoher Alarm-Zytokin-Spiegel soll eigentlich den Körper schützen, zum Beispiel wenn er regelmäßig Schadstoffen ausgesetzt ist oder das Immunsystem eine Entzündung nicht in den Griff bekommt. Registrieren sie eine fortgesetzte Bedrohung, gehen die Alarm-Zytokine mit anderen chemischen Stoffen im Körper eine Bindung ein, um das Immunsystem auf niedrigem Niveau am Laufen zu halten. Dann senden die Alarm-Zytokine unter Umständen dauerhaft Gefahrensignale mit dem Effekt, dass der ursprüngliche Störungsherd und selbst gesunde Teile des Körpers – Organe, Gewebe, Blutgefäße – geschädigt werden. Im Lauf der Zeit, manchmal sind es Monate, manchmal Jahrzehnte, kann diese niedrigschwellige Reaktion recht viel Unheil anrichten und sich in andere Körperbereiche ausbreiten. Was die Sache noch schlimmer macht, ist, dass die Sicherheits-Zytokine erst dann aktiv werden, wenn das interzelluläre Kommunikationsnetz klar signalisiert, dass die chronisch gewordene und außer Kontrolle geratene Bedrohung wieder vorüber ist.

Andauernde Entzündungen spielen bei allen chronischen Erkrankungen eine wichtige Rolle, auch bei den drei Haupttodesursachen Diabetes, Herzkrankheiten und Krebs. Dieser stete Alarmzustand geht nicht nur mit Inflammationen und degenerativen Erkrankungen einher, sondern auch mit Erschöpfung, Schlaflosigkeit, depressiven Verstimmungen, Angstzuständen, dem Verlust der Libido, Magen-Darm-Problemen, Gelenkschmerzen und noch einigem mehr. Als weiteren Effekt können diese chronischen Gefahrensignale Stoffwechsel- und Autoimmunerkrankungen wie Diabetes, Lupus, rheumatoide Arthritis und Darmentzündungen wie Morbus Crohn und Colitis ulcerosa auslösen oder verschärfen. Und das hat unter Umständen folgenschwere Auswirkungen. Zytokin-Stürme, das heißt die plötzliche massenhafte Ausschüttung von Zytokinen in den Blutstrom, werden in erster Linie mit neurodegenerativen (Alzheimer und Parkinson) sowie Herzkrankheiten in Verbindung gebracht. Das ist die gravierendste Form der durch Alarm-Zytokine ausgelösten Abbauprozesse.

Zwar leidet jeder hie und da an einer akuten Inflammation, doch für mindestens 60 Prozent der US-Bürger beispielsweise sind chronische Entzündungen zum Problem geworden. Weltweit stellen sie sogar eine der Haupttodesursachen dar.[1]

TRAUMA, ANGSTZUSTÄNDE, STRESS – SYNONYME FÜR GEFAHR

Bedrohungen können vielerlei Gestalt annehmen. So interpretiert unser Körper auch emotionale Verletzungen als Gefahr. Das Gefühl ständiger Gefährdung wird vom sympathischen Nervensystem als Signal interpretiert, sich nicht auszuschalten und Alarm-Zytokine in den Körper zu entsenden. Weil es keine Erkältung und keinen verstauchten Fuß gibt, die man kurieren müsste, fällt die Entzündungsreaktion vielleicht schwach aus. Dessen ungeachtet machen die Alarm-Zytokine sich weiter eifrig an ihr Abbauwerk.

Wir können uns aus den unterschiedlichsten Gründen bedroht fühlen. Es ist eine bekannte Tatsache, dass viele Menschen mit ständig aktivierter Angstreaktion durchs Leben gehen, sodass ihr sympathisches Nervensystem sich gar nicht mehr abschaltet. Wir sind dann aus hundertundeinem Grund angespannt, gestresst, »unter Hochspannung«. Unser Lebensstil des 21. Jahrhunderts bedeutet oft Dauerstress (Verkehr, Mahnungen von der Bank wegen roter Zahlen, Scheidung, Erfolgsdruck). Die Folge können chronisch niederschwellige Entzündungen sein, die im Körper Verwüstungen anrichten, selbst wenn wir nichts davon bemerken.

David Roger Clawson (ein weiteres Mitglied der Dynamic Healing Discussion Group) und anderen zufolge haben chronische Entzündungen soziale, psychologische und biologische Ursachen, die oft in einer Stressbelastung wurzeln. Die Wissenschaftler vertreten den Standpunkt, dass wir uns die Thematik der Alarm-Zytokine sehr genau ansehen sollten. Ein hoher Spiegel an Alarm-Zytokinen hat nicht nur chronische Krankheiten zur Folge, sondern verändert auch unser Verhalten. In einem Artikel heißt es, dass Alarm-Zytokine »den meisten chronischen körperlichen sowie sämtlichen psychischen Leiden und Erkrankungen, einschließlich Süchten, zugrunde liegen«. Die Autoren weisen ferner darauf hin, dass der Spiegel an Alarm-Zytokinen stets erhöht ist bei Menschen, die Isolation oder umgekehrt Crowding (Einengung der Privatsphäre), Entrechtung, Diskriminierung oder Ungerechtigkeit ausgesetzt waren, und dass »Alarm-Zytokine schneller ausgeschüttet werden und der Alarm-Zytokin-Pegel häufig höher ist bei Menschen, die schwere Traumen erlitten haben«. Ihre Schlussfolgerung lautet, dass Alarm-Zytokine verantwortlich sind für das sogenannte *sickness behavior* (unspezifische körperliche und psychische Krankheitssymptome infolge von systemischen Entzündungsprozessen) sowie für das Gefühl von Hilf- und/oder Hoffnungslosigkeit.[2]

Es ist nicht schwer zu erkennen, wie aus traumatischen Belastungen und Stress chronische Entzündungen und Krankheiten entstehen. Emotionale Verletzungen können, wie wir gesehen haben, gleichfalls eine Immunreaktion auslösen, doch im Gegensatz zu einer Erkältung oder einem gebrochenen Bein tragen wir emotionale Verletzungen länger mit uns herum. Viele Menschen halten an dem ein oder anderen Groll fest oder haben es nicht verwunden, dass jemand, der ihnen wichtig ist, sie verurteilt hat. Dabei hängt es nicht von der Schwere einer emotionalen Verletzung ab, ob sie physiologische Veränderungen nach sich zieht.

An der UCI (University of California in Irvine) wurde im Rahmen einer Studie untersucht, ob Angst vor Verurteilung zu einer gesteigerten proinflammatorischen Zytokin-Aktivität führe. Zu diesem Zweck sollten die Versuchspersonen, eine Gruppe von gesunden Frauen, vor einem Auditorium, das ihre Leistung bewerten würde, eine Sprach- und eine Matheaufgabe lösen. Die Kontrollgruppe sollte dieselben Aufgaben lösen, doch ohne Zuhörerschaft. Die Gruppe, die von anderen Menschen bewertet wurde, wies einen deutlich höheren Spiegel an proinflammatorischen Zytokinen auf und eine verringerte Ausschüttung von Glucocorticoiden, die Entzündungsreaktionen unterdrücken helfen. Die Kontrollgruppe zeigte keine Veränderungen bei den Entzündungsmarkern.[3]

In Hanscoms Dynamic Healing Discussion Group ist man sich einig: Eine vollständige Genesung von welchem Leiden auch immer – Depressionen, Angststörungen, Stress, Burn-out und chronischen Schmerzen (alles Befindlichkeiten, die wir in unseren Studien untersuchten) – ist so lange nicht möglich, wie im Körper ein hoher Spiegel an Alarm-Zytokinen vorherrscht, weil unserem Organismus dadurch die nötigen Ressourcen für eine Heilung entzogen werden. Dabei schließt »von welchem Leiden auch immer« wirklich alle physischen und psychischen Erkrankungen ein, von A wie »Alzheimer« bis Z wie »Herpes Zoster«, dem Gürtelrosevirus. Per Zoom schilderte uns Clawson, wie Alarm-Zytokine aus seiner Sicht zu den unterschiedlichsten Gesundheitsproblemen (zum Beispiel auch zu der sich epidemisch ausbreitenden Fettleibigkeit) beitragen:

> Wir haben ein falsches Bild von Fettsucht und Diabetes. Jahrelang sind wir davon ausgegangen, dass deren Ursache ist: Mehr Kalorien werden zugeführt als verbraucht. Seit einiger Zeit nun sagen wir uns, vielleicht liegt es ja an der Qualität der Kalorien, die wir konsumieren. Blickt man aber ein wenig tiefer, dann sieht man, dass bei Menschen, die mit dem Gefühl ständiger Bedrohung leben, der Fettstoffwechsel und die Insulinresistenz aus dem Gleichgewicht geraten sind. Bei einer akuten Bedrohung speichern diese Leute tatsächlich mehr Fett ab. Sie lagern sogar Fette ein, wenn sie sehr wenig essen, wie ich in meiner gesamten klinischen Laufbahn immer wieder be-

obachtete. Ich konnte mir das einfach nicht erklären. Sie aßen wirklich wie die Spatzen. Sie befolgten sogar eine relativ gesunde Ernährungsweise – und doch blieben sie lebensgefährlich übergewichtig. Zu allem Überfluss kritisieren wir diese Menschen noch und werfen ihnen vor, sie könnten sich eben nicht beherrschen. In Wirklichkeit handelt es sich um eine durch Alarm-Zytokine verursachte Krankheit. Genauso wie Diabetes. Zu viel Alarm-Zytokine führen zu Insulinresistenz und Hyperglykämie. Zytokine sind überhaupt ein sehr interessantes Thema. Ihre Aufgabe ist es nämlich unter anderem, für den Kampf so viel Zucker wie möglich bereitzustellen.

Damit sich hier etwas ändert, müssen wir es schaffen, stark übergewichtigen Menschen ein Gefühl von Sicherheit zu vermitteln, doch das dürfte über die klassische schulmedizinische Versorgung hinausgehen. Wir müssen an unserer Kultur in ihrer jetzigen Form etwas grundlegend verändern, damit wir wieder gesund werden können.[4]

EHRFURCHT UND SICHERHEITS-ZYTOKINE: DAS PARASYMPATHISCHE NERVENSYSTEM TRITT AUF DEN PLAN

Ob Pharyngitis (bakterielle Rachenentzündung), Coronavirus, ein verstauchter Knöchel, Stress oder Scham – jede Entzündung kann chronisch werden, wenn das sympathische Nervensystem dauerhaft den Ton angibt. Um Entzündungen herunterzufahren, unser Immunsystem und den Stoffwechsel zu verbessern und weitere Schädigungen von Gewebe und Organen zu verhindern (kurz: all unsere Beschwerden zu heilen), müssen wir die proinflammatorische Alarm-Zytokin-Reaktion unter Kontrolle bringen und dafür sorgen, dass mehr antiinflammatorische Sicherheits-Zytokine ausgeschüttet werden, die unsere Gesundheit und unser Wohlergehen fördern. Sind vermehrt Sicherheits-Zytokine im Körper unterwegs, dann wird das parasympathische System (und mit ihm der Ruhe- und Reparaturmodus unseres Körpers) aktiviert. Dazu schreibt Clawson in seinem Artikel:

> Hier betreten wir den Bereich, in dem unsere antientzündlichen, zellaufbauenden, erneuernden und regenerierenden Kräfte, unser Gefühl der Verbundenheit, unsere sexuellen, reproduktiven, intellektuellen und schöpferischen Energien aktiv sind. Fühlen wir uns sicher, dann verändern unsere Immunzellen ihren Phänotyp [ihre physische Expression] und schützen uns nicht nur vor Infektionen, sondern sind auch wesentlich an den Erholungs- und Regenerationsprozessen im Körper beteiligt. Um vollständig zu genesen, müssen wir uns in diesen Zustand versetzen. Wir fühlen uns wohl in unserer Haut und voller Energie, wenn wir uns als vollkommen sicher, geborgen und als Mensch wahrgenommen betrachten.[5]

Um den Zyklus der Heilung abzuschließen, braucht es mehr, als nur die akute Entzündung abzustellen (indem man beispielsweise Antibiotika nimmt, um den Streptokokken im Rachen den Garaus zu machen). Wir müssen auch unsere Sicherheits-Zytokine aktivieren.

Das Gefühl des Staunens, der Ergriffenheit, ist *die einzige* bekannte positive Emotion, die proinflammatorische (Alarm-)Zytokine *signifikant* verringert und antientzündliche (Sicherheits-)Zytokine vermehrt, was man am Interleukin-6-Spiegel (IL-6-Spiegel) messen kann.

IL-6 ist eines von vielen verschiedenen Zytokinen und fungiert hauptsächlich als proinflammatorisches Alarm-Zytokin. Im Zusammenspiel mit anderen Zellen und chemischen Stoffen im Körper aktiviert es inflammatorische Signalwege, um uns im Fall einer Entzündung oder Verletzung zu schützen. IL-6 stellt aber gleichzeitig auch ein spezielles Risiko dar: Einer akuten Entzündung wird es leichter gemacht, sich zu chronifizieren.

Für eine Studie sollten Studierende das Positive and Negative Affect Schedule ausfüllen (einen Fragebogen, der mittels zwanzig Adjektiven zehn positive und zehn negative Affekte beschreibt, deren Häufigkeit angegeben werden soll), nachdem man ihren IL-6-Spiegel bestimmt hatte. Wie sich zeigte, wiesen die Studierenden, die generell positiver eingestellt waren, geringere IL-6-Werte auf. Dieselben Forscher wiederholten die Studie mit zwei anderen Fragebögen (der bereits in Kapitel 1 erwähnten *DPES – Dispositional Positive Emotions Scale* und dem *Big Five Personality Inventory* [mit dem die Persönlichkeit im Rahmen von fünf Faktoren erfasst wird: Offenheit, Gewissenhaftigkeit, Extraversion, Verträglichkeit und Neigung zu Neurosen]). Dabei zeigte sich, dass das Gefühl der Ehrfurcht dort, wo es sich einstellte, ein sicherer Hinweis auf geringere IL-6-Werte war, die niedriger lagen als bei so intensiven positiven Gefühlen wie Dankbarkeit, Großzügigkeit, Freude und Liebe.[6]

In ihrem *Buch der Hoffnung*[7] erzählt die berühmte Naturforscherin Jane Goodall eine Geschichte, in der es zwar nicht um Zytokine geht, die aber sehr anschaulich beschreibt, wie ein Leben mit dem ständigen Gefühl der Bedrohung in Hoffnungslosigkeit und entzündungsbedingtem körperlichem Schmerz endet. Und wie umgekehrt das Gefühl des ehrfürchtigen Staunens heilt, weil es uns mit dem Gefühl von Sicherheit und Geborgenheit erfüllt.

Im Mittelpunkt dieser Geschichte steht Cunsolo, die an ihrer Dissertation über die Inuit und den Verlust ihrer Kultur schrieb. Das ist die indigene Bevölkerung von Alaska, Nordkanada und Grönland (der sie selbst angehört). Nachdem sie von den Stammesangehörigen so viele Geschichten voller Trauer und Verzweiflung gehört hatte, wurde der Schmerz dieser Menschen ihr eigener. Eines Tages konnte sie plötzlich nicht mehr tippen – von einem Tag auf den anderen hatte sich in ihren Armen und Händen ein lähmender Nervenschmerz entwickelt. Durch ihre Interviews hatte Cunsolo derart viel Kummer erlebt, dass sie davon körperlich krank wurde.

Die diversen Spezialisten, die sie daraufhin aufsuchte, konnten körperlich keine krankhaften Veränderungen feststellen. Deswegen fragte sie schließlich einen Inuit-Ältesten um Rat. Der sagte ihr, sie müsse jeden Tag nach ehrfürchtigem Staunen und Freude streben, um ihren Kummer loslassen zu können. Also betrachtete Cunsolo nun täglich die Natur voller Staunen, und nach wenigen Wochen waren ihre Nervenschmerzen verschwunden.

Die Geschichten, die Cunsolo dokumentierte, hatten ihr sympathisches Nervensystem aktiviert. Ihre Empathie mit den Menschen, die sie interviewte, ging schließlich so weit, dass sie sich selbst bedroht fühlte – so bedroht, wie diese Menschen sich fühlten. Als sie dann anfing, sich jeden Tag für das Gefühl des Staunens zu öffnen, konnte sie ihr Nervensystem wieder beruhigen, sodass es mit der Ausschüttung von Alarm-Zytokinen aufhörte und Sicherheits-Zytokine produzierte.

Doch Staunen ist nicht nur ein Mittel, um Alarm-Zytokine zu verringern und Sicherheits-Zytokine zu vermehren. Als Einzelne können wir anderen Menschen helfen, sich sicher zu fühlen, indem wir sie beispielsweise mit einem freundlichen Lächeln und einer ebensolchen Stimme grüßen. Durch derart zugewandte Verhaltensweisen signalisieren wir ihnen, dass sie von uns nichts zu befürchten haben und den Schutzschild senken können. Entspannungstechniken und das Gefühl, in einer Gruppe sicher und willkommen zu sein, haben den gleichen Effekt – sie fördern Heilung und Genesung. Doch manche Menschen tun sich schwer mit dem Meditieren, und viele andere fühlen sich isoliert und nirgends zugehörig. Ehrfürchtiges Staunen aber steht jedem offen, der die A.W.E.-Praxis einmal ausprobieren möchte.

Wie es zu Krankheiten kommt und ob wir wieder vollständig genesen, hängt ab von einem Zusammenspiel von Zellen und Körpersystemen, das sehr viel komplexer ist, als wir es hier beschrieben haben. Doch die Wissenschaftler sehen immer mehr, dass – egal, wodurch eine chronische Entzündung verursacht wurde – Heilung möglich ist, wenn der Körper sich sicher fühlt. Und das Gefühl der Ehrfurcht schenkt uns dieses Gefühl der Sicherheit. Unsere Studien belegen, dass wir uns umso besser fühlen, je öfter und intensiver wir zu diesem Gefühl Zugang finden.

Neal Kearney, einer von Michaels Patienten, erzählt in der folgenden Geschichte, wie das Staunen ihn von seinen chronischen Schmerzen befreite:

Im zarten Alter von sieben Jahren wurde ich ins Surfen eingeführt. Mit leuchtenden, vor Ehrfurcht überquellenden Augen bestaunte ich die Kraft der Wellen, genoss den Geruch der See und das schwerelose, schwebende Gefühl, das mich ergriff, als mein Patenonkel mich zum ersten Mal in diese Wellen schob. Da ich in Santa Cruz aufwuchs, schloss ich mich einer Gruppe junger Surfer an, die sich selbst und alle anderen dazu anstachelten, Wettbewerbe zu gewinnen und Sponsoren zu finden. Und so wurde aus einer Aktivität, die ich zunächst aus Spaß an der Sache betrieben hatte, ein Kampf jeder gegen jeden. Unter diesem ständigen Leistungsdruck wurden die Momente ehrfürchtigen Staunens immer schwächer und seltener.

Die chronischen Schmerzen fingen an, als ich zwanzig war. Ich wurde von den Schmerzen völlig absorbiert, brach die scharfen Kanten der Wirklichkeit mit Schmerzmitteln, sozialem Rückzug, Videospielen und Schlaf. Ich surfte immer weniger. Wirbelsäule und Hüften waren lädiert, worunter auch meine Fähigkeiten als Surfer litten. Ich war vor Schmerz, Trauer und Wut völlig abgestumpft. Schließlich hörte ich mit dem Surfen ganz auf und vermied es ein volles Jahr lang sogar, an der Küste auch nur entlangzufahren, um den Verlust irgendwie zu verdauen.

Ich bin jetzt 35. In den vergangenen zehn Jahren habe ich mich ausführlich mit Achtsamkeitspraxis und Yoga befasst, beides praktiziert und unterrichtet. Letztes Jahr bekam ich zwei künstliche Hüftgelenke, sodass ich wieder ins Wasser gehen konnte. Mit den Einschränkungen, die ich jetzt habe, hat sich der alte Leistungsdruck in nichts aufgelöst. Statt die Wellen niedersurfen zu wollen, mache ich nun einfach langsamer und bleibe mit meiner Achtsamkeit bei dem, was ich tue.

Ich kann zwar keine verrückten Luftsprünge wie beim Whitewater-Climb mehr hinlegen, aber bei Gott, es ist herrlich zu sehen, wie sich in der sprühenden Gischt ein Schimmer der Sonne spiegelt. Wie würde es sich wohl anfühlen, wenn ich mir hin und wieder einen Moment Zeit nähme, um ganz tief die Freude und das Entzücken zu spüren, die sich mir bieten, wenn ich eine Welle hinuntergleite, die sich auftürmt unter einer Kraft, die viele tausend Kilometer entfernt entstanden ist? Mit dem Anfänger-Geist kann ich in der Fülle des Meeres ein unermessliches Gefühl ehrfürchtigen Staunens finden und mich damit verbinden. In diesen flüchtigen Momenten ist meinem Geist nichts ferner als Schmerz.[8]

Das Potenzial, die Heilung von Körper und Geist zu unterstützen, ist nur eine der Superkräfte des Wow-Effekts. Im nächsten Kapitel werden wir uns mit weiteren Gründen befassen, warum das Gefühl der Ehrfurcht seit einiger Zeit so viel Aufmerksamkeit erfährt.

KAPITEL 3

STAUNEN

In den höheren Bereichen der Freude sowie an den Grenzen der Angst findet sich eine Emotion, die bislang wenig untersucht wurde – die Ehrfurcht. [...] So flüchtig und selten diese Erfahrungen sind, so können sie doch das Leben tiefgreifend und dauerhaft verändern. Aber was das ehrfürchtige Staunen angeht, schweigt sich die Emotionsforschung bislang aus.

Dacher Keltner und Jonathan Haidt:
»Approaching Awe, a Moral, Spiritual, and Aesthetic Emotion«

Seit Kurzem erregt das Staunen immer mehr Aufmerksamkeit. Bücher, Workshops, Artikel in großen Zeitschriften und Magazinen, TED-Talks, Podcasts und YouTube-Clips beschäftigen sich damit, ganz zu schweigen von den vielen wissenschaftlichen Aufsätzen zum Thema. Viele Unternehmen verwenden den Begriff in ihrer Markenwerbung. Und Architekten und Software-Entwickler fragen sich, wie sie das Staunen in ihre Arbeit einfließen lassen können, ob es nun darum geht, digitale Produkte zu entwickeln oder die Erlebnisqualität von Museumsbesuchen zu intensivieren. Das war keineswegs immer so.

Ein gründliches Verständnis dieses Gefühls ließ lange auf sich warten, hauptsächlich weil die Sozialpsychologie Staunen oder Ehrfurcht als für die menschliche Entwicklung unwichtig erachtete. Man glaubte nicht, das Gefühl erfülle irgendeinen sinnvollen Zweck. Die Forscherin Michelle Shiota von der Arizona State University verglich die Wahrnehmung der Ehrfurcht mit einem Luxusartikel: »Ehrfurcht ist sozusagen die Gucci-Handtasche unter den Emotionen. Es ist nett, wenn man sich das leisten kann, aber nicht unbedingt etwas, was man dringend braucht.«[1] Dachte man zumindest.

Doch mittlerweile ist vielen Wissenschaftlern – auch Shiota – klargeworden, dass es sich bei der Ehrfurcht um ein tiefes Bedürfnis handelt. In den letzten Jahren wurden immer mehr einschlägige Studien durchgeführt, und die Resultate zeigen, welch enorme Auswirkungen diese Emotion hat. Dacher Keltner meint, es gebe eine Menge Gründe, sich sehr ausgiebig mit der Ehrfurcht zu beschäftigen.[2]

Ehrfurcht kann uns, wie wir mittlerweile wissen, neue Wege eröffnen. Sie hilft uns herauszufinden, was wir wirklich gern tun würden. Sie macht uns zufriedener. Und sie hilft uns, schmerzliche Erfahrungen neu zu deuten (oder besser zu verstehen).[3] Der humanistische Psychologe Kirk Schneider hat mehrere Bücher über das Staunen verfasst. Dieses Gefühl ist ein wichtiger Faktor in seiner therapeutischen Praxis, wenn er seinen Klienten dabei hilft, schwierige Emotionen zu verarbeiten:

> Ich versuche, die Menschen dabei zu unterstützen, mit ihrem Schmerz präsent zu sein, mit ihren Schwierigkeiten, sodass sie am Ende ein umfassenderes Bild von sich selbst haben und sich vom Schmerz nicht mehr bedroht fühlen. Dabei gehen wir Schritt für Schritt von schierer Panik und Lähmung über zu Neugier und Interesse […] und weiter zu echtem Staunen, ja zum Fasziniertsein von dem, was ihre Erfahrung ihnen eröffnet hat.[4]

Die positiven Effekte des Staunens für unsere Gesundheit, die wir in Kapitel 1 und 2 entdeckt haben, bringen Ärzte wie Michael dazu, ihren Patienten dieses Gefühl regelrecht zu verschreiben. Und Jake nutzt das Staunen in seiner therapeutischen Praxis als wirksames Instrument, um die Selbstachtung seiner Patienten zu steigern und ihre Beziehungen zu verbessern.

Das Staunen ist es also durchaus wert, erforscht zu werden – nicht nur wegen des flüchtigen Gefühls von Glückseligkeit, das es verschafft, sondern vor allem wegen seiner langfristigen Vorzüge. Es gibt viele Gründe, warum wir das Staunen in unserem emotionalen Instrumentarium brauchen. So haben Forscher neben den bereits genannten Vorzügen noch weitere entdeckt. Das Staunen

- fördert die Neugier,
- schenkt Energie, vor allem wenn wir es in der Natur erfahren,
- beruhigt das ständige Geschnatter des Geistes,
- beruhigt das Nervensystem,
- lindert Entzündungen,
- macht uns weniger materialistisch und viel großzügiger,
- fördert unsere Spiritualität, da wir uns als Teil von etwas erleben, was stärker ist als wir selbst,
- verringert unser Ichgefühl, sodass wir uns als nicht so wichtig wahrnehmen,
- nimmt unseren Überzeugungen den Stachel, wodurch wir im Denken offener und weniger rigide werden,
- schenkt uns mehr Präsenz und Geduld,
- macht uns zu freundlicheren, bescheideneren und kontaktfreudigeren Menschen und
- erhöht unsere Zufriedenheit mit dem Leben.

All diese positiven Effekte sind für sich genommen schon erstrebenswert. In der Kombination aber machen sie uns zu besseren, interessanteren Menschen. Und das führt letztlich dazu, dass wir endlich erreichen, wonach die meisten sich von Herzen, aber in der Regel erfolglos sehnen: Ehrfurcht trägt dazu bei, dass sich unsere Beziehungen verbessern, und bringt in uns ein Gefühl des Glücks, ja des Entzückens hervor.

Warum also hat die Forschung so lange gebraucht, um sich dem Staunen zuzuwenden?

ZUR ENTSCHLEIERUNG DER EHRFURCHT

Die Wissenschaft des Staunens ist noch jung, höchstens ein Vierteljahrhundert alt. Obwohl durchaus ein Interesse am menschlichen Potenzial und an positiver Psychologie vorhanden ist, hat die Psychologie sich in puncto Emotionen in erster Linie für die negativen Aspekte des menschlichen Verhaltens interessiert. Jahrzehntelang beschäftigte sich die Forschung nur mit den Kampf-Flucht-Impulsen, denn man ging davon aus, dass der Mensch am meisten profitieren würde, wenn er jene Emotionen verstünde, die mit dem Überlebensinstinkt zusammenhängen – negative Gefühle wie Angst und Wut zum Beispiel.

Das änderte sich in den späten 1990er-Jahren, als die Wissenschaftlergemeinde begann, sich mit positiven Emotionen zu beschäftigen und mit der Rolle, die sie in unserer Entwicklungsgeschichte spielten. Sie werden bald erfahren, wie zentral deren Funktion ist.

Es dauerte noch ein paar Jahre, bis man sich der stärksten dieser positiven Emotionen zuwandte – der Ehrfurcht. Man sparte sich das Sahnehäubchen quasi bis zum Schluss auf. Das hatte allerdings auch mit einigen grundlegenden Fragen zu tun, nämlich wie man etwas so Komplexes wie das Ehrfurchtsgefühl beschreiben kann.

Zum Beispiel kann Ehrfurcht – anders als die eher eindimensionalen Empfindungen wie Glück und Angst – positiv oder negativ sein. Ob wir Euphorie empfinden oder Furcht, hängt vom Kontext des Gefühls ab: ob wir nun etwas bewundern, was wir wertschätzen oder faszinierend finden, oder ob wir buchstäblich »Ehr-Furcht« verspüren, weil wir uns in Gegenwart von etwas fühlen, was so übermächtig ist, dass es in uns einen heilsamen Schrecken hervorruft.

DIE BEIDEN GESICHTER DER EHRFURCHT

Letztlich umfasst Ehrfurcht zwei Gefühle, die unterschiedlicher nicht sein könnten und von verschiedenen Teilen des Gehirns hervorgebracht werden.

In einer Studie wurden die Probanden mit bildgebenden Verfahren (MRT) untersucht, während sie ehrfurchteinflößende Videos ansahen. Man untersuchte, welche Gehirnareale jeweils aktiv wurden, wenn der Furcht- beziehungsweise der positive Aspekt der Emotion im Vordergrund stand. Bei als bedrohlich erlebten Videos zeigte sich eine Verbindung zwischen dem linken Teil des Gyrus temporalis medius und der Amygdala, die für die Verarbeitung solcher Erfahrungen zuständig ist. Bei einer als positiv erlebten Bildwelt wurden der anteriore und der posteriore Gyrus cinguli angesprochen. Beide gehören zu unserem Belohnungssystem. Zusätzlich wurde der Gyrus supramarginalis aktiv, der bei Gefühlen der Bewunderung und des Mitleids eine Rolle spielt.[5]

> Die einzigen Ähnlichkeiten zwischen dem Furchtaspekt der Ehrfurcht und dem Aspekt der Verehrung ist, dass beide uns massiv beeinflussen können – und dass sie schwer zu beschreiben sind. Beide sind intensiv, aber wir werden uns hier eher auf den Aspekt konzentrieren, den wir uns nur wünschen können.

Der englische Begriff *awe* wurde über die Jahrhunderte hinweg unterschiedlich verstanden. Zunächst überwog wohl der negative Gesichtspunkt, denn der zunächst im Altnordischen belegte Begriff bezeichnete das angstbesetzte Gefühl, in Gegenwart eines göttlichen Wesens zu sein. Und er wurde mit »Gottesfurcht« in Verbindung gebracht – die Verehrung für eine Wesenheit, die uns bestrafen konnte, wenn wir gegen ihre Gebote verstießen. In der Bibel wird dafür der hebräische Ausdruck *yir'ah* verwendet. Damit ist tatsächlich eine Emotion gemeint, die entweder Furcht oder Freude auslösen kann. Wir können vor Gott »erstarrt und blind« sein (Jesaja 29, 9), oder wir können Gottes Werk bewundern. Oder: »Alle Welt fürchte den Herrn, vor ihm sollen alle beben, die den Erdkreis bewohnen« (Psalm 33, 8).

Als dann die Aufklärung einsetzte, hatte die Ehrfurcht an Schrecken verloren, zumindest in der englischen Sprache.[6] Im 18. Jahrhundert bezeichnete *awe* Erfahrungen, die nicht unbedingt religiöser Natur waren, sondern den außergewöhnlichen Aspekt an etwas Vertrautem oder als schön Empfundenem: dem Klang des Donners zum Beispiel oder der Musik eines Sinfonieorchesters. Diese Definition interpretierte das Erleben als wunderbar, ja erhaben. Heute hat die »Ehrfurcht« in Bezug auf ihre ursprüngliche Bedeutung eine 180-Grad-Wendung vollzogen. Sie kann zwar immer noch furchteinflößend sein, aber im Grunde verwenden wir diesen Begriff für atemberaubende, unfassbar positive Erfahrungen.

Die Forscher sahen sich also schon vor Probleme gestellt, als sie »Ehrfurcht« korrekt definieren sollten. Die andere Frage war, wie man solch ein Gefühl im Labor untersuchen konnte. Wenn Ehrfurcht damit zu tun hat, dass wir uns in der Gegenwart von etwas (oder jemand) Außergewöhnlichem aufhalten, sollten die Forschenden dann ihre Versuchspersonen zu den Sieben Weltwundern bringen? Darüber hinaus ist Ehrfurcht ein flüchtiges Gefühl, das nur schwer fassbar ist. Wie sollte man so etwas messen? Die Wissenschaftler haben diese Herausforderungen gemeistert (wie wir in Kapitel 1 sehen konnten). Aber zu Beginn ging man der Ehrfurcht als Forschungsobjekt schon deshalb aus dem Weg. Nichtsdestotrotz geriet sie darüber nicht in Vergessenheit.

EIN FRISCHER BLICK AUF DIE EHRFURCHT

In den späten 1980er-Jahren saßen Dacher Keltner als junger Doktorand und sein Professor Paul Ekman auf einer Dachterrasse, die ihnen einen atemberaubenden Blick über San Francisco bot. Keltner fragte Ekman, welches Forschungsthema er ihm denn empfehlen würde. Ekman, dessen Blick über die urbane Großstadtlandschaft schweifte, meinte: »Ehrfurcht.« Damit hatte er einen Samen gelegt.[7]

Mehr als zehn Jahre später (2003) hat Keltner, der heute an der University of California in Berkeley lehrt, zusammen mit dem Sozialpsychologen Jonathan Haidt, Professor an der New York University, einen bahnbrechenden Aufsatz veröffentlicht, der die Ehrfurcht als »moralische, spirituelle und ästhetische Emotion« bezeichnet. Die beiden Forscher hatten also eine Definition für dieses Gefühl gefunden, und sie hatten Rahmenbedingungen festgelegt, die ihnen erlaubten, das erhabenste aller Gefühle zu untersuchen.

Doch Keltner und Haidt taten noch mehr, um die Ehrfurchtsforschung auf ein zielführendes Fundament zu stellen. Sie grenzten »Ehrfurcht« gegen andere Gefühlen ab, indem sie diese spezielle Erfahrung auf zwei wesentliche Mechanismen zurückführten. Da war zum einen die Wahrnehmung von Größe oder Weite, das Gefühl, dass wir Teil von etwas sind, was größer ist als wir selbst. Zum anderen die Beobachtung, dass Ehrfurcht das fördert, was sie »kognitive Akkomodation« nennen: die Fähigkeit, unseren Blickwinkel zu erweitern (lat. *accomodare* [anpassen, angleichen]). Spätere Forschungen förderten noch zwei weitere Grundmerkmale zutage: Ehrfurcht stellt unsere Zeitwahrnehmung in einen anderen Rahmen und verstärkt unsere Neigung zu prosozialem Verhalten – sich mit anderen Menschen zu verbinden, an der Gemeinschaft teilzuhaben und zu tun, was für die Gruppe und nicht nur für das Individuum am besten ist. Diese vier Mechanismen der Ehrfurcht sind keineswegs allein für deren zahlreiche Vorzüge verantwortlich, sie haben auch unser Fortbestehen als Spezies sichergestellt. Ohne diese Grundmerkmale der Ehrfurcht hätte unsere Menschheitsgeschichte vermutlich ein frühes Ende.

Müssen wir alle vier Wirkungen erfahren, um vor Staunen sprachlos zu sein? Wir sehen das eher wie die Noten eines Musikstücks. Wenn Sie eine anschlagen, dann ist das ein Ton. Schlagen Sie aber drei an, dann gibt das einen Akkord. Und vier sind ein noch vollerer Akkord. Jede Note, jeder Akkord hat einen anderen Klang, ein anderes Feeling – ein anderes Aroma sozusagen. Was heißt, dass Ehrfurcht von verschiedenen Menschen in unterschiedlichem Maße und auf unterschiedliche Weise erfahren wird. Wir werden uns das Spektrum der Ehrfurchtserfahrung in Kapitel 11 ansehen. Für den Moment hoffen wir, dass Sie neugierig geworden sind und sich weiter mit kognitiver Akkommodation, Weite, Zeitwahrnehmung und prosozialem Verhalten auseinandersetzen wollen, damit Sie diese Elemente in Ihrer persönlichen Erfahrung erkennen können.

WEITE: DIE ERFAHRUNG DER AUSDEHNUNG

Normalerweise beschreibt der Begriff »Weite« zumindest etwas Großes, wenn nicht Grenzenloses. Vielleicht denken Sie ja an ein weites Land. Ist aber von »Weite« im Zusammenhang mit Ehrfurcht die Rede, sprechen wir nicht über den *Ursprung* dieses Gefühls, sondern über den *Seinszustand,* in den es uns versetzt. Im Kontext der Ehrfurcht bedeutet »Weite« alles, was uns das Gefühl gibt, dass wir in Gegenwart von etwas sind, was größer ist als das Selbst *ein Erleben außerhalb unseres normalen Erfahrungshorizonts.*

Obwohl die visuelle Wahrnehmung von Weite uns Ehrfurcht vermitteln kann, ist sie nicht unbedingt nötig, um diese emotionale Weite zu verspüren. Die Weite der Ehrfurcht liegt in uns selbst.

Für uns war es ein Durchbruch, als wir für die A.W.E.-Methode zeigen konnten, dass man diese Weite auch im Alltag finden kann. Wenn wir uns für die Aderung eines Ahornblatts begeistern können, für einen ganz ins Spiel versunkenen Dreijährigen, dann ist dies ein Schritt hin zur Ehrfurcht, weil wir dann das Gefühl entwickeln, Teil von etwas Größerem zu sein. Das erweitert unser Bewusstsein dafür, dass wir zu dieser Welt gehören.

Das Erlebnis der Weite ist kostbar, weil es uns persönlich massiv verändern kann. Wenn wir uns als Teil von etwas Größerem wahrnehmen, heißt dies, dass wir uns als kleiner sehen. Unser Ich schrumpft ein bisschen – was positiv zu bewerten ist – und schafft Raum für andere Sichtweisen.

Wenn Sie hören, unser Ichgefühl verkleinere sich, dann denken Sie vielleicht, wir würden unser Tun als weniger wichtig oder bedeutsam sehen. Aber das ist eben das Paradoxe daran: Je mehr unser Ichgefühl schrumpft, desto bedeutsamer fühlen wir uns anderweitig. Es ist kontraintuitiv, aber wenn wir in Kontakt mit etwas Größerem sind – der Natur, unserem Unternehmen, einer politischen Bewegung, Gott oder einer universellen Energie –, dann verändert sich unser Bezug zur Welt. Wir spüren eine Dynamik und haben das Gefühl, von ihr getragen zu werden. Wir sind nicht mehr allein. Etwas geschieht, und wir nehmen teil daran. Wir fühlen eine tiefe Verbundenheit.

Wir sind weniger von uns eingenommen, weniger narzisstisch und nehmen uns nicht mehr so wichtig. Deshalb entspannen wir uns. Der Druck, etwas Besonderes zu sein, andere ausstechen zu müssen, verschwindet und weicht der Demut. Und Demut hat etwas ausgesprochen Tröstliches, Beruhigendes. Wir richten unser Augenmerk nach außen. Wir kommunizieren mit größerer Leichtigkeit und Selbstverständlichkeit mit anderen Menschen. Gespräche verlaufen angenehmer, produktiver und sinnerfüllter.

Michael meint, er habe eine massive Dosis Demut verspürt, als er sich eines der kleinsten Geschöpfe auf unserer Erde ansah. Damals fühlte er sich beruflich total ausgebrannt und ging mit einer Gruppe von Freunden zum Wildwasser-Rafting auf dem Colorado River im Grand Canyon. Das war ein fantastisches neunzehntägiges Abenteuer, zu dem gehörte, dass die Crew an einem Citizen-Science-Projekt teilnahm: Man wollte Käfer für die Klimaforschung sammeln.

Jeden Abend machte die Gruppe ein sehr helles Licht an, um die Käfer in die Sammelgefäße zu locken. In diesen Momenten schien die ganze Insektenwelt lebendig zu werden. Die Zahl und Vielfalt der Insekten war erstaunlich – die verschiedenen Formen, Farben und Größen der Tiere, die scheinbar aus dem Nichts kamen und dem universellen Ruf des Lichts folgten.

Michael hatte erwartet, dass die geologischen Formationen des Grand Canyon, 1,8 Milliarden Jahre alt, ihm Ehrfurcht einflößen würden. Nie hätte er gedacht, dass es Schwärme von Kerbtieren sein würden, die ihm das Gefühl gaben, Teil von etwas zu sein, was größer war als er selbst. Aber da war er nun, umgeben von Tausenden Lebewesen, von deren Existenz er keine Notiz genommen hatte, bis er das Licht einschaltete. Während er unterwegs war, hatte er sie einfach übersehen, weil er ständig in Gedanken war. Als die Insekten »lebendig« wurden, galt das auch für Michael. Sein Ichgefühl schrumpfte, seine Sicht auf die Welt wurde weiter. Er und seine Sorgen waren nicht so wichtig, wie er das empfunden hatte. Und sein Leben war sinnvoller und zufriedenstellender, als er gedacht hatte.

Michael rackerte sich ab bei diesem Trip, aber er empfand auch enorm viel Freude. Als er wieder zu Hause ankam, waren seine Batterien aufgeladen. Obwohl er die Weite der Ehrfurcht nur kurz erlebt hatte, konnte er seine neue, erleuchtete Sicht – und die Erinnerung an die ehrfurchtgebietenden Insekten – mit in den Alltag nehmen.

ETWAS ZUM NACHDENKEN …

Hatten Sie je das Gefühl, ein kleiner Teil einer großen Bewegung zu sein oder eines Projekts, bei dem Sie zusammen mit einer Gruppe Gleichgesinnter mehr zustande brachten als allein?

Haben Sie je die Dynamik verspürt, Teil einer Bewegung (oder einer speziellen Praxis) zu sein, bei der Sie persönlich nicht so wichtig waren, obwohl die Erfahrung für Sie von Bedeutung war?

Haben Sie sich je in der Weite der Natur verloren? Sich klein gefühlt? Überlegen Sie, wie es wäre, wenn Sie bis zum Wipfel einer Tanne hinaufklettern könnten, die sich im Wind wiegt?

Waren Sie einmal zugegen, als ein Kind geboren wurde? Oder ein Mensch starb?

Weite macht mehr, als uns nur das Gefühl von Verbundenheit zu geben. Ihre Ausdehnung schafft den Raum, den wir brauchen, um die Dinge anders zu sehen. Wenn wir diese Weite erfahren, verspüren wir vielleicht einen sanften Bruch. Unsere Wahrnehmung verändert sich. Das ist die kognitive Akkomodation. Es ist so, als ginge plötzlich das Licht an und ließe uns alles neu sehen.

KOGNITIVE AKKOMODATION: EINE NEUE WAHRNEHMUNG

Die kognitive Akkomodation ist vielleicht der spannendste Faktor der Ehrfurcht. Ehrfurchtserfahrungen können unsere konzeptuelle Welt durcheinanderwirbeln, unsere Art der Wahrnehmung, unsere Sichtweisen, die Art, wie wir uns selbst und die Welt verstehen. Unser Horizont erweitert sich, damit wir uns einen Reim auf eine neue und inspirierende Erfahrung machen können. Wir sehen und verstehen mehr als nur unseren kleinen Ausschnitt der Welt. Das ist eine kognitive Veränderung – weil es dabei um unser Denken geht. Sie vollzieht sich subtil und schnell: eine kurze, aber fühlbare Desorientierung, die uns zum Innehalten und Staunen anregt. Und zum Überdenken dessen, was wir als »wahr« zu wissen glauben.

Um zu begreifen, was sich da geändert hat, müssen wir ein größeres, schärferes Bild sehen. Das wiederum kann verändern, wie wir auf etwas zugehen, zum Beispiel die Natur. Die Welt von heute würde vermutlich anders aussehen, wenn John Muir, Naturforscher und Gründer des Sierra Club, an der University of Wisconsin in Madison keine kognitive Akkomodation erlebt hätte – eine sogenannte »Awepiphany«.

Muir saß draußen auf dem Campus, als ein Kommilitone aus dem Botanikseminar ihm die Blüte einer Weißen Robinie zeigte und ihm erklärte, dass der Baum zur selben Familie gehört wie die

Erbsen. Muir war verblüfft. Wie konnte es sein, dass die Weiße Robinie, die gut 30 Meter hoch werden konnte, zur gleichen Familie gehörte wie die Erbsen, die höchstens 2,50 Meter erreichten?

Als Muir fünfzig Jahre später seine Autobiografie verfasste, erinnerte er sich an diesen Moment:

> Diese eingängige Lektion faszinierte mich und schickte mich voller Begeisterung hinaus in Feld, Wald und Wiese. Wie jeder Mensch hatte ich immer schon Blumen geliebt und mich von ihrer äußeren Schönheit und Reinheit angezogen gefühlt. Nun aber öffneten sich meine Augen für ihre innere Schönheit, denn sie alle waren glorreiche Spuren von Gottes Gedanken und führten uns mitten hinein in den grenzenlosen Kosmos.[8]

Muir trug dazu bei, dass mehrere Nationalparks gegründet wurden, unter anderem der Yosemite-Park und der Grand-Canyon-Nationalpark.

Manche Studien zur Ehrfurcht untersuchten, wie die kognitive Akkomodation unser Festhalten an bestimmten Ideen oder Überzeugungen beeinflusst. Insbesondere erforschte man, inwieweit sich dadurch die Bereitschaft der Betroffenen ändert, tief verwurzelte Vorstellungen über Themen wie »Religion« und »soziale Gerechtigkeit« zu überdenken, denn in diesen Fragen nehmen die meisten Menschen eine kompromisslose Haltung ein. Sie bewegen sich geistig keinen Millimeter, wenn es beispielsweise um Gott, politische Parteien oder den Klimawandel geht. Empfinden wir hingegen Ehrfurcht, sind wir eher bereit, unsere Überzeugungen mit einer Haltung der Offenheit und Demut zu betrachten.[9]

Wir stellen unsere Überzeugungen infrage – nicht, weil wir müssen, sondern aus einer Einstellung der Neugier und des »Nichtwissens« heraus. Das aber ermöglicht eine neue Sicht, eine neue Bewertung. Wenn wir unsere Ideale weniger verbissen sehen, gewinnen wir eine neue Perspektive auf sie. Das heißt nicht, dass wir sie nun über Bord werfen müssen oder das, was wir für richtig halten, nicht mehr verteidigen dürfen. Aber wir betrachten sie mit offenem Herzen und offenem Geist. So schaffen wir in unserer Psyche Raum für neue Sichtweisen, und das führt zu einer ganzheitlicheren Weltsicht.

Ehrfurcht bewirkt auch, dass wir weniger an Ideen, Wahrnehmungen oder sogar materiellen Objekten hängen. Mehrere Studien belegen, dass diese Ergriffenheit uns von dem Drang befreit, immer mehr Reichtum und Besitz anhäufen zu wollen.[10]

Die kognitive Akkomodation der Ehrfurcht verbessert darüber hinaus unsere Beziehungen. Andere Menschen sind gern mit uns zusammen; und da wir unsere Mitmenschen nicht verurteilen, können wir ihre Gesellschaft auch eher genießen. Wenn alle Gesprächspartner zur Akkomodation fähig sind, kann das zu erfrischenden Resultaten führen.

Jake erzählt uns eine Geschichte, die illustriert, wie die kognitive Akkomodation ihm half, ein Vorurteil zu überwinden, das er gar nicht zu haben glaubte. Als Layla vor einigen Jahren in seine Praxis kam, erwischte sie ihn irgendwie auf dem falschen Fuß. Sie sah nicht aus wie seine üblichen Klientinnen. Sie steckte in einem Biker-Outfit und war an allen sichtbaren Körperstellen tätowiert. Sie wirkte zornig und aggressiv-defensiv. Layla hatte die letzten zwanzig Jahre im Gefängnis verbracht – wegen Mordes. Nun, wo sie wieder frei war, wollte sie eine Therapie machen, hauptsächlich, um herauszufinden, wie sie künftig ihren Lebensunterhalt verdienen sollte. Layla machte gerade einen Entzug durch, da sie drogen- und alkoholsüchtig war. Jake fühlte sich von ihrer Andersartigkeit überrumpelt, zeigte sich aber bereit, die Herausforderung anzunehmen.

Layla zu helfen, stellte sich bald als leichter und lohnender heraus, als Jake sich das ausgemalt hatte. Er lernte, sie als den Menschen zu schätzen, der sie war – nicht das Bild, das er sich von ihr gemacht hatte. Während seiner Sitzungen mit ihr erlebte Jake immer wieder ergriffen, wie sehr sich Laylas wirkliches Wesen von seiner ersten Einschätzung unterschied.

Layla war ein faszinierendes Beispiel dafür, wozu der menschliche Geist fähig ist. Sie konnte andere sehen, ohne sie zu verurteilen. Sie hatte ihren inneren Raum enorm erweitert – was hieß, dass eine kognitive Akkomodation stattfinden konnte. Layla sah die Menschen und die Welt auf neue Weise, und das sogar in absoluten Extremsituationen.

Jake spürte, wie allein ihre Gegenwart seine kognitive Akkomodation förderte, und ging davon aus, dass sich dieser Effekt auch bei anderen Menschen einstellen könne. Da Layla sowohl Menschen als auch Lebenslagen mit frischem Blick betrachten konnte, riet er ihr eine Ausbildung zur Suchtberaterin. Wenn Klienten meinten, sie seien zu tief abgestürzt, um noch etwas ändern zu können, wäre Laylas Geschichte der Beweis für das Gegenteil. Ihre Lebenserfahrung würde andere ermutigen, sich zu öffnen und nach neuen Wegen zu suchen. Für Menschen ohne Hoffnung wäre Layla der Leuchtturm, der ihnen den Weg durch ihre Untiefen wies.

Sie schien keineswegs von sich selbst überzeugt zu sein. Dabei war sie unglaublich beeindruckend. Sie wurde tatsächlich eine mitfühlende und fürsorgliche Suchtberaterin. In den letzten zehn Jahren hat sie Menschen den Raum und die Erlaubnis vermittelt, heil zu werden.

ETWAS ZUM NACHDENKEN …

Hatten Sie jemals eine vorgefasste Meinung zu einem Thema und haben diese dann geändert, als Sie mehr über das Ganze erfuhren?

Haben Sie jemals einen Menschen verurteilt, der sich dann als große Hilfe herausstellte und auf jeden Fall ganz anders war, als Sie ursprünglich dachten?

Hatten Sie je eine absolute Abneigung (Phobie) gegen etwas, die Sie dann überwanden?

Haben Sie je darauf bestanden, im Recht zu sein, nur um dann festzustellen, dass Sie total danebenlagen?

Die kognitive Akkomodation ist insofern bemerkenswert, weil sie die Art und Weise, wie wir viele Dinge sehen oder empfinden, umkrempeln kann. Dazu gehört auch etwas, wovon wir immer zu wenig zu haben scheinen: Zeit. Im Gefühl der Ehrfurcht, irgendwo zwischen Weite und kognitiver Akkomodation, erleben wir Zeit anders. Im Raum des Staunens scheint sie sich auf welche Weise auch immer auszudehnen.

DIE ZEITWAHRNEHMUNG

Die meisten von uns kennen dieses Gefühl: Manche Augenblicke scheinen einfach zu verfliegen, während andere sich endlos in die Länge ziehen. An einigen Tagen würden wir die Zeit am liebsten »totschlagen«. Vielleicht müssen wir noch die ein oder andere Stunde warten bis zu einem Ereignis, und das macht uns nervös. Wir haben uns schon in Schale geworfen, und jetzt sitzen wir da und drehen Däumchen, bis es endlich so weit ist. Sind wir hingegen ganz in ein Projekt versunken, vergessen wir darüber die Zeit einfach. Wir sind im »Flow«: fühlen uns eins mit dem, was wir tun. Dieser Zustand erfüllt uns stets mit Freude und neuer Energie. Blicken wir dann auf die Uhr, stellen wir überrascht fest, dass unter Umständen mehrere Stunden vergangen sind. Das ist ein wunderbarer, sehr produktiver Zustand. Aber wo ist die Zeit nur *hin?*

Die Forschung führt unser Zeiterleben auf unser Fühlen während dieser Erfahrung zurück. Wenn wir Beschäftigungen nachgehen, die uns gefallen und glücklich machen, scheint die Zeit zu verfliegen. Sind wir deprimiert, ängstlich oder einsam, scheint sie dahinzukriechen. Im Zustand der Ehrfurcht allerdings haben wir kein Zeiterleben: Das Zeitgefühl löst sich völlig auf.

Andere positive Emotionen führen nicht zur gleichen Zeitwahrnehmung. In der bislang maßgeblichsten Studie zum Thema »Ehrfurcht und Zeitempfinden« zeigten die Forschenden ihren Versuchspersonen beeindruckende Videos von Wasserfällen oder Menschen, die mit großen Tieren umgingen. Man stellte fest, dass die Momente ehrfürchtigen Staunens nicht nur angenehm waren, diese Momente hielten auch länger an. Im Zustand der Ergriffenheit hatten die Teilnehmenden den Eindruck, unendlich viel Zeit zu haben. Die Zeit verging also langsamer. Die Studie schrieb dies der Tatsache zu, dass man im Augenblick der Ehrfurcht vollkommen im gegenwärtigen Augenblick aufgeht. Die Probanden, die ein solches Erleben schilderten, sagten auch, sie seien voll präsent gewesen[11] – als wäre die Ehrfurcht darauf ausgelegt, uns ein möglichst umfassendes Erlebnis zu ermöglichen.

Ehrfurcht erzeugt ein Gefühl der Zeitlosigkeit, einen Raum, der sich nach Ewigkeit anfühlt, als gäbe es weder Anfang noch Ende. In unserer hektischen Gesellschaft, in der die meisten überfordert sind und Zeit als knappe Ressource betrachten, ist Zeitlosigkeit eine willkommene Atempause. Da die Ehrfurcht jeden Augenblick verlängert, verfliegt dabei das Gefühl der Überforderung. Das Gefühl des ergriffenen Staunens hilft uns dabei, in kürzerer Zeit mehr zu erledigen, ohne dass wir uns dabei gestresst fühlen. Und auch das Gefühl der Verbundenheit mit anderen steigt massiv an. Denn wenn wir uns nicht mehr gehetzt fühlen, ändert sich auch der Ton in unseren Beziehungen.

Ehrfurcht befreit uns vom Gefühl der Dringlichkeit, mit dem wir durch den Tag eilen. Sie hält uns im gegenwärtigen Augenblick, was unser sympathisches Nervensystem herunterfährt. Aus diesem Raum ist jede Hektik verschwunden, und wir erleben Geduld. Wenn ich mit Ihnen in einer Beziehung lebe und mit Ihnen geduldiger bin, dann wird allein dies schon den Ton unserer Gespräche ändern. Und das wiederum wirkt sich auf unsere Haltung und unsere Weltsicht aus. Die Beziehung wird dann aus einer völlig anderen Perspektive heraus geführt, die frei von Hektik und Mangel ist. Wir erleben einen Raum der Fülle und des Überflusses.

ETWAS ZUM NACHDENKEN ...

Erinnern Sie sich an einen Moment, in dem die Zeit sich endlos auszudehnen schien?

Haben Sie je die Zeit vergessen?

Hatten Sie jemals das Gefühl, dass die Zeit stillsteht?

Können Sie sich an Momente in Ihrer Kindheit erinnern, wenn man Ihnen sagte, Sie müssten noch warten, bevor Sie ein Geschenk auspacken dürfen?

Neben den drei Features der Ehrfurcht, Weite, kognitive Akkomodation und veränderte Zeitwahrnehmung, hat die Forschung noch ein viertes Grundmerkmal der Ehrfurcht in den Blick genommen: die Auswirkungen der Ehrfurcht auf unsere soziale Entwicklung. Denn warum erleben wir überhaupt dieses Gefühl der Ergriffenheit? Tatsächlich hat sich gezeigt, dass die evolutionären Konsequenzen der Ehrfurcht für unser Überleben entscheidend waren. Denn der größte Vorzug dieses Gefühls für uns Menschen ist, dass es uns mit unseresgleichen besser auskommen lässt.

UNSERE EVOLUTIONÄRE SUPERKRAFT: VERBUNDENHEIT

Der niederländische Historiker und Schriftsteller Rutger Bregman hat ein Buch über das menschliche Potenzial zum Guten mit dem Titel *Im Grunde gut* geschrieben. Zu diesem Zweck hatte er unsere Ursprünge durchforstet. Eine der grundlegenden Fragen, die er sich dabei stellte, war: Welche Wesenszüge verschafften dem Homo sapiens einen entwicklungsgeschichtlichen Vorteil? Bregman erwähnt die Ehrfurcht nicht explizit, aber er sieht unsere Fähigkeit zur Verbundenheit als entscheidenden Vorteil beim Kampf ums Überleben. Er schreibt: »Kurz gesagt, Menschen haben kein Pokerface. Unsere Emotionen treten offen zutage. Wir sind darauf ausgerichtet, Verbindungen mit den Menschen unserer Umgebung herzustellen. Und das ist kein Handicap, sondern unser größtes Kapital.«[12]

Die Evolution förderte prosoziales Verhalten. Was ein Beleg dafür ist, dass Emotionen, die den Wunsch erwecken, mit anderen gut auszukommen, für unser Überleben wichtig waren und sind. Unseren Vorfahren bot das Leben in der Gruppe mehr Schutz vor Feinden und den mitunter extremen Bedingungen der Natur. Dass man in der Gruppe jagte und sammelte – und später Getreide anpflanzte und erntete –, stellte sicher, dass jeder einen vollen Bauch hatte. Aber um mit anderen so eng zusammenleben zu können, mussten wir nett sein, anderenfalls verbannte man uns aus dem Stamm, und wir mussten für uns selbst sorgen, was bestenfalls miese Aussichten waren.

Je gemeinschaftsfähiger wir sind – also je besser wir mit anderen zurande kommen –, desto höher sind unsere Überlebenschancen. Und die Ehrfurcht spielt dabei eine wichtige Rolle, weil sie Güte, Großzügigkeit und fürsorgliches Verhalten fördert. Ehrfurcht macht uns zu besseren Menschen.

Der russische Genetiker Dmitri Konstantinowitsch Beljajew stellte die Theorie vom »Überleben des Nettesten« auf. Ihm zufolge trug Freundlichkeit dazu bei, dass man beispielsweise einen Partner hatte, mit dem man sich fortpflanzen konnte – was wiederum das Überleben der Art sicherte. Als Direktor des Instituts für Zytologie und Genetik in Novosibirsk, der Hauptstadt Sibiriens, begann Beljajew in den 1950er-Jahren mit der Züchtung von Silberfüchsen. Er wollte wissen, welche Rolle die Genetik bei der Domestizierung von Tieren spielte. Über die Jahre züchteten Beljajew und sein Team in den entweder gefrorenen oder moskitoverseuchten Sümpfen um die Stadt herum Hunderte von Silberfüchsen, die sie jeweils nach Wesenszügen paarten. Wenn ein freundlicher Fuchs mit einer freundlichen Füchsin gepaart wurde, kam dabei ein noch zutraulicheres Tier heraus.

Nach mehreren Generationen zeigten die zutraulichsten Füchse das gleiche Verhalten wie Hunde. Wenn die Pfleger kamen, wedelten sie mit dem Schwanz und benahmen sich den Menschen gegenüber ausgesprochen anschmiegsam. Diese Füchse waren gezähmt worden – nicht von einem Trainer, sondern allein durch Züchtung. Beljajew schien also nachgewiesen zu haben, wie unsere Vorfahren den wilden Wolf zum »besten Freund des Menschen« machten.

Aber er zeigte nicht nur, wie Domestikation funktioniert. Er stellte auch die These auf, dass die menschliche Rasse sich deshalb so verbreitet hatte, weil immer die Nettesten überlebten. »Dmitri Beljajew vermutete, dass wir domestizierte Affen seien. Mit anderen Worten, er nahm an, dass die freundlichsten Menschen in Zehntausenden von Jahren die meisten Nachkommen gezeugt hatten.«[13]

Wir wiederum gehen davon aus, dass Freundlichkeit mit Ehrfurcht zu tun hat, weil sie uns zu einem prosozialen und altruistischen Verhalten ermutigt. Umgekehrt führt auch prosoziales Verhalten häufig zu einem Gefühl der Ergriffenheit. Wenn wir nett, großzügig und geduldig – also freundlich und in Kontakt mit anderen Menschen – sind, dann steigt die Wahrscheinlichkeit, dass wir spontane Ehrfurchtserfahrungen machen. Das ist eine permanente Rückkopplungsschleife.

Aber auch das Gegenteil trifft zu: Wenn wir uns nicht sozial verhalten, wird die Beziehung zu anderen Menschen schwieriger.

EHRFURCHT UND DIE LIEBESDROGE

Oxytocin, ein Hormon, das freigesetzt wird bei der Geburt, beim Stillen und beim Orgasmus, macht uns euphorisch. Daher nennt man es auch die »Liebesdroge« oder das »Liebeshormon«. Höchstwahrscheinlich schüttet der Körper dieses Hormon ebenso aus, wenn wir eine Ehrfurchtserfahrung machen.

In einer Studie an der Duke University verabreichte man einer Gruppe von Männern Oxytocin. Die Kontrollgruppe erhielt ein Placebo. Dann bat man beide Gruppen zu meditieren. Am Ende wurden die Probanden befragt, welche

Emotionen sie verspürt hätten beziehungsweise was sie über Spiritualität dachten. Die Probanden der »Oxytocin-Gruppe« gaben mit höherer Wahrscheinlichkeit an, dass sie eine starke Verbundenheit zu anderen Menschen verspüren und dass Spiritualität ihnen wichtig sei. Darüber hinaus hätten sie während der Meditation Gefühle der Ehrfurcht und andere positive Regungen verspürt.[14]

Die meisten aber wünschen sich Verbundenheit nicht nur mit anderen Menschen, sondern mit der Welt im Allgemeinen. Bregman schreibt:

> Jäger und Sammler aus aller Welt von den kältesten Tundren bis zu den heißesten Wüsten glaubten, dass alles miteinander verbunden sei. Sie sahen den Menschen als Teil von etwas viel Größerem, das mit allen Tieren, Pflanzen und Mutter Erde zusammenhing. […] Menschen sehnen sich nun einmal danach, zusammen zu sein und im Team zu arbeiten. Unser Geist braucht im gleichen Maße Kontakt zu anderen wie unser Körper Nahrung.[15]

Das Gefühl der Ehrfurcht lädt uns ein, mit anderen in Kontakt zu treten, und viele Forschungsarbeiten stützen diese Vorstellung. Bei einer Studie nahmen die Probanden an einem »Awe Walk« teil, das sind wie gesagt Spaziergänge oder Wanderungen zu ehrfurchtgebietenden Orten. Bei den Teilnehmern handelte es sich speziell um ältere Menschen, die wie keine andere Altersgruppe von sozialer Isolation betroffen sind. Die Forschenden wollten herausfinden, ob beziehungsweise welche sozialen Auswirkungen Ehrfurcht speziell auf diese Altersgruppe hat.

Acht Wochen lang mussten die sechzig Teilnehmenden wöchentlich fünfzehn Minuten in der freien Natur spazieren gehen. Den »Awe-Walkern« sagte man, sie sollten mit den Augen eines Kindes durch die Welt gehen. Die Kontrollgruppe sollte einfach nur »normal« spazieren gehen. Uns überrascht es nicht, dass die Awe-Walker Gefühle der Freude und andere positive Emotionen schilderten. Tatsächlich fühlten diese Menschen auch eine stärkere Verbundenheit mit der Welt. Sie lächelten sogar mehr.[16]

Sich verbunden zu fühlen, ist im Übrigen auch gut für die körperliche Gesundheit. Forschende an der University of North Carolina stellten fest, dass es schon genügt, positive soziale Kontakte nur *wahrzunehmen*, um gesundheitlich davon zu profitieren. Für diese Studie setzten die Wissenschaftler auf eine Meditationstechnik, die positive Gefühle hervorrufen sollte (auch Ehrfurcht). Dann maß man im Labor den Effekt, den diese Meditation auf die Herzfrequenzvariabilität hatte.

Eine Gruppe der Probanden übte sich sechs Wochen lang in der Meditation über liebende Güte, einer kontemplativen Praxis, bei der man anderen Menschen positive Gedanken schickt. Die Teilnehmer und Teilnehmerinnen traten also nicht real in Kontakt mit anderen, wenn sie meditierten, sondern dachten nur liebevoll an sie. Die Kontrollgruppe praktizierte keinerlei Meditation oder Ähnliches.

Bei beiden Gruppen wurde der kardiale vagale Tonus gemessen. Der »vagale Tonus« ist ein Begriff, der den Status des Vagusnervs beschreibt. Das Wort *vagus* heißt im Lateinischen »umherschweifend«. Der Vagusnerv »schweift« durch den Körper, vom Gehirn bis hinunter in den Bauchraum. Als längster aller Hirnnerven hat er viele Funktionen. Er beeinflusst alles vom Gesichtsausdruck über die Stimmlage, das Gehör und den Blutdruck bis hin zu unserer Fähigkeit, zu schlucken und zu verdauen.

Der kardiale vagale Tonus spiegelt wider, wie der Vagusnerv die Herzfunktionen steuert. Dieser Tonus lässt sich mit der Herzfrequenzvariabilität (HRV) messen. Wenn Sie des Öfteren einen Fitnesstracker tragen, wissen Sie vermutlich, was das ist: ein Indikator, der zeigt, wie Ihr Körper mit Stress umgeht. Eine hohe HRV, das heißt eine hohe Varianz beim Zeitabstand zwischen den Herzschlägen, ist günstig. Sie zeigt, dass Ihr Nervensystem gut mit dem Alltagsstress fertigwird, wozu auch Belastungen wie Isolation und Krankheit zählen. Sie zeigt ebenso, dass Sie sich im Allgemeinen gut fühlen.

Ein hoher vagaler Tonus ist wünschenswert, denn das heißt, dass der Vagusnerv gesunde Werte für Blutdruck, Blutzucker und Angstlevel einstellen sowie für eine gute Verdauung sorgen kann. Der vagale Tonus ist am höchsten, wenn wir uns sicher fühlen – nicht unter Stress stehen und uns nicht im Kampf-Flucht-Modus befinden. Bei Stressbelastung hilft uns ein hoher vagaler Tonus, uns schneller zu entspannen. Er deutet auch auf niedrige Entzündungswerte hin und ein geringeres Risiko für Herz-Kreislauf-Erkrankungen.

Wenn Sie sich erinnern, was wir in Kapitel 2 über Zytokine erfahren haben, dann ist klar, dass die HRV ein guter Indikator für eine gefährliche Zytokin-Last ist (Alarm-Zytokine). Steigt die Zytokin-Last bedrohlich an, sinkt die HRV. Aber auch das Gegenteil trifft zu: Steigt der Spiegel der »Sicherheits-Zytokine«, steigt auch die HRV. Hohe Werte für den vagalen Tonus und die HRV sagen uns, dass unser Körper mit Stress, dem wir ausgesetzt sind, gut fertig wird. Unser Mortalitätsrisiko sinkt, wir leben vermutlich länger.

Bei der Studie zur Liebenden-Güte-Meditation stellte man fest, dass schon die Selbstwahrnehmung als sozial verbundenes Wesen ausreicht, um positive Emotionen zu erzeugen (höhere HRV und höherer vagaler Tonus). Dies wiederum verbessert unsere Gesundheit. Aber auch das Gegenteil stimmt: Eine gute Gesundheit führt zu mehr positiven Gefühlen. Diesen Effekt bezeichneten die Forschenden als »selbsterhaltende, aufwärts gerichtete Dynamik«.[17]

ETWAS ZUM NACHDENKEN …

Haben Sie je Ehrfurcht verspürt und dabei eine stärkere Verbundenheit zu Menschen, der Natur, einer göttlichen Wesenheit, sich selbst oder Ihrem Körper wahrgenommen?

Haben Sie je tiefe Ergriffenheit verspürt und verbunden damit Großzügigkeit?

Haben Sie je nach langer Zeit einen Menschen wiedergesehen und darüber gestaunt, wie leicht es war, wieder dort anzuknüpfen, wo Sie vor Jahren aufgehört haben?

Haben Sie je eine so tiefe Verbundenheit mit einer anderen Art empfunden, dass Sie voller Ehrfurcht waren?

Der Zusammenhang zwischen Verbundenheit und Langlebigkeit wird ebenfalls schon seit Langem erforscht. Die Wissenschaftler der Brigham Young University analysierten 148 einschlägige Studien, um herauszufinden, welche Faktoren die Langlebigkeit bei Erwachsenen mittleren Alters am meisten fördern. An erster Stelle dieser Liste standen nicht Gesundheit, Ernährung oder Sport, sondern die Tatsache, dass man mit Menschen im Supermarkt, an der Bushaltestelle oder anderswo einfach mal ins Plaudern gerät. Diese Begegnungen, die gewöhnlich nicht stressig sind, schufen ein Gefühl der Zugehörigkeit. Gleich an zweiter Stelle kamen dann die engen Beziehungen: zu Menschen, die für uns da sind, wenn wir sie brauchen.[18]

Obwohl diese und ähnliche Studien zwar nicht das Gefühl der Ehrfurcht zum Gegenstand hatten, machen sie doch deutlich, dass Verbundenheit für unser Dasein und Wohlbefinden entscheidend ist. Und wie wir aus unseren Studien wissen, ist eine Dosis Ehrfurcht von weniger als einer Minute täglich ein gutes Antidot gegen Einsamkeit.

EIN A.W.E.-MOMENT

Einer der bemerkenswertesten Effekte der Ehrfurcht ist, dass sie uns hilft, uns stärker mit der Welt verbunden zu fühlen. Ähnlich wie bei der Meditation über liebende Güte, die für die Studie an der University of North Carolina eingesetzt wurde, ist die A.W.E.-Methode in der Lage, uns ein Gefühl der Verbundenheit zu schenken, selbst wenn wir allein sind.

Suchen Sie sich, wenn möglich, einen Ort, an dem Sie allein sind, und üben Sie die A.W.E.-Praxis, während Sie an einen Menschen denken, der Ihnen nahesteht. Ob er noch lebt oder bereits das Zeitliche gesegnet hat, ist dabei nicht von Belang. Rufen Sie sich sein Bild ins Gedächtnis, vielleicht auch ein Erlebnis, das diesen Menschen im Innersten ausmacht.

Halten Sie das Bild im Geiste fest, und konzentrieren Sie Ihre ganze Aufmerksamkeit darauf.

Atmen Sie ein, und nutzen Sie diesen Moment (den Sie auch etwas ausdehnen können), um Ihrer Wertschätzung für diesen Menschen nachzuspüren. Stellen Sie sich vor, wie Sie ihm in die Augen sehen.

Überlegen Sie, was dieser Mensch für Sie bedeutet, was

Sie von ihm gelernt haben und wie diese Person zu Ihrem Wachstum beigetragen hat.

Wir können ganz im gegenwärtigen Moment verweilen, während wir uns erinnern. Indem Sie hinspüren und sich erinnern, tun Sie eben nur das: hinspüren und sich erinnern.

Sobald Sie bereit sind, atmen Sie aus und genießen diesen Moment tiefer Ergriffenheit.

Wir werden in den nächsten Kapiteln noch viele andere Vorzüge der Ehrfurcht erkunden. Zuerst aber möchten wir folgende Fragen beantworten: Wie kann eine einzige Emotion so umfassende Wirkung erzielen? Wie sind all diese Veränderungen nur möglich? Das hat uns auch neugierig gemacht. Wir fanden Antworten auf diese Fragen, indem wir die A.W.E.-Methode genauer unter die Lupe nahmen und uns die Vorgänge in Gehirn und Körper ansahen. Was wir dabei herausfanden, bestätigte uns in unseren Vorstellungen – und war in der Tat ehrfurchtgebietend.

TEIL II

WIE DIE A.W.E.-METHODE FUNKTIONIERT

KAPITEL 4

A WIE AUFMERKSAMKEIT: EINTAUCHEN IN DIE WIRKLICHKEIT

Leonardo da Vinci war ein Renaissancemensch durch und durch. Er ist als brillanter Maler, Ingenieur und Wissenschaftler bekannt, ließ jedoch auch vieles unvollendet. Mit der praktischen Umsetzung seiner Ideen hatte er es wohl nicht so. Aber wenn etwas sein Interesse erweckte, dann tat er mehr, als sich nur oberflächlich damit zu beschäftigen. Er fing an zu graben und setzte sich mit den Details auseinander, denen er seine volle Aufmerksamkeit widmete. Häufig fand er ganz gewöhnliche Dinge faszinierend, vor allem wo es um Anatomie ging. Sein Studium der Gesichtsmuskulatur gipfelte in der »Mona Lisa« und im »Salvator Mundi«. Beide Werke sind für ein geheimnisvolles Lächeln bekannt – oder handelt es sich vielleicht nicht doch um einen tadelnden Blick …?

DIE A.W.E.-METHODE

Aufmerksamkeit (attention) *heißt, dass Sie Ihre volle und ungeteilte Aufmerksamkeit auf etwas richten, was Sie wertschät-*

zen, achten oder faszinierend finden. Sehen Sie sich in dem Raum um, in dem Sie sich gerade befinden. Wählen Sie ein Objekt aus, das Sie tatsächlich wertschätzen. Sehen Sie es sich genauer an. Schauen Sie hin. Wenn es sich um ein kleines Objekt handelt, nehmen Sie es in die Hand, und studieren Sie jede Einzelheit. Ist es eine Pflanze, berühren Sie ihre Blätter: Welche Beschaffenheit haben sie? Welche Farbe? Duften sie vielleicht gar? Spüren Sie das Leben darin. Ist es ein Bild, dann stellen Sie sich vor, wie der Maler es mit seinem Pinsel erschuf. Achten Sie auf die Tiefe des Raums, auf das Licht und die Farben.

Warten *(wait)* heißt, dass Sie innehalten, eine Pause einlegen. Atmen Sie tief durch, während Sie dieses wunderschöne Stück in Ihrem Heim betrachten.

(Atmen und) Erweitern *(exhale and expand)* bedeutet, dass Sie ausatmen und Ihr Gefühl ausdehnen. Sie atmen ein wenig länger aus als üblich. So kann das Gefühl, das Sie empfinden, Ihr Innerstes ganz ausfüllen. Was spüren Sie? Lächeln Sie? Konnten Sie sich entspannen? Verspüren Sie Wärme in Ihrem Bauch? Hat das Bild vor Ihren Augen einen Schleier bekommen? Sind Ihre Augen feucht geworden vor Dankbarkeit für dieses wunderschöne Objekt, das Sie betrachten?

Aufmerksamkeit ist eine starke Kraft, stärker, als den meisten von uns klar ist. »Aufmerken« heißt, dass wir uns etwas zuwenden. Der Philosoph William James definierte Aufmerksamkeit als »Fähigkeit, etwas im Geist zu halten«. Er fügte hinzu, dass die Aufmerksamkeit uns aus unserem Selbst hinauskatapultiere: Nicht nur, dass das andere für uns real werde, die Aufmerksamkeit selbst werde für uns greifbar.[1] Leonardos Aufmerksamkeit versetzte ihn außerhalb seines Selbst. Sie ermöglichte ihm das Staunen.

GRADE DER AUFMERKSAMKEIT

Die Aufmerksamkeit kennt verschiedene Stufen. Wir nennen die Pole »niedrig« beziehungsweise »hoch«. Niedrige Aufmerksamkeit ist gewöhnlich ohne gedankliche Aktivität. Das gehört zu den Wundern des Geistes: die Fähigkeit, ein Auto zu fahren, ein leichtes Gespräch zu führen oder irgendwelche routineartigen Aufgaben zu erledigen, ohne sich direkt darauf konzentrieren zu müssen. Die meisten gehen so durch den Tag mit dieser Form der Aufmerksamkeit, einfach weil wir zu vielen Reizen ausgesetzt sind: Telefon, E-Mails, Videos, Fernsehen, Stundenpläne, lange To-do-Listen – all das lenkt uns nur ab. Viel zu oft können wir gar nicht entscheiden, worauf wir unseren Fokus richten. Wir reagieren einfach nur auf den Reiz.

Hohe Aufmerksamkeit hingegen verfolgt einen Zweck. Wir nehmen uns vor, uns völlig auf etwas zu fokussieren. Sich bewusst mit einer einzigen Aufgabe zu beschäftigen, versetzt uns in einen Zustand der Empfangsbereitschaft. Alle Sinne befassen sich mit dem, was wir vor uns haben. Um in unserem Kopf Platz zu schaffen für das Objekt unserer Aufmerksamkeit, lassen wir unser gedankliches Geplauder sein. Wir wenden uns ab von den Ablenkungen und Automatismen.

Wenn wir uns vollkommen auf ein Objekt konzentrieren, und sei es nur für wenige Sekunden, werden wir reich beschenkt: Unsere Aufmerksamkeit ermöglicht uns, das Objekt ganz neu zu sehen. Wir gehen tiefer, über unsere vorgefassten Gedanken hinaus. Wir loten das ganze Sein des Objekts aus.

Das ist etwas Neues, genauer gesagt die bereits erwähnte kognitive Akkomodation. Um Raum für unsere neue Sicht zu schaffen

(Akkomodation), verändern wir, wie wir den Gegenstand unserer Aufmerksamkeit erfahren. So kann sich das Staunen entwickeln. So konnte Leonardo Gesichter und Lippen malen wie kein anderer.

Das Gefühl der Ehrfurcht braucht also ein hohes Maß an Aufmerksamkeit. Ob wir staunen können, hängt davon ab, wie tief wir uns auf etwas einlassen – und natürlich auch vom Gegenstand unserer Aufmerksamkeit selbst.

WIE UNSERE WIRKLICHKEIT GEPRÄGT WIRD

Jenny Odell schreibt in ihrem Buch *Nichts tun. Die Kunst, sich der Aufmerksamkeitsökonomie zu entziehen*, dass es heutzutage schwierig sei zu entscheiden, worauf wir unsere Aufmerksamkeit richten.[2] Schließlich wollen alle Unternehmen unsere Aufmerksamkeit – und unser Geld. Diese Invasion unserer persönlichen Welt geschieht ständig, und sie stört. Meist widmen wir unsere Aufmerksamkeit irgendwelchen oberflächlichen Angelegenheiten, die uns gar nicht interessieren. Und so viel haben wir davon auch gar nicht zu geben.

Jenny Odell meint, wir sollten uns aus der Aufmerksamkeitsökonomie verabschieden und »nichts tun«. Was heißt: Wir richten unsere Aufmerksamkeit auf etwas, was *für uns* Bedeutung hat. Und ihre Botschaft ist eindringlich:

> Es gibt noch weitere Gründe, die Aufmerksamkeit zu vertiefen, als nur um der Aufmerksamkeitsökonomie zu widerstehen. Jene Gründe haben mit der sehr realen Art und Weise zu tun, in der die Aufmerksamkeit – auf was wir unsere Aufmerksamkeit richten und auf was nicht – in einem ganz ernstzunehmenden Sinne unsere Realität entstehen lässt.[3]

Wir entscheiden schließlich, was wir bewusst sehen. Falls unser Partner die Küche nach dem Abendessen als Schweinestall zurücklässt, wird uns das ärgern, wenn das unsere Sicht der Dinge ist. Wir können uns aber auch auf die köstliche Mahlzeit konzentrieren, die wir soeben serviert bekommen haben, und dann bei einer netten Unterhaltung gemeinsam aufräumen. Wir nennen dies »selektive Wahrnehmung«. Worauf wir uns konzentrieren – was wir wahrnehmen wollen –, prägt unsere Wirklichkeit massiv. Es bestimmt, wie wir die Welt sehen und erleben.

William James erkannte, wie chaotisch die Welt wäre, wenn wir diese Fähigkeit nicht besäßen:

> Millionen Objekte der Außenwelt präsentieren sich meinen Sinnen, und trotzdem finden sie keinen Eingang in meine Erfahrung. Warum? Weil sie für mich nicht von Interesse sind. Meine Erfahrung ist das, dessen Wahrnehmung ich zustimme. Nur die Dinge, die ich bemerke, prägen meinen Geist – ohne selektives Interesse wäre die Erfahrung reines Chaos. Interesse allein schenkt uns Akzente und Emphase, Licht und Schatten, Hintergrund und Vordergrund einer verständlichen Sichtweise. Interesse sieht bei jedem Geschöpf anders aus, aber ohne es wäre das Bewusstsein jedes Geschöpfes eine graue, ununterscheidbar chaotische Masse, die für uns auf keinen Fall wahrnehmbar wäre.[4]

Die selektive Wahrnehmung ist nötig und nützlich. In jeder Sekunde bombardieren Millionen Datenbits unser Nervensystem – mehr Informationen, als wir je verarbeiten könnten. Ohne die Fähigkeit zur selektiven Wahrnehmung würde unser überreiztes Gehirn bald die Waffen strecken. Die selektive Wahrnehmung schränkt uns aber ebenso ein, wie sie uns nützt. Sie stellt sicher, dass wir nur einen kleinen Ausschnitt der Welt um uns herum wahrnehmen. Das Problem ist, dass wir nicht bewusst entscheiden, was wir uns *nicht* ansehen wollen.

Möglicherweise konzentrieren wir uns einzig auf unsere Bedürfnisse und nicht auf die der anderen. Oder wir beschäftigen uns nur mit unserem Schmerz, nicht mit unserer Freude. Vielleicht sehen wir auch nur unsere Fehler, nicht unsere Stärken. Oder wir richten unseren Blick einzig auf unsere Ziele und überhören das Zwitschern der Vögel vor dem Fenster. Wir sehen, was an unserem Haus alles fehlt, nicht, was daran schön ist. Oder wir übernehmen blind eine bestimmte Meinung zu Ethnien, Politik, Geschlecht oder Umwelt, ohne sie zu hinterfragen.

Das Resultat? Wir stecken in der von uns geprägten Wirklichkeit fest und merken nicht, dass sie nur auf einem winzigen Ausschnitt der verfügbaren Daten beruht. Unsere Überzeugungen und Sichtweisen sind beschränkt und bremsen uns möglicherweise aus. Dabei erwartet uns eine viel größere Welt, wenn wir uns nur erlauben hinzusehen.

EIN A.W.E.-MOMENT

Um wenigstens ein bisschen in das einzutauchen, was Ihnen vielleicht täglich entgeht, können Sie sich Zeit nehmen, um Ihr Zuhause einmal so zu betrachten, als wären Sie in einem Museum. Halten Sie lange genug inne, um manche der Sachen wieder schätzen zu lernen, auf die Sie in letzter Zeit kaum noch geachtet haben:

- Sehen Sie sich ein Gemälde oder ein Foto genauer an.

- Besitzen Sie eine Plastik, eine Lampe, einen Spiegel, die jeweils ihre eigene Geschichte haben? Oder eine Decke, ein Kissen, einen Teppich, vielleicht auch eine Vase?
- Wenn etwas Ihr Interesse erregt, bleiben Sie stehen. Warten Sie, während Sie langsam einatmen und dem Objekt Ihre volle Aufmerksamkeit schenken.
- Erweckt das Objekt irgendwelche Erinnerungen? Wer hat es Ihnen mitgebracht? Was ist mit diesem Menschen geschehen?
- Wieso steht das gute Stück in Ihrem Haushalt? Welche Beschaffenheit, Eigenarten und Einzelheiten fallen Ihnen auf? Was haben Sie so noch nie bemerkt? Atmen Sie aus, und erlauben Sie dem Lächeln, sich auszubreiten.

Jede dieser Erinnerungen kann den Wow-Effekt hervorrufen, wenn Sie Ihre Aufmerksamkeit ganz auf die Objekte richten.

ABKÜRZUNGEN

Eine andere Möglichkeit, unser strapaziertes Gehirn zu entlasten, sind Abkürzungen. Unser Gehirn besitzt Neuronen, die Erinnerungen speichern. Diese benutzen wir, um Annahmen zu treffen und Verallgemeinerungen vorzunehmen. Das funktioniert erstaunlich gut, vor allem bei Routineaufgaben. Wann immer wir vor einer Tür stehen, müssen wir nicht erst von Neuem lernen, was eine Türklinke ist und wie sie funktioniert. Wir drücken die Klinke herunter und gehen durch die Tür. Wir müssen darüber nicht nachdenken, weil unser Gehirn diese Daten abgespeichert hat, auch wenn uns das nicht bewusst ist. Es ist vielmehr, als hätte unser Gehirn einen ganzen Katalog vorgefasster Ideen über die Wirklichkeit.

Aber auch solche Shortcuts sind ebenso nötig wie einschränkend. Diese fertigen Konzepte helfen uns, mit der Fülle der Daten zurechtzukommen, die in jeder Sekunde auf uns einstürzen. Sie sind uns vertraut und unterstützen uns bei der Orientierung. Sie hüllen uns ein in ein weiches Bett automatischen Tuns. Wir schalten auf Autopilot und nehmen unsere Welt für selbstverständlich. Doch wenn wir ausschließlich auf diese Weise durchs Leben gehen – ohne voll präsent zu sein –, entgeht uns der Großteil der Schönheit, die uns umgibt. Wir bleiben nicht stehen und staunen, wie die Türklinke funktioniert, oder fragen uns, wer sie wohl erfunden haben mag.

Die Fähigkeit des Gehirns, selektiv wahrzunehmen und diese Daten für die Zukunft abzuspeichern, ist wunderbar, weil sie sicherstellt, dass wir durch den Tag kommen, ohne uns in der »grauen, ununterscheidbar chaotischen Masse«, von der William James spricht, zu verheddern. Wir können uns auf unsere Wirklichkeit einen Reim machen. Aber versäumen wir nicht etwas, wenn wir uns der selektiven Wahrnehmung überlassen?

ZUM STAUNEN »ALLZEIT BEREIT«

Da wir ohnehin nur ein paar Nanopartikel von der Welt wahrnehmen, wie wäre es, wenn wir immer wieder mal etwas in die Hand nähmen und voller Aufmerksamkeit betrachteten? So vieles von dem, was uns »ganz normal« umgibt, ist es wert, angesehen zu werden – mit einem frischen Blick. Das sind die Dinge, die für eine Prise Ehrfurcht »allzeit bereit« stehen.

Der Dokumentarfilmer Jason Silva glaubt fest an die Macht des Staunens, um uns aus dem Autopilot-Modus zu holen. Er hat auf

YouTube eine Videoserie mit dem Titel »Shots of Awe« veröffentlicht. Und er beschreibt, was wir verpassen, wenn wir uns »nur so« durch den Tag treiben lassen:

> Ich denke oft über den Unterschied zwischen Banalität und Staunen nach. Zwischen Treibenlassen und strahlender Ekstase. Zwischen dem Zustand, in dem wir das Hier und Jetzt gar nicht bemerken, und einem, in dem wir dadurch emotional total aufgewühlt sind. Meiner Ansicht nach sind unsere geistigen Gewohnheiten eines der Probleme von uns Menschen. Sobald wir uns eine Komfortzone eingerichtet haben, verlassen wir sie nur noch selten. […] Überreizung durch die immer gleichen Dinge, dieselben Reize, wieder und wieder und wieder, sorgt letztlich dafür, dass diese Reize unsichtbar werden. Ihr Gehirn hat sie schon abgespeichert, sodass Sie sich gar nicht mehr damit beschäftigen müssen. Wir haben Augen, aber wir sehen nicht. Ohren, die nicht hören. Und Herzen, die weder fühlen noch verstehen.[5]

Andererseits entscheiden wir uns doch häufig für den Wow-Effekt und schalten den Autopiloten ab, um zu erfahren, was Silva »strahlende Ekstase« nennt. Mit der A.W.E.-Methode können wir das, wann immer wir wollen, und zwar innerhalb weniger Sekunden. Es fängt damit an, dass wir einem winzigen Ausschnitt von all der Schönheit unsere ungeteilte Aufmerksamkeit widmen und die Wunder bemerken, die uns im Alltag umgeben.

Die A.W.E.-Methode beruht darauf, dass wir Objekten, *die wir schätzen oder faszinierend finden,* unsere höchste Aufmerksamkeit widmen. Das ist das A in A.W.E. Die Entscheidung, sich damit zu beschäftigen, richtet Herz und Geist auf das aus, was im besten Sinne des Wortes Ehrfurcht hervorruft.

Wenn wir mit Staunen erfüllt sind, verändert sich unsere Wahrnehmung der Wirklichkeit. Die Dinge sehen plötzlich anders aus.

Die stereotype Sicht auf das Objekt unserer Aufmerksamkeit wird durchbrochen, die Vorstellung, die wir uns davon gemacht haben, wird außer Kraft gesetzt. Das schafft einen winzigen Moment der Desorientierung. Um uns an die veränderte Sicht anzupassen, müssen wir den Perspektivwechsel innerlich aufgreifen (Akkomodation). Und daraus entsteht das Gefühl für das Wunderbare. Wir treten ein in eine Welt, in der uns überall bislang ungekannte Erfahrungen erwarten. In diesem Moment haben wir uns verändert.

Das ist die vom Staunen geprägte Wirklichkeit. Ehrfurcht lässt uns zum Außerordentlichen erwachen in dem, was uns ganz gewöhnlich erschien – sodass eine Türklinke plötzlich ein Meisterstück inspirierter Erfindungsgabe wird, ein Wunder. Alles um uns herum scheint plötzlich mehr Raum zu haben und wird begleitet von einem Gefühl der zeitlosen Lebendigkeit. Und diese gesamte Erfahrung beginnt mit der Aufmerksamkeit.

Menschen zu raten, sie mögen ihre Wirklichkeit verändern, indem sie sich auf etwas Positives konzentrieren, mag banal erscheinen, aber der dadurch ausgelöste Dominoeffekt wirkt tief. Das Positive führt zu einer positiven Ehrfurchtserfahrung, die unsere Wahrnehmung kurzfristig ändert und erweitert. Das ist ebenfalls ein Grund, weshalb das Staunen gut für unsere Gesundheit und unser Wohlbefinden ist. Es versetzt uns in einen Zustand, den man in Physik und Medizin als »Kohärenz« bezeichnet (lat. *cohaerere* [zusammenhängen]) – ein physiologisches Phänomen, das gründlich erforscht wurde.

EIN A.W.E.-MOMENT

Osbourn Dorsey, ein sechzehnjähriger Afroamerikaner, reichte im Jahr 1878 das erste Patent für den modernen Türknopf ein. Die Tatsache, dass ein schwarzer Jugendlicher kurz nach dem amerikanischen Bürgerkrieg ein Patent beantragte und dieses erhielt, ist an sich schon ehrfurchtgebietend. Heutzutage halten wir den Türknopf für eine Selbstverständlichkeit. Dass wir mit der Zeit Dorsey und seine Leistung vergessen haben, ist ebenso staunenswert. Und wenn Sie noch mehr vom Wow-Effekt wollen, dann überlegen Sie mal, welche Aufmerksamkeit Dorsey einem so einfachen Akt wie dem Öffnen und Schließen einer Tür oder eines Schranks gewidmet hat.

KOHÄRENZ: DAS ÜBERLEBEN DER GLÜCKLICHSTEN

Bevor Riccardo Chailly Mozarts Sinfonie Nr. 40 in g-Moll (KV 550) dirigierte, hätte man eine Stecknadel fallen hören können. Der Saal war vollkommen still. Die Musiker warteten, bis der weltberühmte Italiener die Hand hob und signalisierte, dass nun die Aufführung beginne. Die Musiker taten ihre Arbeit, das Publikum war von den Klängen erschüttert.

Um eine derartige Wirkung zu erzielen, muss schon vieles gut gehen. Alle Instrumente müssen im Takt erklingen, die Musiker müssen bereit sein, nachdem sie jeden einzelnen Tag ihrer beruflichen Laufbahn geübt haben oder aufgetreten sind. Die Akustik im Theater muss optimal sein. Für die magische Erfahrung einer Sinfonie ist

Kohärenz unerlässlich. Wenn nur ein Element nicht stimmt – ein Cello beispielsweise eine falsche Note spielt –, dann entsteht eine Dissonanz, und jeder im Saal erkennt sie. Das verstört die Leute.

Der menschliche Körper ist ein bisschen wie ein Sinfonieorchester. Im Zustand der Kohärenz arbeiten alle Organsysteme präzise zusammen und sind auf Geist und Emotionen eingestimmt. Wenn der Körper funktioniert wie vorgesehen, erledigt er seine Aufgaben meisterlich. Wir haben den optimalen Blutdruck, das Immunsystem arbeitet, wir schlafen tief und wachen energiegeladen auf. Kurz gesagt: Wir fühlen uns geistig, körperlich, emotional und spirituell wohl – und wir leben länger.

So einfach sich das jetzt anhört: Diese Kohärenz wird von elektrischen Signalen gesteuert, die auf positive Gefühle zurückgehen. Liebe, Begeisterung, Wertschätzung, Freude und Ehrfurcht können uns in einen Zustand der Kohärenz versetzen, zum Beispiel indem sie die Herzfrequenzvariabilität erhöhen (siehe dazu in Kapitel 3 den Abschnitt »Unsere evolutionäre Superkraft: Verbundenheit«). Das wiederum zeigt, dass wir gut mit Stress umgehen können. Das HeartMath Institute im kalifornischen Boulder Creek hat zahlreiche Studien durchgeführt, die belegen, dass es zwischen positiven Emotionen und Gesundheit einen Zusammenhang gibt.[6]

Trotzdem sollten wir uns klarmachen, dass die Ehrfurcht sich von anderen positiven Emotionen unterscheidet. Erstens: Sind wir deprimiert, können wir in diesem Moment kein Glücksgefühl erzeugen und erleben folglich keine Kohärenz. Die Ehrfurcht aber unterscheidet sich insofern von anderen positiven Gefühlen, dass wir sie auch erfahren können, wenn wir depressiv oder auf andere Art verstimmt sind. Zweitens: Mit der A.W.E.-Methode können wir auf der Stelle – in fünf bis fünfzehn Sekunden – Erfahrungen des Staunens auslösen. Wir müssen also nicht warten, bis die depressive Verstimmung sich wieder verzogen hat, um in den Zustand der

Kohärenz zurückzukehren. A.W.E. ist der Schleichweg zur Kohärenz, der mit unserer Stimmung erst mal nichts zu tun hat.

Und Kohärenz ist auch kein »Alles-oder-nichts-Gefühl«. Wir versuchen ständig, zum Kohärenzgefühl zurückzukehren, wie die Musiker, die ihre Instrumente stimmen. Aber wenn emotional alles im Lot ist – und wir ein positives Gefühl haben –, dann fällt es dem gesunden Geist im gesunden Körper leicht, ein hohes Maß an Kohärenz zu erzeugen. Kaum aber erhebt sich ein stressiger Gedanke – die Bläser setzen zu früh ein –, schwächt sich die Kohärenz ab.

Herz und Gehirn sind eng miteinander verknüpft und tauschen ständig neuronale Signale aus. Wenn wir Stress spüren, lässt eine Reihe biologischer Veränderungen (unter anderem die Freisetzung von Stresshormonen) unser Herz schneller schlagen. Was sich wiederum direkt auf die emotionalen Prozesse im Gehirn auswirkt. Daher können wir unter Belastung manchmal nicht klar denken. Wir können uns nicht erinnern, was wir gerade gelesen haben, oder sind nicht fähig, einfachste Entscheidungen zu treffen. Wir sind nicht fröhlich oder liebevoll. Vielmehr geht uns alles unter die Haut und jagt uns Angst ein.

Stress unterbricht die Kohärenz, indem er das sympathische Nervensystem ankurbelt, den Kampf-Flucht-Impuls des Körpers. Schon stecken wir mittendrin in der »Verteidigungsphysiologie«. Nun sind wir auf der Hut, was heißt, dass wir mehr Energie brauchen, um uns zu verteidigen oder wegzulaufen – was immer uns auch bedrohen mag. Der Körper funktioniert also, wie er sollte. Das sympathische Nervensystem soll sich einschalten, wenn wir uns bedroht fühlen. Aber dann haben wir eben kein starkes Kohärenzgefühl. Die Alarm-Zytokine (siehe Kapitel 2) machen sich bemerkbar.

Lange Zeit lehrte die Wissenschaft, die Evolution habe unseren Körper dahin gehend geformt, dass er meist im parasympathischen Modus unterwegs ist, in dem er gerade so viel Energie hat, um optimal und kohärent zu funktionieren. Die Stressreaktion stelle sich angeblich nur im Notfall ein. Wir wurden allerdings auch gewarnt, dass im 20. beziehungsweise 21. Jahrhundert die Stressreaktion zum Dauerzustand geworden ist, also nicht nur auftritt, wenn wir einem Tiger oder einem Eindringling gegenüberstehen, um den Körper nach überstandener Gefahr wieder in den Normalzustand zurückkehren zu lassen. Wir alle haben das schon mal gehört: Die meisten von uns verbleiben viel zu lange im Stresszustand. Unser Körper wird durch ein überaktives sympathisches Nervensystem belastet. Wir müssen uns entspannen.

Manche Forscherinnen und Forscher gehen mittlerweile davon aus, dass sich optimale Kohärenz in einer »Zone« einstellt, in der sich zu der Aktivierung des parasympathischen Nervensystems ein Schuss sympathische Erregung gesellt. Weder voll entspannt noch absolut auf der Hut: Der Körper ist stimuliert und voller Energie, damit wir das Leben genießen beziehungsweise etwas leisten können. Mit dieser Energie tanzen wir, lieben wir, singen wir im Chor und nehmen Kontakt zu anderen Menschen auf. Wissenschaftler nennen dies einen »mobilisierten« oder »prosozialen Zustand«. In dieser Stimmung finden wir auch zum Gefühl der Ehrfurcht.

Ein Weg, zur Kohärenz (zurück) zu finden, ist die kurzfristige Erfahrung eines positiven Gefühls (wie Staunen oder Dankbarkeit).[7] Meist ist die Rückkehr zur Kohärenz abhängig von der Konzentration auf Objekte oder Menschen, die uns beispielsweise ein Gefühl von Glück oder Dankbarkeit vermitteln. Aus diesem Grund raten uns Selbsthilfebücher oder -lehrer meist, uns in Dankbarkeit zu üben. Psychologinnen zeigen uns, wie wir unser Leben vor einem positiven Hintergrund sehen können. Aber das ist gar nicht so einfach.

Charles Darwin beschrieb einen entwicklungsgeschichtlichen Prozess, bei dem das bestangepasste Mitglied jeder Art überlebt und seine gute DNS weitergibt. Die Kohärenz weist uns auf die andere Seite der Überlebensmedaille hin: das Überleben der Glücklichsten. Positive Emotionen zu empfinden, macht uns körperlich und geistig gesund.

***

Aufmerksamkeit ist der erste Schritt zum Gefühl der Ehrfurcht, die ihrerseits einzigartig unter allen positiven Emotionen ist, weil wir sie zusammen mit anderen Gefühlen empfinden können, selbst mit negativen. Der Wow-Effekt versetzt den Körper in einen optimalen Zustand der Kohärenz, der unserer körperlichen und geistigen Gesundheit förderlich ist. Das wiederum erklärt, warum die A.W.E.-Methode bei den Teilnehmenden an unseren Studien so gut funktionierte, ob sie nun unter Depressionen, Angstzuständen, Einsamkeit, Burn-out oder chronischen Schmerzen litten. In allen Fällen steigerte sie das Wohlbefinden der Betroffenen.

Der nächste Schritt der A.W.E.-Methode ist das Warten – die Pause, in der wir in den heiligsten aller Orte eintauchen: den gegenwärtigen Moment.

KAPITEL 5

W WIE WARTEN: PRÄSENT SEIN

Der gegenwärtige Augenblick ist voller Freude und Glück. Wer aufmerksam ist, wird das merken.

Thich Nhat Hanh

Den Augenblick zu würdigen, heißt, jeden Menschen zu ehren, dem Sie begegnen. Der einzige Ort, an dem Sie ihnen begegnen können, ist der gegenwärtige Moment.

Eckhart Tolle

Unsere Definition von Ehrfurcht war »eine emotionale Erfahrung, in der wir das Gefühl entwickeln, in Gegenwart von etwas zu sein, was unsere normale Erfahrung der Welt übersteigt«. Das Moment des Wartens in der A.W.E.-Methode ist die Pause, in der wir diese Gegenwart erfahren – die Raumhaftigkeit, in welcher der Geist nicht dauernd denkt und verarbeitet, sondern beobachtet. Im Zustand der Präsenz gibt es keine Projekte. Wir haben nichts zu tun und nirgendwo zu sein. Es gibt kein Denken. Nur Sein. Weil wir beschlossen haben, in der Präsenz von etwas zu sein, was wir schätzen, ist unsere Erfahrung dieses Augenblicks stark und heilsam.

Was aber versetzt den Geist in die Lage, innezuhalten und präsent zu sein? Und was passiert, wenn wir nicht im gegenwärtigen Augenblick sind? Wo sind wir dann?

DIE A.W.E.-METHODE

Aufmerksamkeit *(attention)* heißt, dass Sie Ihre volle und ungeteilte Aufmerksamkeit auf etwas richten, was Sie wertschätzen, achten oder faszinierend finden. Sehen Sie sich in dem Raum um, in dem Sie sich gerade befinden. Wählen Sie ein Objekt aus, das Sie tatsächlich wertschätzen. Sehen Sie es sich genauer an. Schauen Sie hin. Wenn es sich um ein kleines Objekt handelt, nehmen Sie es in die Hand, und studieren Sie jede Einzelheit. Ist es eine Pflanze, berühren Sie ihre Blätter: Welche Beschaffenheit haben sie? Welche Farbe? Duften sie vielleicht gar? Spüren Sie das Leben darin. Ist es ein Bild, dann stellen Sie sich vor, wie der Maler es mit seinem Pinsel erschuf. Achten Sie auf die Tiefe des Raums, auf das Licht und die Farben.

Warten (wait) *heißt, dass Sie innehalten, eine Pause einlegen. Atmen Sie tief durch, während Sie dieses wunderschöne Stück in Ihrem Heim betrachten.*

(Atmen und) Erweitern *(exhale and expand)* bedeutet, dass Sie ausatmen und Ihr Gefühl ausdehnen. Sie atmen ein wenig länger aus als üblich. So kann das Gefühl, das Sie empfinden, Ihr Innerstes ganz ausfüllen. Was spüren Sie? Lächeln Sie? Konnten Sie sich entspannen? Verspüren Sie Wärme in Ihrem Bauch? Hat das Bild vor Ihren Augen einen Schleier bekommen? Sind Ihre Augen feucht geworden vor Dankbarkeit für dieses wunderschöne Objekt, das Sie betrachten?

DAS DEFAULT-MODE-NETZWERK

Jahrzehntelang hat der Arzt Marcus Raichle versucht zu verstehen, wie das Gehirn funktioniert. Oder wie er selbst sagt: »Wie organisiert sich ein Stück Biologie selbst?«[1]

Im Jahr 2001 war Raichle Neurologe an der Washington University in St. Louis und untersuchte mithilfe bildgebender Verfahren – Positronenemissionstomografie (PET) und funktioneller Magnetresonanztomografie (fMRT) – die Gehirne von zwei Gruppen von Testpersonen: eine Gruppe von Probanden, die wach waren, aber nichts taten, und eine andere, die sich auf eine Aufgabe konzentrierte. Was Raichle dabei entdeckte, verblüffte ihn: Bei den »Faulenzern« leuchteten große Areale des Gehirns auf, in der Gruppe, die sich auf eine bestimmte Aufgabe konzentrierte, blieb es in diesen Regionen dunkel. Schlussfolgerung? Wenn wir unsere Aufmerksamkeit nicht konkret auf etwas richten – und folglich einfach präsent sind –, dann kehrt das Gehirn automatisch in den Ruhezustand zurück, in dem manche neuronalen Netze erstaunlich aktiv sind.

Diese Gehirnregionen wurde »Default-Mode-Netzwerk (DMN)« genannt: »Ruhezustandsnetzwerk«. Wenn es aktiv ist, schwirren uns alle möglichen Gedanken durch den Kopf. Der Geist hangelt sich von einem Gedanken zum nächsten, wobei er sich auf seine abgespeicherten Daten stützt. Wir können tagträumen, planen, uns Sorgen machen oder darüber nachdenken, wie gelangweilt wir sind. Wir taxieren uns selbst und überlegen, welches Bild andere wohl von uns haben mögen. Wir leben in den Geschichten, die wir über uns selbst erfinden. Und wir machen Zeitreisen, bei denen wir Erinnerungen wieder abspielen und künftige Ereignisse geistig vorwegnehmen. Wir sind überall, nur nicht im gegenwärtigen Moment.

Das DMN ist das, was wir den »Affengeist« nennen, das ständige mentale Geplauder, das die meisten Menschen gern abstellen möchten. Die Gedanken springen umher wie die Affen von einem Baum zum anderen. (Apropos Affen: Schimpansen und Makaken haben ebenfalls ein DMN, Mäuse und Ratten genauso.)[2]

Diese Gedanken verbrauchen Unmengen an Energie. Raichle schätzt, dass das Ruhezustandsnetzwerk 90 Prozent der Energie verbraucht, die das Gehirn für seine Arbeit benötigt. Wenn man so darüber nachdenkt, ist das unglaublich. Die reinste Ressourcenverschwendung! Doch Neurowissenschaftler überrascht das nicht, weil das DMN recht komplex ist. Obwohl man es noch nicht ganz verstanden hat, gehen Raichle und andere Neurologen davon aus, dass es eine gigantische Aufgabe erledigt: Es hält im Gehirn Ordnung, indem es verhindert, dass sich gleichzeitige Gehirnsignale überlagern und so »in die Anarchie abgleiten«.[3] Obwohl das DMN der Ort sein könnte, an dem wir einige der Gedanken und Wahrnehmungen speichern, die uns ablenken, ist das Netzwerk doch auch ein ganz entscheidendes Element unserer Biologie.

Bei Menschen, deren Selbstgespräche vor allem negativ gefärbt sind, konnte man die erhöhte Aktivität im DMN mit Depressionen und Angststörungen in Verbindung bringen. Aber das DMN muss nicht zwangsläufig negativen Stimmungen Vorschub leisten. Es kann auch Glücksgefühle fördern.

Tor Wager ist Professor für Neurowissenschaften am Dartmouth College und gehört zu den Koryphäen auf dem Gebiet der bildgebenden Verfahren fürs Gehirn. Er steht den Schilderungen des DMN vonseiten anderer Wissenschaftler kritisch gegenüber. In seinen Augen ist das DMN kein richtiges Netzwerk, sondern eher »›ein neuronaler Arbeitsplatz‹ für Konzepte und Gedanken, die mit dem Selbst in Beziehung stehen«.[4] Wager zufolge ist die Beruhigung des DMN weniger wichtig als die Beeinflussung seiner Inhalte.

»Ich sehe es eher als eine Art Haus denn als Lautstärkeregler oder -schalter«, schrieb er in einer E-Mail an Jake. »Einen Schalter können Sie auf- oder zudrehen, aber das war's dann auch schon. Ein Haus [...] kann vieles sein. [...] Letztlich zählt, was Sie darin aufbewahren.«[5]

Das DMN kann sehr produktiv sein. Tatsächlich ist es denkbar, dass unsere Kreativität nicht in der rechten Gehirnhälfte verankert ist, wie man seit vielen Jahren glaubt, sondern im DMN. Von seiner Aktivität sprechen Kreative, wenn sie beschreiben, wie plötzlich eine Idee aufblitzt, nach dem Aufwachen, beim Spazierengehen, unter der Dusche, beim Pfannkuchenbraten oder wenn ihr Geist eben im Zustand des »Nichttuns« ist, den Jenny Odell in ihrem Buch beschreibt. Ist das DMN aktiv, können unsere umherschweifenden Gedanken dazu beitragen, die Puzzlestücke eines Problems richtig zusammenzusetzen, sogar wenn wir schlafen, weil dann das Gehirn den Input des Tages an neuen Daten sortiert und mit alten Erinnerungen verknüpft.

Ein umherschweifender Geist kann also sehr nützlich sein. Er stolpert über schöpferische Einsichten oder Problemlösungen. Außerdem ist dieses Umherschweifen normal. Forscher meinen ja, dass wir den halben Tag mit Tagträumen, Pläneschmieden oder Grübeln verbringen. Aber trotz dieser Vorteile ist ein umherschweifender Geist nicht präsent. Und Ehrfurcht ist ein Gefühl, das sich nur in der Gegenwart einstellt.[6]

Um den Wow-Effekt hervorzubringen, müssen wir kurzzeitig das geistige Umherschweifen sein und das DMN zur Ruhe kommen lassen. Das geschieht, wenn wir unsere Aufmerksamkeit fokussieren. Aus ebendiesem Grund ist die Achtsamkeitsmeditation so beliebt und so notwendig. Hin und wieder brauchen wir eine Pause vom Geschnatter des Affengeistes, völlig unabhängig vom Inhalt. Wir müssen in der Gegenwart präsent sein.

Den Geist – genauer gesagt: das DMN – zur Ruhe kommen zu lassen, gehört zu den Zielen vieler meditativer Methoden. Meditation reduziert negative Selbstgespräche und die Aktivität im DMN. Aber Meditation macht auch Mühe. Und manche Menschen sind nicht unbedingt gut darin. Der schnellste Weg, unseren Geist freizubekommen, ist, unsere Aufmerksamkeit auf etwas zu lenken, was wir wertschätzen oder faszinierend finden. Hohe Aufmerksamkeit versetzt den Geist vom müßigen Herumschweifen (bei dem das DMN am aktivsten ist) in einen konzentrierten Zustand. Wir fokussieren unsere Aufmerksamkeit auf das, was wir schätzen, sodass wir den »Zufallsgenerator« der Gedanken in unserem Kopf abstellen. Das ist es, was uns der Moment des Wartens bringt.

IM ZUSTAND DES STAUNENS STEHT DIE ZEIT STILL

Die Geduld der gewöhnlichen Dinge

Es ist eine Form der Liebe, nicht wahr?
Wie die Tasse den Tee hält.
Wie der Sessel stabil auf vier Beinen steht.
Wie der Boden die Sohle der Schuhe in Empfang nimmt.
Oder die Zehen. Wie die Fußsohlen wissen,
wo sie sein müssen.
Ich habe nachgedacht über die Geduld
ganz gewöhnlicher Dinge, wie Kleidung
respektvoll im Schrank wartet
und Seife gemütlich in der Schale trocknet,
und Handtücher das Wasser
von der Haut des Rückens trinken.
Und die wunderschöne Wiederholung in den Stufen.
Und was kann großzügiger sein als ein Fenster?[7]

Pat Schneider

Der Moment des Wartens in der A.W.E.-Methode vermittelt uns ein verändertes Zeitgefühl. »Zeit« gliedert sich in drei Phasen: Vergangenheit, Gegenwart und Zukunft. Den Schlüssel zum Verständnis, wie die Ehrfurcht unsere Zeiterfahrung beeinflusst, liefert uns die Erkenntnis, dass das Staunen uns immer in die Gegenwart bringt. Wenn der Geist präsent ist, setzt der Körper Dopamin frei, einen Neurotransmitter, der die Stimmung hebt, Angst verringert und sogar Schmerzen lindert. Das Hormon steht aber auch hinter der Empfindung, dass die Zeit sich scheinbar ausdehnt – wir bekommen das Gefühl, mehr davon zu haben.

In Studien, in welchen den Versuchsteilnehmern ein Dopamin freisetzendes Medikament verabreicht wird, erleben die Probanden dreißig Sekunden so, als wäre es eine Minute. Das liegt daran, dass in jeder Sekunde mehr Information aufgenommen werden kann. Daher das Gefühl, dass die Zeit mehr wird.[8] Neue Erfahrungen lassen uns jede Minute länger scheinen und vermitteln uns den Eindruck, als wären wir an diesem neuen Ort viel länger, als wir es tatsächlich sind. Und wie wir wissen, bewirkt das Staunen, dass wir das Objekt unserer Aufmerksamkeit auf neue Weise erfahren.

EIN A.W.E.-MOMENT

Erinnern Sie sich an eine Zeit, in der Sie an einen Ort unterwegs waren, den Sie nicht kannten, auf Straßen, die Sie noch nie befahren haben. Die Fahrt dorthin hat sich angefühlt, als würde sie ewig dauern. Wahrscheinlich verflog die Zeit auf dem Rückweg schneller. Das Neue, das Ihnen auf dem Hinweg begegnete, hat Ihre Zeitwahrnehmung vermutlich beeinflusst.

Michael hat die A.W.E.-Methode ganz bewusst dazu eingesetzt, mehr Zeit mit seiner Tochter zu verbringen. Sie war damals in der Abschlussklasse der Highschool, und ihm wurde bewusst, dass er sie wohl bald nicht mehr jeden Tag sehen würde. Sie hatte vor, auszuziehen und an eine Uni zu gehen. Das konnte (und wollte) er auch gar nicht verhindern. Aber er erkannte, dass die Zeit mit seiner Tochter kostbar war. Er wollte die Zeit »verlängern«, und genau das tat er dann auch. Wenn er mit seiner Tochter zusammen war, nutzte er die A.W.E.-Methode, um sein Zeiterleben auszudehnen und die Momente mit ihr schöner, ergreifender und damit dauerhafter zu machen:

> Als Achtsamkeitslehrer war mir klar, dass es nur zu Leid führen würde, falls ich die Dinge anders haben wollte, als sie waren. Wenn ich an der Vergangenheit festhielte, mir wünschte, die Zeit anzuhalten, um die unvermeidlichen Veränderungen in der Zukunft hinauszuzögern, würde ich nur noch mehr Leid erzeugen. Die A.W.E.-Methode half mir, ganz präsent (aufmerksam) zu sein und jeden einzelnen Moment zu genießen.

So verfolgte ich aufmerksam die Wasserpolospiele meiner Tochter, ohne mich von meinem Handy ablenken zu lassen oder von traurigen Gedanken darüber, dass dies ihre letzte Saison war. Nicht einmal von müßigem Geplauder mit anderen Eltern. Ich lehnte mich zurück und sah begeistert zu, wie meine Tochter geschickt, schön und anmutig ihre Leistung erbrachte. Ich genoss jeden Augenblick: die Lichtreflexe im Pool, die jubelnde Menge, die Sonne auf meiner Haut.

Die 45-minütigen und meist schnellen Spiele fühlten sich an, als dauerten sie Stunden, als vergingen sie im Schneckentempo. Ich erlebte diese Zeit mit ihr intensiv. Ich merkte, wie sich meine Sehnsucht und der Widerstand gegen ihren Umzug auflösten. Es fühlte sich an, als würde mein ganzes Leben zur spirituellen Praxis. Nicht nur die Zeit auf dem Meditationskissen, sondern mein Dasein in der Welt von Moment zu Moment. Ich genoss es, wie wunderbar unser beider Leben war. Wir waren gesegnet mit Frieden, Liebe, Gemeinschaft und der Chance, zu wachsen und zu gedeihen.

Im Moment des Wartens beim A.W.E. wissen wir nur, dass wir uns auf etwas Faszinierendes konzentrieren, ob es nun das Eichhörnchen vor unserem Fenster ist, das Lachen unseres Partners oder der Duft von Zitronenschalen. Oder darauf, wie unser Kind seine letzten Wasserpolospiele spielt. Das erfüllt unser Bewusstsein. Wir haben keine Gedanken, nur dieses Gewahrsein. Während das, was wir wahrnehmen, unser Bewusstsein völlig ausfüllt, atmen wir ganz natürlich ein. Wir nehmen die Schönheit in uns auf. Dabei baut sich ganz selbstverständlich Energie auf. Unsere Herzfrequenz steigt ein wenig an. Und dann warten wir – nur ganz kurz –, bevor wir ausatmen.

DIE GABE DES WARTENS

Haben Sie je erlebt, wie es sich anfühlt, wenn jemand geduldig und bereitwillig auf Sie wartet? Ihnen die Tür aufhält? Wartet, bis Sie zu Ende gesprochen haben? Wartet, bis er das Wort ergreift, damit Sie sich ausweinen können? Sie haben dann das Gefühl, dass da jemand Rücksicht auf Sie nimmt. Sie fühlen sich anerkannt und gewürdigt.

Vergleichen Sie dieses Gefühl mit dem Eindruck, der sich bei Ihnen einstellt, wenn jemand all das tut, aber dabei immer wieder auf die Uhr guckt. Der Geist dieser Person ist ganz offensichtlich nicht präsent. Sie denkt an etwas anderes. Und Sie haben eben nicht das Gefühl, dass sich der oder die Betreffende für Sie interessiert, dass eine dieser Gesten wirklich Ihnen galt.

Warten ist eine Gabe. Sie würdigen andere Menschen, wenn Sie bereit sind, auf sie zu warten, mit ihnen Ihre Zeit zu teilen. Das ist die beste Gelegenheit, um Verbindung zu der anderen Person aufzunehmen und die Tatsache wertzuschätzen, dass sich Ihre Pfade in diesem Augenblick kreuzen. Mit der A.W.E.-Methode warten Sie auf sich selbst. Sie ehren Ihre Erfahrung mit der eigenen Person. Dieses Geschenk können Sie sich jederzeit machen.

Bewusst zu warten, ist ein Weg, um voll in die Gegenwart einzutauchen. Und die Gaben des Präsentseins sind mannigfaltig. In seinem Buch *Jetzt* schreibt Eckhart Tolle:

> Sobald du den gegenwärtigen Moment würdigst, lösen sich Unglück und Kampf ganz auf, und das Leben beginnt mit Freude und Leichtigkeit zu fließen. Wenn du aus dem Bewusstsein des gegenwärtigen Moments heraus handelst, dann sind Sorgfalt, Wertschätzung und Liebe in allem enthalten, was du tust, sei es auch noch so schlicht.[9]

Das Fließen, die Freude und Leichtigkeit, von denen Tolle meint, dass sie aus der Präsenz entstehen, sind nichts anderes als Ehrfurcht.

***

Präsenz schafft den Raum für die Erfahrung der Ehrfurcht – und die Erfahrung der Ehrfurcht schafft wiederum Präsenz. Wenn wir präsent sind, entsteht das ergriffene Staunen ganz von selbst. In diesem Moment lassen wir das Neue, das Unerwartete in uns ein – eine Vielzahl von Möglichkeiten, die wir uns nie hätten vorstellen können.

Alles, was wir jetzt noch brauchen, ist das E der A.W.E.-Methode.

KAPITEL 6

E WIE ERWEITERN: AUSATMEN UND DEN RICHTIGEN NERV TREFFEN

Manche Anwender finden, dass der stärkste Teil der A.W.E.-Methode das Ausatmen ist. Und dafür gibt es gute Gründe. Tiefes Atmen kann unser Nervensystem vom Kampf-Flucht-Modus in den Ruhezustand versetzen, in dem unser Körper sich selbst repariert. Meditierende, die bewusst tief atmen, wissen dies.

DIE A.W.E.-METHODE

Aufmerksamkeit *(attention)* heißt, dass Sie Ihre volle und ungeteilte Aufmerksamkeit auf etwas richten, was Sie wertschätzen, achten oder faszinierend finden. Sehen Sie sich in dem Raum um, in dem Sie sich gerade befinden. Wählen Sie ein Objekt aus, das Sie tatsächlich wertschätzen. Sehen Sie es sich genauer an. Schauen Sie hin. Wenn es sich um ein kleines Objekt handelt, nehmen Sie es in die Hand, und studieren Sie jede Einzelheit. Ist es eine Pflanze, berühren Sie ihre Blätter: Welche Beschaffenheit haben sie? Welche

Farbe? Duften sie vielleicht gar? Spüren Sie das Leben darin. Ist es ein Bild, dann stellen Sie sich vor, wie der Maler es mit seinem Pinsel erschuf. Achten Sie auf die Tiefe des Raums, auf das Licht und die Farben.

Warten *(wait)* heißt, dass Sie innehalten, eine Pause einlegen. Atmen Sie tief durch, während Sie dieses wunderschöne Stück in Ihrem Heim betrachten.

(Atmen und) Erweitern (exhale and expand) *bedeutet, dass Sie ausatmen und Ihr Gefühl ausdehnen. Sie atmen ein wenig länger aus als üblich. So kann das Gefühl, das Sie empfinden, Ihr Innerstes ganz ausfüllen. Was spüren Sie? Lächeln Sie? Konnten Sie sich entspannen? Verspüren Sie Wärme in Ihrem Bauch? Hat das Bild vor Ihren Augen einen Schleier bekommen? Sind Ihre Augen feucht geworden vor Dankbarkeit für dieses wunderschöne Objekt, das Sie betrachten?*

Physiologisch bedeutet eine lange Ausatmung, dass der Vagusnerv stimuliert wird und das parasympathische Nervensystem anspringt. Tiefes Ausatmen aktiviert über den Vagusnerv diesen Ruhe- und Reparaturzustand. Dabei wird Sauerstoff von den Extremitäten (wo wir ihn brauchen, wenn wir im Kampf-Flucht-Modus sind) zum Gehirn umgeleitet. Unser Denken wird schärfer, während der Stress, den wir empfinden, nachlässt. Das hat einen zutiefst entspannenden Effekt.

Dieser Effekt wird untermauert von der Polyvagal-Theorie, die das autonome Nervensystem (ANS) und seine Funktionen genauer in den Fokus nimmt. Sie hilft uns zu verstehen, wo innerhalb des autonomen Nervensystems die Ehrfurcht ihren Platz hat.

DIE POLYVAGAL-THEORIE – EIN NUANCIERTER BLICK AUF DAS AUTONOME NERVENSYSTEM

Obwohl wir es mit bewusster Atmung beruhigen können, ist das autonome Nervensystem, wie sein Name schon sagt, unabhängig. Es verrichtet seine Arbeit ohne Zutun unseres Bewusstseins, bringt die Lungen zum Atmen, das Herz zum Schlagen und lässt das Adrenalin durch den Körper rasen, wenn wir Angst haben – lauter Funktionen, deren automatisches Funktionieren unser Überleben entscheidend sichert, weshalb es besser ist, dass wir hier nicht dazwischenfunken können.

EINFACH ATMEN

Über die Bedeutung des Atmens für unsere Gesundheit wurde bereits viel geschrieben. Wenn Sie durch die Nase ein- und wieder ausatmen, reagiert der Körper physiologisch anders, als wenn Sie durch den Mund atmen. Das Gleiche gilt für das Einatmen durch die Nase und das Ausatmen durch den Mund beziehungsweise umgekehrt. Langsam versus schnell, lang versus kurz, flach versus tief. Wie wir atmen, beeinflusst, ob wir schnarchen, Allergien haben, unter Schlafapnoe leiden, ja sogar, ob unsere Zähne gerade oder schief wachsen. Und natürlich beeinflusst es auch unseren emotionalen Zustand.

Das alles ist unglaublich interessant, aber wir möchten, dass Sie es gleich wieder vergessen. Wenn Sie die A.W.E.-Methode praktizieren, sollten Sie mehr oder weniger normal atmen, ohne groß darüber nachzudenken – und nur die Ausatmung ein klein wenig länger werden lassen. Der Knackpunkt an der A.W.E.-Methode ist, dass Sie die Vorzüge eines vollen Atemzyklus genießen, während Sie sich auf etwas konzentrieren, was Sie ausgesprochen schätzen. Diese Praxis wird Ihnen so sehr in Fleisch und Blut übergehen, dass Sie weder über die einzelnen A.W.E.-Phasen noch über Ihre Atmung nachdenken. Denn wenn Sie über die Phasen sinnieren, katapultiert Sie das nur aus der Ehrfurcht heraus.

Die meisten von uns dürften vom autonomen Nervensystem im Biologieunterricht gehört haben, wo man ihnen die traditionelle Sichtweise vermittelt hat: Es besteht aus zwei Elementen – dem sympathischen Nervensystem (Kampf-Flucht-Totstell-Modus) und dem parasympathischen Nervensystem (Ruhe- und Reparaturmodus). Das Gehirn aktiviert das eine oder das andere, je nachdem, wie wir unsere Umgebung (mitunter auch unbewusst) wahrnehmen. Das ANS scannt unser Umfeld für uns nach eventuellen Anzeichen für eine Bedrohung.

Der Neurowissenschaftler Stephen Porges stellt diese Sicht mit seiner 1994 präsentierten Polyvagal-Theorie infrage. Er geht davon aus, dass das parasympathische System (der für Ruhe und Reparatur zuständige Teil des ANS) selbst aus zwei sehr verschiedenen Teilen besteht: das ventral-vagale System und das dorsal-vagale System. Beide sind Subsysteme des Vagusnervs, wobei ventral für den »vorderen« und dorsal für den »hinteren« Komplex steht. Die Aufteilung in ventralen und dorsalen Vaguskomplex liefert nuanciertere Erklärungen für einzelne Bereiche unseres Verhaltens und unserer Reaktionen.

Ein Beispiel: Haben Sie je einen Raum betreten und sofort gewusst, ob Sie willkommen waren oder nicht? Die Fähigkeit, einen Ort quasi »zu lesen«, ist in unserem Nervensystem verankert. Dieses funktioniert wie unser innerer Bodyguard: Es signalisiert uns, wann wir sicher sind und wann nicht. Wie wir auf diesen Raum voller Menschen reagieren, hängt davon ab, was unser Nervensystem uns erzählt. Porges geht davon aus, dass die Reaktionen unseres ANS hierarchisch strukturiert sind. Sie erlauben uns, uns sozial zu engagieren. Es mobilisiert uns (wir werden körperlich aktiv), oder wir erstarren.

Optimal ist, wenn wir sozial engagiert sind. Dieser Zustand ist sozusagen die Mutter jedes Sicherheitsgefühls. Wenn wir mit Menschen zusammen sind, die uns mit offenen Armen empfangen, mit einem warmen Lächeln, und uns durch Worte, Verhalten und Tonfall signalisieren, dass sie uns schätzen, fühlen wir uns ruhig und sicher. Und wir sind in der Lage, effektiv zu kommunizieren. Soziales Engagement ist dann möglich, wenn unser ventraler Vaguskomplex aktiv ist.

Nun sagen wir mal, wir entdecken in dem Raum einen alten Freund, mit dem wir aber Streit hatten. Wir sehen einen Konflikt vorher – eine Interaktion, die unsere Ruhe und Sicherheit stört. Also informiert das Nervensystem den Körper, dass er Hormone wie Adrenalin und Cortisol freisetzen soll. In Sekundenschnelle schalten wir vom sozial engagierten Modus in die Mobilisierung. Wir gehen in den Kampf-Flucht-Modus über, aktiviert durch den Sympathikus. Wir haben Angst, und die Anspannung wächst, während sich unser physiologischer Zustand verändert.

Wenn wir nun, derart mobilisiert, auf die fragliche Person zugehen, erheben wir beispielsweise die Stimme. Im schlimmsten Fall fliegen die Fäuste, oder wir verlassen den Raum, um die Spannung wieder abzubauen. Diese Mobilisierung ist an sich nichts Negatives, aber sie kann uns in Schwierigkeiten bringen, wenn wir unangemessen aggressiv auftreten. Richtig eingesetzt, macht die Mobilisierung uns produktiv. Sie erlaubt uns, Grenzen zu setzen, sodass wir nichts tun müssen, was wir für unsinnig halten.

Spitzt sich die Situation jedoch zu und steigt die Anspannung entsprechend, dann ist uns die Mobilisierung vielleicht nicht länger dienlich. Sie schlägt um in Erstarrung, in Immobilisierung. Wir bringen kein Wort mehr heraus und stehen stocksteif da. Ist der Körper physiologisch überlastet – zum Beispiel wenn der Blutdruck ein lebensgefährliches Niveau erreicht –, dann aktiviert das Nervensystem den dorsalen Vaguskomplex. Das kann sogar zur Ohnmacht führen. Der Totstellreflex tritt nur ein, wenn wir uns extrem bedroht fühlen. Und über diese Reaktion haben wir keinerlei Kontrolle.

Menschen reagieren auf die unterschiedlichsten Bedrohungen mit Schockstarre. Das kann etwa passieren, wenn jemand Sie beschimpft oder anschreit oder wenn man Sie wortwörtlich allein stehen lässt. Eine Anästhesistin erzählte uns, sie habe öfter erlebt, dass manche Patienten schon vor einer Operation in diese Starre verfallen.

WIE SIE DIE ERSTARRUNG ABSCHÜTTELN

Wenn wir erstarren (und sich der Totstellreflex einstellt), müssen wir irgendwann wieder in die Bewegung kommen. Das gelingt uns, indem wir den Körper wiedererwecken. Dazu bedienen wir uns der Verbindung Körper–Gehirn: Wir bewegen den Kopf, rollen mit den Augen, bewegen die Finger oder Zehen und achten darauf, was unsere Sinne uns signalisieren. Vögel machen das übrigens ganz genauso.

> Wenn sie gegen ein Fenster fliegen, schütteln sie sich als Erstes durch. Aber Sie können sich auch durch eine Ehrfurchtserfahrung reanimieren.

Porges' Modell des Nervensystems zeigt auf, warum wir uns verhalten, wie wir uns verhalten. Es erklärt auch die einzigartige Weise, in der Ehrfurcht das autonome Nervensystem aktiviert. Sie versetzt uns in den Modus des sozialen Engagements, der entspannt ist und einen sachten Aktivitätsschub vom Sympathikus erhält. In einer E-Mail an Jake schrieb Porges:

> Ehrfurcht hält den beruhigenden Effekt der vagalen Einflüsse aufrecht, während sie gleichzeitig das sympathische Nervensystem »angemessen« aktiviert. Dieses bleibt also aktiv, ohne gleich in den Modus von Aggression/Angst/Kampf/Flucht zu verfallen. Die Theorie ist, dass es beim Ehrfurchtserleben zu einer stärker spielerischen und spontanen Haltung kommt als nach einer Meditation.[1]

Bei den Reaktionen des Nervensystems spielen auch die Sicherheits- beziehungsweise Alarm-Zytokine eine Rolle (siehe Kapitel 2). Wenn unser Körper Sicherheits-Zytokine produziert, können wir uns eher auf positive Weise sozial engagieren. Setzt er hingegen Alarm-Zytokine frei, reagieren wir eher aggressiv respektive ziehen uns zurück oder stellen uns tot. Das ergriffene Staunen stellt uns auf schnellstem Weg die guten Sicherheits-Zytokine bereit. Diese versetzen uns in einen gesunden Zustand, aus dem heraus wir mit anderen Menschen besser umgehen können.

Sich sicher und sozial engagiert zu fühlen, heißt, dass wir in die Gegenwart eintauchen. Sind wir in der Erweiterungsphase des

A.W.E.-Modells, dann sind wir schon präsent. Wir fühlen uns sicher und stressfrei. Das lange Ausatmen stimuliert den ventralen Vaguskomplex. Dadurch steigt der vagale Tonus (den wir schon als gut für die Gesundheit kennengelernt haben). Das System des sozialen Engagements springt an. Wir fühlen uns also nicht nur sicher und entspannt, sondern sind auch eher bereit, auf andere zuzugehen.

Der schnellste Weg zum Gefühl der Sicherheit, wenn keine akute Bedrohung besteht, ist, in den gegenwärtigen Moment einzutauchen – und das Staunen eignet sich dafür als probates Mittel. Unsere Vorfahren scheinen dies gewusst zu haben.

KONTEMPLATIVE NEUROWISSENSCHAFT

Jüngere Forschungsarbeiten zeigen, dass unsere Ahnen die Vorzüge eines aktiven ventralen Vaguskomplexes gekannt haben mussten, auch wenn sie dafür keine Begriffe wie die unsrigen hatten und seine Funktionen wohl nicht ganz durchdringen konnten. Aber die uralten Praktiken des Chantens, Meditierens und Betens enthalten durchaus eine physiologische Komponente.

Professor Porges' Untersuchungen zur Physiologie dieser uralten Rituale und zum daraus resultierenden vagalen Tonus haben eine neue Disziplin geschaffen: die kontemplative Neurowissenschaft.

Das Chanten beispielsweise aktiviert den ventralen Vagusnerv in der Halsregion. Außerdem erfordert diese Technik ein langes Ausatmen und das tiefe Einatmen »in den Bauch«. Es ist kein Wunder, dass dieses Atemmuster bei den meisten Meditationstechniken angewandt wird, weil es für einen gesunden vagalen Tonus sorgt. Und das Gebet? Schon die Haltung – die vor der Brust gefalteten Hände – aktiviert die Barorezeptoren der Halsschlagader. Barorezeptoren messen den Druck in den Arterien. Auf diese Weise reguliert der Vagusnerv den Blutdruck.

Und ein aktivierter Vagusnerv hat nicht nur gesundheitliche Vorteile. Porges meint, dass die neuronalen Pfade, die zum Vagusnerv gehören, Ruhe fördern. Sie »ermöglichen eine expansive subjektive Erfahrung, die mit Mitgefühl und universeller Verbundenheit zu tun hat«.[2] Hört sich sehr nach Ehrfurcht an.

Wir rechnen die A.W.E.-Methode zu den kontemplativen neurowissenschaftlichen Techniken. Mittlerweile wird auch untersucht, inwiefern diese Erfahrung Long-Covid-Leidenden und Menschen mit Herzversagen helfen kann. Die an der University of California in Davis durchgeführten Studien werden zeigen, ob die A.W.E.-Methode auch dort Hilfe bringen kann, wo andere Behandlungen keine Ergebnisse brachten.

Interessanterweise zeigt sich bei der Verstärkung des vagalen Tonus ein spannender Dominoeffekt.

KOREGULATION, VERBUNDENHEIT (CONNECTION) UND KOHÄRENZ

Ein gesunder ventral-vagaler Tonus regt uns nicht nur zum Kontakt mit anderen Menschen an. Er fördert zwischenmenschliche Kontakte auch durch einen Effekt, den man »Koregulation« nennt.

Von »Koregulation« spricht man, sobald sich der Zustand des Nervensystems von Person A durch den Kontakt mit Person B verändert. Wenn jemand »ausrastet« oder sich überfordert fühlt, dann ist dies ein fehlregulierter Zustand. Dann in der Gegenwart eines Menschen zu sein, der ruhig und fürsorglich ist – was sich an einem sanften Tonfall, einem entsprechenden Gesichtsausdruck oder besänftigenden Worten zeigt –, beruhigt die aufgepeitschten Emotionen. Die aufgebrachte, aus der Balance geratene Person »stellt sich« auf die Person mit dem gut regulierten Nervensystem ein. Das Resultat nennt man »Koregulation«.

Koregulation bedeutet also, dass man seinen gesunden ventral vagalen Tonus mit jemandem teilt, der dies nötig hat. Therapeuten lernen, dies bei ihren Patienten zu tun. In der Psychotherapie heißt es im Allgemeinen, dass die Qualität der Patient-Therapeut-Beziehung eines der wichtigsten Elemente einer erfolgreichen Behandlung ist, wenn nicht das wichtigste überhaupt.

Wir alle kennen Menschen, welche die Kunst der Koregulation gut beherrschen. In Gegenwart einer solchen Person fühlen wir uns wohl und entspannt. Jake hat dazu eine gründliche Ausbildung durchlaufen und ist in dieser Hinsicht vermutlich auch besonders talentiert. So besuchte er beispielsweise einmal einen Klienten an dessen Arbeitsplatz, um ihm ein Buch zu bringen. Jake saß im Wartezimmer, bis sein Klient Zeit hatte. Als er aus dem Büro kam, lächelte Jake, und der Klient meinte: »Sie hier nur sitzen zu sehen, ist schon so, als hätte man eine Therapie-Session gehabt.« Die beiden haben also eine Verbindung hergestellt, wodurch es zu einer Koregulation kam. So schnell kann das manchmal gehen.

Die Koregulation kann das Nervensystem der anderen Person beruhigen, sodass sie sich wohler fühlt, weil Stress und Ängste sich legen. Wenn der Körper in die Homöostase zurückkehrt, entsteht die innere Kohärenz. Das ist der gesunde Zustand, in dem alle Systeme – Gedanken, Gefühle, Energie, Absichten und Verhaltensweisen – im Einklang stehen. So gesehen ist klar, warum die Koregulation auch zu mehr Verbundenheit führt, wie viele Studien gezeigt haben. Und auch diese Verbundenheit stärkt die Kohärenz und sorgt für Wohlbefinden und ein langes Leben.

Das Gefühl der Ehrfurcht ist insofern einzigartig, weil es alle drei Komponenten in Einklang bringt. Und das Bemerkenswerteste ist: Diese Wirkung tritt immer ein, ob wir allein oder mit anderen Menschen zusammen sind. Wenn wir allein sind und das Staunen uns erfüllt, dann kommt es zur Koregulation mit etwas, was über unser gewöhnliches Selbst hinausreicht – ob es nun die Natur, unser höheres Selbst, Gott, das Universum oder die Menschheit ist. Die Verbundenheit mit dieser »Quelle« führt zu einem Zustand der Kohärenz, der Wohlbefinden und Heilung bewirkt.

EIN A.W.E.-MOMENT

Stehen Sie auf. Lockern Sie Ihre Schultern. Entspannen Sie Ihren Körper. Dann denken Sie – mit offenen oder geschlossenen Augen – an jemanden, der für Sie eine stete Quelle der Koregulation ist. Diese Person verhilft Ihnen zu mehr Entspannung – selbst wenn sie nicht mehr leben sollte. Denken Sie an einen Moment, in dem die Präsenz dieses Menschen Sie beruhigt hat. Malen Sie sich die Szene aus. Wie war das Gespräch (wenn es eines gab)? Wie haben Sie sich gefühlt? Was hat jene Person, das Sie zu dieser intensiven Wertschätzung führt? Nun atmen Sie diese Wertschätzung ein. Spüren Sie hin, wie diese Energie Ihren ganzen Körper erfüllt. Beim Ausatmen machen Sie sich Ihre Wirbelsäule bewusst. Und die Energie, die dort auf und ab fließt. Manche Menschen spüren einen Schauder oder ein Kitzeln, wenn die Energie sich ausbreitet.

Die A.W.E.-Methode ist nicht der einzige Weg zu diesem einzigartigen physiologischen Zustand. Aber sie ist der schnellste und direkteste, den wir kennen. A.W.E. normalisiert unser Nervensystem, indem es schnell den ventralen Vaguskomplex aktiviert. Kommen wir nun zum nächsten Schritt: zur Erweiterung.

DAS ERWEITERN

Wahre Freude heißt unmittelbare Ausdehnung. Wenn wir wahre Freude erfahren, wird unser Herz weit. Wir spüren, dass wir im freien Himmel des Göttlichen fliegen. Die Welt wird unser in all ihrer Weite. Nicht, um sie zu beherrschen, sondern um unser Bewusstsein so weit werden zu lassen wie sie. Wir werden zur Wirklichkeit, wir werden zur Weite.

Sri Chinmoy: »The Wings of Joy. Finding Your Path to Inner Peace«

Wir haben ja schon darüber gesprochen, dass wir beim Einatmen Energie aufbauen. Das ist der Schritt des Wartens. Wenn wir ausatmen, lassen wir diese Energie los, stimulieren den ventralen Vaguskomplex und verspüren Ruhe und Sicherheit. Während wir uns entspannen, passiert mit den Empfindungen während des Einatmens etwas ganz Entscheidendes: Sie dehnen sich aus.

Manche Menschen können fühlen, wie die Energie die Wirbelsäule hinaufsteigt und den Körper verlässt. Bei diesem Loslassen, das mitunter Gänsehaut verursacht, wird jene Energie des Nervensystems freigesetzt, die vorher gebunden war.

Der ein oder andere wird dadurch etwas desorientiert, aber nur für einen kurzen Moment. Manchmal ist die Veränderung auch sehr subtil und ähnelt eher einer »Pause« im Bewusstsein. Dann wieder erleben wir das Ganze stärker und reagieren mit einem »Wow, was ist denn da passiert?« – nun haben wir es nicht nur mit einer physiologischen, sondern auch mit einer psychischen Veränderung zu tun. Unsere Energie wandelt sich, unser Nervensystem legt eine Ruhepause ein, und plötzlich ist etwas in uns anders. So rasch kann das manchmal gehen:

> Gerade zu Beginn der Pandemie hat mir A.W.E. sehr geholfen. Man hatte keine Kontrolle über sein Leben mehr, und der Lockdown engte mein Leben ganz schön ein. Ich fühlte mich isoliert. Die A.W.E.-Methode hat mir Frieden geschenkt. Jedes Mal, wenn ich sie übte, wurde die Welt um mich herum ein wenig größer. Sie ließ mein Selbst weit werden. Man bekommt ein viel umfassenderes Bild von der Wirklichkeit und legt seinen engen Blick ab, was das Leben angeht, die Welt und überhaupt die ganze Katastrophe.[3]

In dem Moment der Desorientierung haben wir keine Möglichkeit, unsere Erfahrung in eine bestimmte Schublade zu stecken. Wir haben keine Ahnung, was da passiert. Und so kommt es zur kognitiven Akkomodation. Das meint Jason Silva, wenn er sagt, wir riefen das Staunen herbei, indem wir das Selbst kurzfristig außer Kraft setzten, damit die Welt zu uns vordringen könne. In diesem Augenblick erleben wir einen neuen, frischen Blick auf uns und unser Umfeld. Durch die Brille der Ehrfurcht betrachtet, zeigt sich die Welt ganz neu.

Anil Seth ist Neurowissenschaftler an der University of Sussex. Er gibt in einem TED-Talk eine neurologische Erklärung dafür, wie wir eine neue Perspektive integrieren. Er spricht zwar nicht über Ehrfurcht, doch sein Experiment mit den Audioaufnahmen ist an sich schon ein A.W.E.-Moment:

> Stellen Sie sich vor, Sie sind ein Gehirn. Sie sitzen im Inneren eines knöchernen Schädels fest und versuchen herauszufinden, was da draußen in der Welt los ist. Im Schädel gibt es kein Licht. Und keine Geräusche. Alles, was Sie mitbekommen, sind die Ströme elektrischer Impulse, die nur indirekt mit den Dingen der Welt zusammenhängen, wie immer diese auch beschaffen sein mögen. Daher ist die Wahrnehmung – also irgendwie herauszufinden, was vorgeht – ein auf Infor-

> mationen gründendes Ratespiel. Das Gehirn gleicht die sensorischen Signale mit seinen Erwartungen oder Überzeugungen über die Welt ab und stellt seine Mutmaßungen an, was diese Signale ausgelöst haben könnte [...] Was wir wahrnehmen, ist die beste Vorhersage [vonseiten unseres Gehirns] darüber, was da draußen in der Welt los ist.[4]

Um den Wandel in der Wahrnehmung anschaulich zu machen, spielte Professor Seth uns die Aufzeichnung einer Rede vor, die aber niemand verstand, weil er die Aufnahme mit hoher Geschwindigkeit ablaufen ließ. Dann spielte er uns die Rede noch einmal langsamer ab, sodass wir sie verstehen konnten. Und zuletzt spielte er uns die Rede wieder schnell vor. Erstaunlicherweise konnten sie nun alle verstehen. Seth beschreibt, was hier abläuft:

> Die Sinnesinformation, die zum Gehirn gelangt, hat sich nicht verändert. Aber die Vorhersage des Gehirns über die Ursachen dieser Information ist eine andere, und das verändert, was Sie bewusst hören. [...] Das hängt zum größten Teil eben nicht von den Signalen ab, die das Gehirn aus der Außenwelt empfängt, sondern ebenso sehr, wenn nicht noch mehr, von den Wahrnehmungsvorhersagen, die das Gehirn trifft. Wir nehmen die Welt nicht einfach passiv wahr. Wir erschaffen sie aktiv. Die Welt, die wir erleben, kommt ebenso sehr, wenn nicht noch mehr, aus dem Inneren wie aus dem Äußeren.[5]

Konzentrieren wir uns auf etwas, was wir schätzen oder faszinierend finden, verändert dies unsere Wahrnehmung, sodass wir die Welt voller Ehrfurcht betrachten. Die Psychologin Kelly Bulkeley beschreibt dies in ihrem Buch *The Wondering Brain* wie folgt:

> Im Staunen erleben wir ein unvermitteltes Dezentralisieren des Selbst. Etwas überraschend Neues und unerwartet Machtvolles zu

> entdecken, heißt, dass sich unser persönliches Identitätsgefühl dramatisch wandelt. Das führt zu neuen Überzeugungen und Einsichten, die das Selbst wieder in die Mitte rücken lassen. Wie stark dieser Prozess der De- und Rezentralisierung ist, lässt sich schon daran ablesen, wie lebendig die Erinnerung daran gewöhnlich ausfällt und wie intensiv die begleitenden körperlichen Erfahrungen sind. Die Betreffenden berichten von umwerfenden, verblüffenden, atemberaubenden, überwältigenden, faszinierenden und erstaunlichen Erfahrungen – all dies deutet auf ein Erleben hin, das normale Worte und Gedanken übersteigt und bei den Betroffenen die Sehnsucht weckt, zu lernen und zu verstehen. An diesem Punkt wird das »Wunder« zum »Wundern«. Die intensive emotionale Erfahrung erweckt eine höchst lebendige Neugier. Man strebt nach Wissen und fängt an, kritische Fragen zu stellen: »Und ich frage mich: …«[6]

Die Dezentralisierung des Selbst geschieht, wenn wir ergriffen staunen und uns für neue Sichtweisen öffnen. Dies wiederum führt zur Auflösung des Ichs, des kleinen Selbst. Paradoxerweise weitet sich unser Identitätsgefühl, wenn unser Ich sich zurückzieht.

DIE IDENTITÄT DER WEITE

Es leuchtet auf den ersten Blick nicht unbedingt ein, aber die Expansion unserer Identität geht einher mit der Auflösung unseres Ichs. Wir beschreiben diesen Prozess jedoch lieber als Erweiterung, denn das heißt, dass wir mehr integrieren können. Es geht ja nicht darum, Teile unseres Selbst – das Ich – loszuwerden, sondern über unser bisheriges Selbst hinauszuwachsen.

Der Entwicklungspsychologe Erik Erikson definierte Identität als »fundamentales Organisationsprinzip, das sich während unserer Lebenszeit ständig wandelt«.[7] Identität ist ein mentales Konstrukt, die innere Erfahrung des »Ich bin«, die wir auf die verschiedenen Rollen in unserem Leben, unser Geschlecht, unsere ethnische Zugehörigkeit, unseren Status, unsere Fähigkeiten und Unfähigkeiten, unsere Religion, Werte und Verhaltensweisen anwenden. Die Identität ist autobiografisch.

Identität beruht auf Erinnerungen und Erwartungen – Leistungen, Scheitern, Familiendynamik, wichtigen Beziehungen, Hoffnungen und Bestrebungen. Sie ist Teil unseres Narrativs, der Geschichte, die wir uns über uns selbst erzählen: »Meine Mutter hat mich verlassen, und deshalb kann ich mich nicht auf Beziehungen einlassen. Ich habe Angst, erneut verletzt zu werden.« Es gibt kein Naturgesetz, das besagt: Wenn Sie von Ihrer Mutter verlassen wurden, werden Sie keine engen Bindungen eingehen können. Diese Überzeugung ist Ihre Interpretation der Geschehnisse. Auf diese Weise machen Sie sich einen Reim auf die interpersonelle Dynamik zwischen Eltern und Kind. Wenn wir uns zu sehr an die Geschichten klammern, die unsere Identität ausmachen, kann uns das einschränken.

Viele Gesichtspunkte unserer Identität sind sehr flexibel und ändern sich mit der Zeit, wenn wir das zulassen. Andere Aspekte unserer Identität sind unveränderlich. Wir sind Hispano-Amerikaner, Juden, Asiaten, Migranten, oder wir haben eine körperliche Einschränkung. Diese Beschreibungen sind korrekt und ändern sich nicht mehr. So weit, so gut. Doch unsere Haltung zu diesen Beschreibungen und wie wir sie interpretieren, das kann sich ändern. Und damit ändert sich auch unsere Identität.

Unsere Identität wird in den ersten Lebensjahrzehnten ausgebildet. Sie bestimmt unsere Werte, entscheidet, welche Art Mensch wir sind, welche Art Freund oder Freundin. Sie umfasst unsere Talente und unseren Platz im Leben. Abenteurerin sein, Umweltaktivist, eine Intellektuelle oder ein spirituell Suchender, ein einsamer oder ein risikofreudiger Mensch – all diese Bezeichnungen sind Beispiele für Verhaltensweisen, Etiketten und Überzeugungen, die zu einem Teil unserer Identität werden können.

Eine gesunde Identität gibt uns ein Gefühl von Stabilität, Sicherheit und Kontinuität, die in einer sich schnell wandelnden Welt sehr hilfreich sind. Wenn wir jeden Morgen aufstehen und ein klares Gefühl dafür haben, wer wir sind und wie wir im Kontakt mit der Welt sein wollen, bringt das unsere Angst zum Verstummen.

Wird hingegen unsere Identität infrage gestellt, dann löst dies für gewöhnlich Ängste aus, weil die Identität zentral für das ist, was wir über uns selbst glauben. Sie ist uns wichtig. Wenn wir das Gefühl haben, dass jemand unsere Identität nicht akzeptiert, bekommen wir Angstzustände, und unser sympathisches Nervensystem wird aktiv. Sagt uns jemand, dass wir falschliegen, dass er mit uns nichts mehr zu tun haben will, oder macht er sich sogar über uns lustig, dann reagieren wir, als wären wir *körperlich* bedroht. Wir verteidigen uns: Wir streiten (Kampf), wenden uns ab (Flucht) oder erstarren (Totstellreflex). Doch keine dieser Reaktionen auf den wahrgenommenen Auslöser unserer Angst ist nützlich, weil gewöhnlich wir selbst die wahre Quelle sind. Es bringt uns nichts, mit uns selbst zu kämpfen, vor uns selbst wegzulaufen oder uns in Totenstarre zu versetzen.

Aber es gibt einen Unterschied zwischen Angst und Angstzustand. Angst ist die Reaktion auf eine spezifische, unmittelbare Gefahr. Angstzustände jedoch sind Reaktionen auf unsere Interpretation des Geschehens. Angstzustände lassen sich lösen, wenn man »von oben nach unten« vorgeht, was heißt, dass wir unseren präfrontalen Kortex einsetzen, jenen Teil des Gehirns, der Sinn und Bedeutung zuweist. Mit etwas Übung können wir lernen, Bedeutungen zu ändern, zum Beispiel indem wir die A.W.E.-Methode einsetzen oder auf unsere sprachlichen Reaktionen achten (was wir in Kapitel 8 sehen werden). Aber man kann Angstzustände auch lindern, indem man »von unten nach oben« vorgeht: Wir werden uns unserer körperlichen Empfindungen und Bewegungen bewusst.

Interessanterweise umfasst die A.W.E.-Methode beide Ansätze. Mit der kognitiven Akkomodation können wir die Bedeutung ändern, die wir einem Ereignis zuweisen. Andererseits stimuliert die A.W.E.-Methode unsere Sinne und wirkt so auch ohne Worte.

Wie auch immer: Die Ehrfurcht ist ein sinnvoller Weg, um Angstzustände zu lindern, die sich einstellen, wenn wir unsere Identität bedroht sehen. Der erste Schritt dazu ist, dass wir uns bewusst machen: *Eine Bedrohung unserer Identität ist keine Bedrohung unseres Überlebens.*

Wenn uns klar ist, dass wir selbst unsere Identität formen – wir entscheiden, wie wir uns definieren –, dann reagieren wir auf Kritik weniger dünnhäutig. Indem wir die Anhaftung an unsere Identität lockern, ist da gleich mehr Raum, als hätten wir ein zu enges Kleidungsstück abgelegt. Das verschafft uns Erleichterung, weil wir uns für neue Möglichkeiten öffnen. Unsere Identität wird durchlässig – wie ein Netz, das sich für Chancen offen zeigt. Vielleicht merken wir, dass wir nicht in ein bestimmtes Klischeebild passen. Oder wir machen mal etwas, was uns aus unserer Komfortzone herauskatapultiert: im Denali-Nationalpark in Alaska wandern, ein Bild malen, einen Bananenkuchen backen oder einfach nicht reagieren, wenn jemand unseren Wert infrage stellt.

Nietzsche sagte einmal, alles, was uns nicht umbringe, mache uns stärker. Wir glauben, dass er hier von der Identität sprach. Wenn eine Herausforderung uns nicht tötet, stärkt sie unsere Identität und schiebt ihre Grenzen hinaus.

Das hat allerdings nichts mit solchen Bedrohungen unserer Identität zu tun, die in körperlicher Gewalt enden können – Gewalt, die rassistisch oder homophob motiviert ist. Wenn wir uns als »gay« betrachten und deshalb beschimpft werden, kann das durchaus zur körperlichen Bedrohung werden. Dann ist es auch in Ordnung, wenn unser Kampf-Flucht-Impuls uns aktiviert. Dasselbe gilt, wenn wir schikaniert werden, weil wir schüchtern sind oder nicht dazugehören. Sind wir schon Opfer solcher Angriffe geworden, steuert das auch unsere späteren Reaktionen.

Wir reden hier aber von einer Überreaktion auf Bedrohungen unserer Identität, die wohl zu keiner physischen, aber zu einer psychischen Verletzung führen. Kommt das von Menschen, die uns nahestehen, ist es normalerweise sinnvoll, sich zu sagen, dass die Bedrohung unserer Identität eben nicht unser Überleben gefährdet.

Wenn wir uns ein erfülltes Leben wünschen, müssen wir das, was wir als unsere Identität empfinden, weiter und geräumiger werden lassen: Je weiter wir ihre Grenzen hinausschieben, desto mehr können wir uns mit anderen identifizieren, desto eher betrachten wir uns als mit ihnen verbunden. Als junge Erwachsene bringen wir vielleicht kein Mitgefühl für Menschen auf, die krank sind, weil wir möglicherweise keine Erfahrung damit haben, wie es sich anfühlt, schwach zu sein. Wir können uns in ihr Erleben nicht einfühlen. Ähnlich können wir vielleicht nichts mit Menschen anfangen, die einen Verlust hinnehmen mussten. Haben wir aber Krankheit und Verlust einmal selbst erlebt, dann weitet sich unsere Identität, und wir entwickeln eher Mitgefühl mit Menschen, die leiden. Eine durchlässigere, weniger enge Identität macht uns zu einzigartigeren, komplexeren und resilienteren Zeitgenossen.

Ehrfurcht lässt unsere Identität (unser Ich) durchlässiger werden. In einem Interview für den Podcast »Simulation: Global Enlightenment« spricht der Autor Michael Pollan über die Auflösung des Ichs und die Vorstellung einer sich entgrenzenden Identität, die sich einstellt, wenn das Default-Mode-Netzwerk (DMN) still wird, wie es geschieht, wenn man das Gefühl des Staunens erlebt:

> Ohne Zeitgefühl hat man kein Gefühl für Identität. [...] Höchst interessant ist: Wenn das Default-Mode-Netzwerk sich beruhigt, was man auf einer fMRT-Aufnahme sieht, dann berichten die Betroffenen, dass ihr Ich sich vollkommen aufgelöst hat. [...] Wenn das Default-Mode-Netzwerk in den Schlummerzustand geht, dann bilden sich lauter neue neuronale Verbindungen, die es vorher nicht gegeben hat. Das Gehirn wird neu verschaltet, und plötzlich haben Sie da all diese neuen Pfade. Und wir wissen nicht, was dort passiert.[8]

***

Ehrfurcht ist in unseren Augen das Schmiermittel, das diese Neuverschaltung erleichtert, sodass wir in ganz andere Bewusstseinsebenen gleiten. Wir glauben auch, dass die erste Aufgabe unseres modernen Gehirns die ist, unsere Bewusstheit zu erhöhen und unsere Identität zu entgrenzen. Das Moment der Erweiterung ist die Schnellspur auf unserer evolutionären Zeitleiste. Erweiterung findet statt, wenn wir über das Vertraute hinausgehen und uns für neue Perspektiven und Erfahrungen öffnen. Sie stellt sich ein, wenn der Gipfel der physiologischen und psychologischen Veränderungen erreicht ist, die sich aus dem Drei-Schritte-Modell von A.W.E. ergeben: Aufmerksamkeit, Warten, Erweitern und Ausatmen. Die A.W.E.-Methode ist eine Pforte zu tiefgründiger Präsenz, Weite, Leichtigkeit und Frieden – die Überholspur zur Transzendenz.

TEIL III

A.W.E. UND DIE ZUKUNFT DER ACHTSAMKEIT

KAPITEL 7

WAS IST ACHTSAMKEIT ÜBERHAUPT?

Für Dacher Keltner ist die A.W.E.-Praxis die »Zukunft der Achtsamkeit«, denn eine so kurze und gleichzeitig so effiziente Methode wie diese, die man überall und jederzeit einsetzen kann, sei für Menschen, die glauben, keine Zeit für eine regelmäßige formale Achtsamkeitspraxis zu haben, ausgesprochen attraktiv. Alles in allem hat sich die Welt sehr verändert, seit die ersten Menschen vor langer, langer Zeit anfingen, Achtsamkeitsmeditation zu üben. Und mit ihr auch die Praxis der Achtsamkeitsmeditation.

Anfang des neuen Jahrtausends, als Jakes Frau Hannah Retreats veranstaltete, um die Zen-Meditation zu praktizieren – die ja auch eine Form der Achtsamkeitspraxis ist –, hieß dies, dass sie sieben Tage fort war und täglich acht Stunden in der Meditation saß. Sie durfte in dieser Zeit nicht sprechen, außer um dem Rōshi (Zen-Meister) ihre Antwort auf ihr Koan (eine Art Rätsel) vorzulegen. Sinn und Zweck dieser strengen Reglementierung war es, eine disziplinierte innere Sammlung herbeizuführen, die beruhigend auf den Geist wirkt. Diese formalen Meditationssitzungen waren darüber hinaus außergewöhnliche Erfahrungen, die in manchen Fällen das ganze Leben der Betroffenen umkrempelten. Doch hatte eben nicht jeder die Zeit, sich zu solchen Retreats zu begeben oder daheim dann jede Woche stundenlang zu meditieren. Somit war die Zahl derer, die regelmäßig meditieren konnten, recht überschaubar.

Heute gibt es viele weniger streng reglementierte Formen der Achtsamkeitsmeditation. Die Leute laden sich entsprechende Apps auf ihre Smartphones oder flechten die Achtsamkeitspraxis in ihre täglichen Aktivitäten wie Geschirrwaschen, Gärtnern oder Gehen ein. Im Laufe der letzten Jahrzehnte sind daher stark vereinfachte Formen von einigen der ältesten Achtsamkeitsmeditationen überhaupt entstanden. Sie haben auch neue, »weltlichere« oder klinische Namen bekommen: »Mindfulness-Based Stress Reduction« (»Achtsamkeitsbasierte Stressreduktion«), »Mindful Self-Compassion« (»Achtsames Selbstmitgefühl«) oder »Mindfulness-based Cognitive Therapy« (»Achtsamkeitsbasierte Verhaltenstherapie«). Darin spiegelt sich die Entwicklung wider, welche die Praxis der Achtsamkeit durchlaufen hat.

Dass man von stark formalen zu formlosen Methoden überging, ist der Grund, warum heute mehr Menschen Zeit finden, sich in Achtsamkeit zu üben. Allein in den USA stieg die Zahl derer, die das Meditieren zumindest einmal ausprobiert haben, auf etwa 35 Millionen Personen (Erwachsene und Kinder), wobei sie zwischen 2012 und 2017 bei etwa 10 Prozent der Bevölkerung lag.[1]

Steht die Zen-Meditation für das streng formalisierte Ende des Spektrums, so ist die A.W.E.-Methode am entgegengesetzten Ende angesiedelt. Die A.W.E.-Praxis ist so zugänglich, wie Achtsamkeitsmeditation nur sein kann.

DIE ANFÄNGE IM OSTEN

Unter dem Oberbegriff »Achtsamkeit« werden die unterschiedlichsten Meditationstechniken zusammengefasst, von denen viele vor Tausenden von Jahren im Fernen Osten in den religiösen Traditionen des Hinduismus und Buddhismus entstanden sind. »Meditation« ist eine Form der Achtsamkeitspraxis, Yoga, Tai-Chi oder Qigong sind andere. Alle aber verlangen sie ein gewisses Maß an Disziplin, Übung und Zeit. Um die positiven Effekte dieser formalen Praktiken zu erfahren, muss man erst einmal die jeweiligen »Grundtechniken« erlernen und sie dann diszipliniert üben.

Doch man kann die Praxis der Achtsamkeit auch mit ganz einfachen Tätigkeiten verbinden, etwa indem man seine volle Achtsamkeit auf das richtet, was man gerade tut. Und man kann es komplizierter machen – indem man beispielsweise die Bewegungsabläufe lernt, die zum Sufi-Tanz gehören.

Es gibt beispielsweise folgende Arten der Achtsamkeitspraxis:

- *Konzentrationstechniken* (man richtet die Aufmerksamkeit auf bestimmte Worte, Gedanken, Empfindungen oder Bilder). Hierher gehören: Transzendentale Meditation, Vipassana-Meditation (Achtsamkeit auf den Körper, Bodyscan), Gebete, Chanten, Mantra-Rezitation, Mandala-Meditation.
- *Achtsamkeit in Bewegung:* Yoga, Tai-Chi, Qigong, Sufi-Tanz.
- *Positive Gefühle entwickeln:* Mitgefühl, Vergebung, Dankbarkeit, Güte. Hierher gehören zum Beispiel die buddhistische Metta-Meditation (»Liebende Güte«), die tibetisch-buddhistische Tonglen-Praxis oder das HeartMath-Training (Dankbarkeit und Mitgefühl).
- *Den Geist »leer werden lassen«:* Meditation über den »offenen Himmel«, Gebet der Sammlung beziehungsweise stilles Gebet.
- *Nichtreligiöse Achtsamkeitstechniken:* Mindfulness-Based Stress Reduction (MBSR) mit den verschiedenen Übungen wie Achtsamkeit auf den Atem, Bodyscan, Meditation auf ein frei gewähltes Objekt, Gehmeditation, achtsames Essen, achtsames Dehnen.

Welche Technik wir wählen, um in einen Zustand höherer Achtsamkeit einzutauchen, ist eine individuelle und mitunter kulturell beeinflusste Entscheidung. Die meisten zieht es zu einer Technik, die ihrer Persönlichkeit entspricht. So genießen es manche Menschen, die körperliche Vitalität und Kraft zu erlangen, die man mit dem Yoga verbindet. Andere vertiefen vielleicht ihre Erfahrungen mit religiösen oder spirituellen Meditationstechniken, die sie schon früher gelernt haben, zum Beispiel Tai-Chi.

Welche Methode man wählt, ist unwichtig. Ein geschickter Derwisch, der sich wirbelnd im Tanz dreht, kann ebenso gut einen Zustand der Transzendenz erreichen wie eine Nonne, die im Chorgestühl ihr »Ave-Maria« rezitiert. Wenn wir aber dazu neigen, über unsere eigenen Füße zu stolpern, oder Hummeln im Hintern haben, dann sind weder Sufi-Tanz noch Rosenkranzgebet geeignet, um uns ans »Ziel« zu führen, in jene Weite und Offenheit, die wir erfahren möchten.

Die einfachste Definition von »Achtsamkeit« ist, ganz im Hier und Jetzt zu sein und den gegenwärtigen Moment anzunehmen, wie er ist. Wie es das »A« in »A.W.E.-Praxis« besagt, machen wir das, indem wir unsere volle Aufmerksamkeit dem zuwenden, was wir gerade tun oder erleben. Mit einem offenen, neugierigen Geist können wir eine Alltagsaktivität in eine Erfahrung des Erwachens verwandeln. Nehmen wir eine Tasse Tee zur Hand, können wir bewusst wahrnehmen, wie die Tasse sich anfühlt. Trinken wir einen Schluck, registrieren wir neugierig, wie kalt oder warm der Tee ist. Ist er lau, akzeptieren wir das einfach. Ohne es zu bewerten. Wir gehen ganz in diesem Moment auf, sind nur Beobachter dieser Erfahrung. Werturteile durch Akzeptanz zu ersetzen, hat eine beruhigende Wirkung auf den Geist.

Werden wir zu reinen Beobachtern unserer Erfahrung, so werden wir achtsamer gegenüber dem, was wir gerade erfahren. Dann hören wir vielleicht das Geschnatter unseres Affengeistes (das bekanntlich zu den Aktivitäten unseres Default-Mode-Netzwerks gehört), der sich über den lauwarmen Tee beschwert. Betrachten wir die Szene jedoch mit Achtsamkeit, erkennen wir die Werturteile, die wir innerlich fällen, lassen sie los und sammeln unsere Aufmerksamkeit neu.

Achtsam zu sein, entfaltet bei Millionen Menschen die unterschiedlichsten Wirkungen. Es kann zu mehr Gewahrsein führen, zu mehr Präsenz und zu einem ruhigeren Geist. Es kann uns aber auch tiefe Einsichten vermitteln und uns mit dem verborgenen Wissen unseres Unbewussten verbinden, mit etwas, was größer ist als wir selbst. Mit entsprechender Übung kann Achtsamkeit uns schließlich in einen höheren Bewusstseinszustand eintauchen lassen – was wir als »Raumhaftigkeit« bezeichnen.

EIN GEMEINSAMER NENNER

Achtsamkeit wird manchmal als spirituelle Praxis verstanden, die gleichrangig neben Ehrfurcht und Religion steht. Bei allen Unterschieden zwischen Spiritualität, ehrfürchtigem Ergriffensein und Religion gibt es dennoch einen gemeinsamen Nenner: Alle drei ermöglichen uns die Verbindung mit etwas, was größer ist als unser Selbst. Und gleichzeitig sind sie ein Weg zu ebendiesem Selbst.

Eine wissenschaftliche Auswertung der in dem Buch *Awakening to Awe* zusammengetragenen Interviews mit Menschen, die das Gefühl des Ergriffenseins erlebt hatten, fand in den persönlichen Berichten der Probanden zehn wiederkehrende Themen.[2] Eins davon war, dass die Betreffenden das Gefühl hatten, sich in der Gegenwart von etwas Heiligem zu befinden – von »einer Art von Transzendenz«.[3]

In einem Zoom-Interview, das wir mit dem Psychologen Kirk Schneider und Autor des genannten Buches führten, erklärte er, wie Ehrfurcht und spirituelle Praxis zusammenhängen: »Das Gefühl ehrfürchtiger Ergriffenheit nimmt die dynamische Spannung auf, die zwischen unserem sterblichen, verletzlichen Selbst und unserer eher gottähnlichen, transzendenten Seite besteht. Und wie mir scheint, spielt sich da alles ab: unsere Kreativität, unser Wachstum als Menschen oder unsere tastenden Schritte ins Neuland.«[4]

Eins der Hauptziele der Achtsamkeitspraxis ist es, Leiden zu verringern – vor allem die seelischen Nöte, in die wir geraten können, falls unsere Geschicke sich nicht so entwickeln, wie wir es gern hätten: wenn unser Partner sich von uns trennt oder wenn unser Default-Mode-Netzwerk heiß läuft und nur noch negative Gedanken oder Emotionen produziert. Der Neuropsychologe und Achtsamkeitsexperte Rick Hanson schreibt in seinem Buch *Achtsam wie ein Buddha,* das Gefühl, ein Selbst zu sein, verursache viel Leid, indem wir beispielsweise alles Mögliche persönlich nähmen und uns defensiv und besitzergreifend verhielten. »Nimmt das Gefühl, ein Selbst zu sein, hingegen ab, steigert sich das Wohlbefinden für gewöhnlich, wir werden gelassener und offener.« Und er fährt fort: »Oder wie Anam Thubten es ausdrückte: Kein Selbst, kein Problem.«[5] Gemeint ist hier das kleine Selbst, von dem bereits die Rede war, das Ich, das sich auflöst. Wie das Gefühl des ergriffenen Staunens können uns auch die verschiedenen Achtsamkeitstechniken mit dem kleinen Selbst in Kontakt bringen.

DIE ACHTSAMKEIT KOMMT IN DEN WESTEN

Für manche ist »Achtsamkeit« unmittelbar verbunden mit dem Namen Jon Kabat-Zinn. Der Professor emeritus für Medizin und Gründer der Stress Reduction Clinic sowie des Center for Mindfulness in Medicine, Health Care and Society (CFM; Zentrum für Achtsamkeit in Medizin, Gesundheitswesen und Gesellschaft) an der University of Massachusetts Medical School beschäftigte sich mit buddhistischer Meditation, ehe er seine von religiösen Elementen befreite Version der Achtsamkeitspraxis entwickelte. Er nannte seine weniger formale Methode »Mindfulness-Based Stress Reduction (MBSR)«, die er ab den 1970er-Jahren zu lehren begann. Seine Zielsetzung war, den Menschen zu helfen, Stress, Angst, Depressionen und Schmerz zu lindern. Das achtwöchige Programm, zu dem verschiedene Achtsamkeitstechniken ebenso wie Elemente der kognitiven Verhaltenstherapie gehören, wird auch heute noch in vielen Kliniken und anderen Einrichtungen eingesetzt.

MÖGLICHE RISIKEN UND NEBENWIRKUNGEN

Da wir schon seit einiger Zeit verschiedene Achtsamkeitstechniken praktizieren und unterrichten, sind wir mit deren positiven Auswirkungen gut vertraut: Abbau von Stress, Angstzuständen, Depressionen sowie die Verbesserung stressbedingter Erkrankungen wie Reizdarmsyndrom oder posttraumatische Belastungsstörung. Letztlich sind das ähnliche positive Effekte, die man auch bei der A.W.E.-Praxis findet.

Aber wir sind auch vertraut mit den Schwierigkeiten und Grenzen, an die manche Achtsamkeitstechniken in unserer heutigen geschäftigen Welt stoßen: Da ist der Druck, sich jeden Tag zwanzig oder dreißig Minuten zum Meditieren hinzusetzen, die Anstrengung, sich ins Hier und Jetzt zu begeben, die Selbstverurteilung, weil man mal wieder eine Meditationssitzung ausgelassen hat oder weil man die eigene Praxis mit der von anderen vergleicht. Viele Menschen sind daher noch nie in den vollen Genuss der Vorzüge der Achtsamkeit gekommen, weil Achtsamkeit und Meditation in ihrer traditionellen Form nur schwer durchzuhalten sind. So nützlich sie auch sein mögen, gelangen auf diese Weise doch nur wenige Praktizierende in einen Zustand der Transzendenz – meist handelt es sich da um diejenigen, die nicht nur hochdiszipliniert sind, sondern sich auch über lange Zeit konzentrieren können. Für diesen Typus ist Michael ein gutes Beispiel.

Nachdem er einen Panikanfall hatte, während er die Aufnahmeprüfung fürs Medizinstudium machte, nahm er sich fest vor, die Kunst der Achtsamkeit zu lernen und zu üben, um auf dem langen Weg zum Doktor der Medizin geistig gesund zu bleiben. Seine erste Station war ein zehntägiges Vipassana-Schweige-Retreat. Michael erinnert sich noch gut daran, wie schwer es körperlich und emotional war, stundenlang in der Meditation zu sitzen – insgesamt fünfzehn Stunden täglich. Vom langen Sitzen schmerzte der ganze Körper, und das Schweigen schien das Geschnatter in seinem Kopf nur noch zu verstärken. In gewisser Weise war diese Meditationsklausur eine größere Herausforderung für ihn als die intellektuellen und körperlichen Anforderungen seines Medizinstudiums.

Doch Michael hielt unter Aufbietung aller Willenskraft durch und schaffte es mit der Zeit, eine regelmäßige Meditationspraxis aufrechtzuerhalten, zu der auch die Teilnahme an mehreren Retreats pro Jahr sowie an den wöchentlichen Treffen seiner Meditationsgruppe gehörte. Mit Ende dreißig schlugen ihn seine Mentoren am Spirit Rock Meditation Center als Lehrer vor, woraufhin er ein zweijähriges Ausbildungsprogramm durchlief. Nachdem er es absolviert hatte, gründete er eine konfessionsübergreifende Meditationsgruppe, die er auch leitete. Seitdem hat er Hunderten von Patienten, die an seinem Achtsamkeitsprogramm für chronische Schmerzpatienten teilnahmen, beigebracht zu meditieren.

Obwohl er so intensiv mit der Welt der Meditation verbunden war, brauchte es zwanzig Jahre des Übens, bis er seine erste tiefgehende Erfahrung der Transzendenz machte – das nämliche Gefühl von Weite und Raumhaftigkeit, das die Menschen regelmäßig erleben, wenn sie nur ein paar Sekunden mit der A.W.E.-Methode üben.

Viele empfinden es als schwierig, den ganzen Tag über achtsam zu sein beziehungsweise sich auf den gegenwärtigen Moment zu konzentrieren und zu akzeptieren, was ist. Sie können zwar punktuell immer wieder Achtsamkeit praktizieren, doch sobald auf dem Handy eine Benachrichtigung angezeigt wird oder sie anfangen zu überlegen, was sie noch alles zu tun haben, werden sie aus der Praxis gerissen, bevor sie überhaupt angefangen hat. Solche Ablenkungen machen es unmöglich, in höhere Bewusstseinszustände einzutauchen und ihre positive Wirkung zu erfahren.

Bei manchen Übenden (zum Beispiel stark auditive Typen oder Personen, die mit Depressionen kämpfen) können die traditionellen Formen der Achtsamkeitspraxis zudem ungewollte Nebenwirkungen wie negative innere Dialoge haben. Bei Menschen mit traumatischer Vorgeschichte kann es während traditioneller Meditationen zu Flashbacks, massiven Stressreaktionen, ja sogar zu dissoziativem Erleben kommen.[6]

Körperbasierte Achtsamkeitstechniken wie Yoga, Qigong oder Sufi-Tanz wiederum können für kranke oder körperlich eingeschränkte Menschen schwierig sein. Und selbst die Sitzmeditation wird unter Umständen ganz schön ungemütlich. Es ist nicht leicht, entspannt im Hier und Jetzt zu verweilen, wenn wir an nichts anderes denken können als an unsere Schmerzen in den Knien und im Rücken beziehungsweise uns verzweifelt fragen, wann die Glocke endlich das Ende der Sitzung verkündet.

Weil sie so schnell und einfach zu praktizieren ist, umgeht die A.W.E.-Methode all diese Probleme. Doch es gibt noch andere Vorteile, welche die A.W.E.-Praxis von den diversen Achtsamkeitsmethoden unterscheiden.

EIN SCHNELLER NEUSTART – VOM ENDE HER

Als wir Rick Hanson interviewten, fragten wir auch, wie unsere A.W.E.-Methode seiner Meinung nach in das weite Feld der Achtsamkeitstechniken passe. Zu diesem Punkt hatte er einiges zu sagen. Er bezeichnete die A.W.E.-Praxis als »tiefgründig« und als »schnelle Maßnahme, die bei den Menschen zum Neustart führt«:

> Wir alle haben diese außerordentliche Gabe, die wir die ganze Zeit vor unserer Nase hatten: dass wir nämlich innerhalb weniger Sekunden unsere sämtlichen Stresshormone wieder auf null stellen können. Dass wir unser Gehirn neu starten können und herauskommen aus der Stressanspannung. Dass wir eintauchen können in einen Zustand authentischer Wertschätzung für das, was uns umgibt, und darin verweilen, und sei es nur für ein paar Sekunden. Aus diesem Zustand kommen wir dann erfrischt, klarer, offener und leistungsfähiger heraus.
>
> Jahrtausendelang hat der Mensch zu den Sternen aufgeschaut, die Geburt seiner Kinder bestaunt und Ehrfurcht empfunden angesichts der unendlichen Weite, die ihn umgibt. Jetzt ist die moderne Wis-

senschaft dabei, die verborgene Kraft des Staunens im Alltag zu enthüllen, eine Kraft, die wir heute dringender denn je brauchen, da so viele äußere Einflüsse unsere ganze Aufmerksamkeit auf sich ziehen, weil wir uns von ihnen bedroht, unter Druck gesetzt und ausgezehrt fühlen.

Für Hanson haben A.W.E. und Achtsamkeitstechniken eine gemeinsame Basis, andererseits weicht A.W.E. aber auch auf subtile Weise ab:

> Eine der schönsten Eigenschaften der A.W.E.-Praxis ist es, dass sie bei aller Einfachheit vielfältigen Nutzen bringt, dass man zum Beispiel mehr Achtsamkeit entwickelt, während man seine Wertschätzung auf all das Schöne ausdehnt, das sich tatsächlich in uns und in unserem Umfeld befindet. Das ist wirklich eine sehr gute Methode, um sich in Achtsamkeit zu üben. Viele Menschen erleben die traditionellen Formen der Achtsamkeitspraxis als wenig inspirierend und schwer durchzuhalten. Wenn man nun achtsamer wird, weil man mehr Zeit in einem Zustand dankbaren Staunens verbringt, so ist das eine angenehme und sehr wirksame Möglichkeit, einen stabileren Geist zu entwickeln.[7]

Und im Gegensatz zu den ursprünglichen Formen der Achtsamkeitspraxis richtet sich die A.W.E.-Methode nicht auf »neutrale« Objekte. Wir sagen den Leuten, dass sie ihre Aufmerksamkeit auf etwas richten sollen, was sie mögen, schätzen oder faszinierend finden. Die A.W.E.-Praxis findet also schon in einer positiven Haltung statt.

Worin die A.W.E.-Praxis sich am stärksten von traditionellen Formen unterscheidet, ist aber wohl folgender Aspekt: Menschen, die einen Weg des persönlichen Wachstums oder einen spirituellen

Pfad beschreiten, erwarten gewöhnlich, dass sie »irgendwann« mehr Wohlbefinden, mehr Liebe, Mitgefühl und Akzeptanz erfahren. Sie gehen davon aus, dass dieser Transformationsprozess viele Monate und Jahre hingebungsvoller Praxis erfordert – so wie Michael das tat. Die A.W.E.-Praxis stellt diese Vorstellung auf den Kopf. Mithilfe von A.W.E. können wir diese Qualitäten *jetzt* erleben: in diesem Moment. Und damit geht es auf unserer Reise nicht mehr um ein Ziel, das irgendwo in der Zukunft liegt. Es geschieht alles in diesem Augenblick sowie an Ort und Stelle.

Statt auszuharren, bis wir endlich ans Ziel unserer Reise gelangt sind – was für viele Menschen Jahre disziplinierter Meditation bedeutet –, rollen wir das Feld von hinten auf und ernten die Früchte unserer Praxis sofort. Dies funktioniert zum Teil aus dem Grund, dass es bei der A.W.E.-Praxis nicht darum geht, unser Verhalten zu ändern. Sie setzt nicht bei den Verhaltensmustern an, die gewöhnlich verhindern, dass wir Veränderungen an unserem Leben vornehmen: Angst vor dem Scheitern oder auch vor dem Erfolg, »Aufschieberitis« (Prokrastination) oder Zeitmangel. Und diese Liste ließe sich noch ewig verlängern.

In seinem Buch *Die 1%-Methode* erklärt James Clear, für die Ausbildung einer Gewohnheit brauche es viererlei: einen Auslösereiz (die Aussicht auf eine Belohnung), Verlangen (die Motivation, sich die Belohnung zu holen), Reaktion (die spezielle Gewohnheit) sowie die Belohnung selbst (etwas, was wir gern mögen).[8] Arbeiten wie die von Clear helfen uns zu verstehen, dass wir unser Verhalten viel effizienter verändern können, wenn wir nicht mit Willenskraft, sondern mit Belohnungen arbeiten. Der Psychiater und Neurowissenschaftler Judson Brewer, Autor der Bücher *Das gierige Gehirn* und *Raus aus der Angstspirale*, hat viele erfolgreiche achtsamkeitsbasierte Programme zur Suchtbehandlung entwickelt.[9] Auch hier liegt der Schwerpunkt auf inneren Belohnungen und nicht auf dem

Einsatz von Willenskraft. Die A.W.E.-Praxis leistet, was Clear und Brewer propagieren, doch erfolgt bei der A.W.E.-Praxis die Belohnung sofort.

Sie können die A.W.E.-Praxis wie gesagt überall durchführen, sogar in der Öffentlichkeit – in einem überfüllten Zug, in der Schlange an der Supermarktkasse oder während Sie den Nachwuchs von der Schule abholen. Keine Menschenseele wird merken, was Sie da treiben, auch wenn manche vielleicht spüren, dass Ihre Energie sich verändert hat, und möglicherweise sogar etwas von Ihren guten Schwingungen aufnehmen:

> Die A.W.E.-Praxis hat mir geholfen, es langsamer angehen zu lassen, und so mein Leben zum Besseren verändert. Was mir besonders gefällt, ist, üben zu können, ohne dass jemand das auch nur bemerkt. Es gibt immer wieder Momente, da habe ich das Gefühl, entweder ich selbst oder andere seien total hektisch. Alles, was ich dann tun muss, ist, meine Aufmerksamkeit auf irgendetwas zu richten, ein wenig zu warten und lange auszuatmen. Die A.W.E.-Praxis kann ich wirklich immer und überall durchführen. Sie beruhigt mein Nervensystem, und ich fühle mich in meinem Körper und überhaupt in meinem Leben wohler.[10]

Für Menschen, die sich schwertun mit Meditation oder Achtsamkeit oder chronisch wenig Zeit haben, bietet sich die A.W.E.-Praxis daher als machbare Alternative an, da sie keinen Raum für Ablenkung oder negative Selbstgespräche lässt. Zwar kann uns ein klingelndes Telefon genauso wie bei der Achtsamkeitspraxis aus unserem Gefühl des Staunens herausholen. Doch normalerweise können wir uns in diesen Zustand genauso schnell wieder hineinversetzen, wie wir herausgerissen wurden. Und das ist ein Effekt, der sich mit der Zeit immer mehr verstärkt. Je öfter wir A.W.E. praktizieren, desto spontaner werden die Momente des Staunens. Es ist so, als würden wir mit minimaler Anstrengung eine Gewohnheit entwickeln, die sich selbst zu schätzen weiß. Und irgendwann stellen wir dann fest: Wir müssen dieses Gefühl des Staunens gar nicht mehr »einladen« – wie ein sehr willkommener Gast steht es einfach unangemeldet vor unserer Tür.

Die A.W.E.-Praxis ist nicht besser als andere Wege zur Transzendenz, aber für die meisten Menschen ist sie wegen ihrer »Mikrodosierung« bei der Anwendung ein leichter gangbarer Weg. Wir haben die Erfahrung gemacht, dass sowohl Meditierende wie auch Nichtmeditierende die A.W.E.-Praxis als attraktiv empfinden, weil sie so schnell Veränderungen bringt.

Doch A.W.E. ist mehr als nur ein Schnellverfahren. Es geht dabei um eine Methode, deren Wirksamkeit klinisch bestätigt ist. Wir haben bekanntlich jahrzehntelang Meditationsprogramme befolgt, Meditationsklausuren besucht und Achtsamkeitskurse gegeben. Auch wenn wir so gelernt haben, viel von unserem täglichen Frust zeitweise hinter uns zu lassen, vermochten wir diesen Zustand der Transzendenz nie so intensiv zu erfahren, wie uns das jetzt gelingt – und schon gar nicht so spontan.

Wir möchten allen, die Mediation oder Yoga, Qigong und Ähnliches praktizieren, raten, es wenigstens dreimal täglich mit A.W.E. zu versuchen, während sie weiter bei der Praxis bleiben, die sie gern ausführen. Es kann sogar Spaß machen, sich mit einem Partner oder einer Gruppe zur gemeinsamen A.W.E.-Praxis zusammenzutun, um die Momente des tiefen Staunens miteinander zu teilen und die Erfahrung dadurch zu vertiefen. Zu diesem Thema erfahren Sie mehr in Kapitel 11.

Eine regelmäßige A.W.E.-Praxis verändert das ganze Gefüge unseres Lebens, wie das auch andere Achtsamkeitstechniken können. Doch zeigt die A.W.E.-Praxis vergleichbare, wenn nicht bessere

Ergebnisse, weil wir empfehlen, mit positiven Gefühlen an die Praxis heranzugehen. Anders gesagt: Wir geben den gleichmütigen, emotional neutralen Achtsamkeitsmethoden einen leichten positiven Drall.

***

Vielleicht fragen Sie sich an dieser Stelle: »Wenn das Gefühl des Staunens so alltäglich und leicht zugänglich ist, warum erleben wir es dann nicht öfter?« Ein Grund, warum sich das Gefühl des Staunens nicht spontan und natürlich einstellt, ist, dass bei manchen Menschen das sympathische Nervensystem öfter als notwendig auf Hochtouren arbeitet. Viele fühlen sich einfach nicht sicher genug, um sich für das Staunen zu öffnen. Doch für dieses Problem haben wir eine Lösung.

KAPITEL 8

SPUTNIK 1: WEGBEREITER EINER NEUEN ANGSTBEHANDLUNG

Am 4.10.1957 brachten die Sowjets Sputnik 1 in die Erdumlaufbahn, den ersten künstlichen Satelliten, der den Beginn des Weltraumzeitalters markieren sollte. Rein technisch war er im wahrsten Sinne des Wortes ehrfurchtgebietend. Er flog mit etwa 29 000 Kilometern pro Stunde und umkreiste die Erde alle 96,2 Minuten vollständig. Für die Amerikaner aber war Sputnik ein Schock. Denn er konnte, wie US-Wissenschaftler und Militärführer erkannten, so positioniert werden, dass ein nuklearer Angriff gegen die USA möglich schien.

Zu jener Zeit befanden sich die Sowjetunion und die Vereinigten Staaten im Kalten Krieg, gekennzeichnet durch Wettrüsten, den Wettlauf im All und stark polarisierte politische und ideologische Ansichten. Beide Nationen verfügten über Atomwaffen und das Know-how, um noch mehr davon zu produzieren. In den Augen der Öffentlichkeit kam eine potenzielle Unterlegenheit im Kalten Krieg der Vernichtung gleich.

Am 13.1.1958 berichtete das *Life*-Magazin in einem Artikel mit dem Titel »Bürgerideen für die Krise« über das Treffen eines Gremiums, das über die nötigen Schritte beraten sollte, um den wissenschaftlichen Vorsprung der Sowjets aufzuholen. Zu den Teilnehmern gehörten die klügsten Köpfe ihres Fachbereichs: der spätere Außenminister Henry Kissinger, Paul Nitze, der als stellvertretender Verteidigungsminister dienen würde, Ernest O. Lawrence, Atomwissenschaftler und Nobelpreisträger der Physik, Father Theodore Hesburgh, Präsident der University of Notre Dame, und viele andere mehr. In diesem Gremium saß auch John Weir, ein weniger bekannter, jedoch hoch angesehener Doktor der Psychologie.

Was aber taten ein Psychologe und ein Priester auf einer Konferenz, auf der es um das Wettrüsten ging? Sie sollten nach Wegen suchen, um der Bevölkerung ihre Ängste zu nehmen.

Sputnik hatte diese nämlich reichlich geschürt, und das in einem Land, das kriegsmüde war und sich vor der Ausbreitung des Kommunismus fürchtete. Die Experten, die sich hier zusammengefunden hatten, sollten Lösungen finden, und das taten sie auch: mehr Geld für die Wissenschaft, das Militär und gezielte Programme für Mathe und Naturwissenschaften an den Highschools. Man empfahl den Bau von Raketen, Atombunkern und den Aufbau von Kommunikationssystemen für den Zivilschutz. Das würde einige Menschen beruhigen, weil die Nation so auf einen sowjetischen Angriff besser vorbereitet wäre beziehungsweise Angriffe schon im Vorfeld würde abwehren können. Aber abgesehen davon, dass jeder einen Heim-Atombunker bauen und dort haltbare Lebensmittel einlagern sollte, was ließ sich gegen die Ängste der Menschen sonst noch tun?

Soweit wir wissen, fand das damalige Team dafür keine Lösung. Doch das Treffen inspirierte John Weir und seine spätere Frau Joyce dazu, Methoden zu finden, mit denen der Einzelne seiner Angst zu begegnen vermochte: Wie konnte man das Nervensystem beruhigen und ein Gefühl der Sicherheit erzeugen? Ihre Methode konzentriert sich darauf, was für uns das Allerpersönlichste ist: unsere Wahrnehmung.

WAHRNEHMUNG: WIE MACHEN WIR'S RICHTIG?

Der brillante Physiker John Wheeler prägte den Begriff des »Schwarzen Lochs« und spielte eine entscheidende Rolle beim Manhattan Project (das war der Codename für die Forschungsarbeiten, die zur Entwicklung der ersten Atombombe führten).[1] Später trug er Entscheidendes zur Entstehung der Wasserstoffbombe bei. Er sagte: »Es gibt kein ›Draußen‹ da draußen. Wir sind alle Beobachter des Universums. Es ist ein Wunder, wenn wir uns alle das halbwegs gleiche Bild davon machen.«[2]

Wie viele Experten, die wir in Kapitel 4 zitiert haben, begriff Wheeler, dass wir die Welt außerhalb unserer selbst nicht wirklich kennen, sondern sie erschaffen, indem wir *unsere Wahrnehmungen interpretieren.* Das ist das Grundgerüst unserer Wirklichkeit. In einem Artikel über Wheeler beschreibt der Journalist Tim Folger das so: »Für Wheeler und andere Wissenschaftler sind wir nicht einfach nur Zuschauer des kosmischen Geschehens. Wir schaffen und kreieren es vielmehr, weil wir in einem partizipatorischen Universum leben.«[3]

Der gleiche Journalist schrieb über Wheeler, er sei »einer der abenteuerlustigsten Geister in der Physik«. Oder wie Wheeler selbst gern sagte: »Wenn Sie im Laufe des Tages nichts merkwürdig gefunden haben, dann war der Tag für die Katz.«[4]

John Weir wiederum war einer der abenteuerlustigsten Geister in der Psychologie. Er und Joyce gingen davon aus, dass es den Menschen am besten durch ihre Ängste helfen würde, wenn man sie zu mehr Selbstverantwortung motivieren und so ihre Handlungsmacht stärken könnte. Die Weirs erreichten dies durch ein Modell, das man »Perception Language« oder schlicht »Percept« nennt.

JOHN UND JOYCE WEIR

John Weir war Professor für Psychologie und ein Zeitgenosse von Rollo May, Carl Rogers und Abraham Maslow, die in den 1960ern zu den Mitbegründern des Human Potential Movement gehörten. Dessen Zielsetzung war, den Menschen zu helfen, ihr volles Potenzial zu leben – zu jener Zeit ein vergleichsweise neuer Gedanke innerhalb der Psychologie.

Joyce war mit ihren Eltern schon als junges Mädchen von Australien in die USA emigriert. Sie wurde Künstlerin und arbeitete als Zeichnerin für die ersten Zeichentrickfilme Hollywoods. Zu den von ihr kreierten Figuren gehören Betty Boop und Popeye. Aber sie war auch ausgebildete Tänzerin und verstand etwas von der Somatisierung, das heißt dem körperlichen Ausdruck von Problemen. Es gehörte zu ihren größten Talenten, Mittel und Wege zu finden, wie man Körper und Psyche verbinden konnte.

Das Percept-Modell stellt unsere übliche Form des sprachlichen Ausdrucks auf den Kopf. Seine Zielsetzung ist es, deutlich zu machen, dass wir immer über unsere Weltwahrnehmung sprechen, nicht über die Welt an sich. Das beruht auf der Erkenntnis, dass die Wahrnehmung, die eine Person von einem Ereignis hat, sich von der eines anderen Menschen unterscheidet. Eine Kommunikation, die davon ausgeht, dass beide Gesprächspartner ein Erlebnis gleich wahrnehmen, kann nur zu Verwirrung und Konflikten führen – und zu Angst. Das neue sprachliche Modell gibt uns alle nötigen Instrumente an die Hand, um unsere Kommunikation zu verbessern, und vermeidet die genannten negativen Gefühle.

Das Percept-Modell der Weirs war die Frucht der Erkenntnis, dass es »da draußen kein ›Draußen‹« gibt. Wie Wheeler ganz richtig bemerkte, ist es ein Wunder, dass wir alle eine ähnliche Version der Wirklichkeit konstruieren – dass wir einen Bus als Bus erkennen, eine Wolke als Wolke und einen Türknopf als Türknopf. Jeder von uns interpretiert die Welt subjektiv. Und trotzdem reden wir über Menschen und Gegenstände so, als wäre unsere Interpretation objektiv – und die einzig mögliche Sichtweise. Wenn wir nun aber aus unterschiedlichen Perspektiven verschieden subjektiv interpretieren, wie können dann beide Gesprächspartner recht haben?

Mit ihrem Modell haben die Weirs mit etablierten Vorstellungen gebrochen, darunter dem Reiz-Reaktions-Modell, das einen der Grundpfeiler der Psychologie bildete und noch immer bildet.

DER RAUM ZWISCHEN REIZ UND REAKTION

Im Jahr 2004 sagte der Autor Stephen Covey in einem Vorwort:[5] »1969 nahm ich mir ein Sabbatjahr von meiner Stelle als Unidozent, um ein Buch zu schreiben. Als ich eines Tages durch die Universitätsbibliothek in Hawaii schlenderte, fiel mir ein Buch auf. Ich schlug es auf, und die ersten drei Zeilen haben tatsächlich mein Leben verändert. Sie wurden zur Grundlage meines Buches *Die 7 Wege zur Effektivität*.[6] Die drei Zeilen lauteten:

> Zwischen Reiz und Reaktion gibt es einen Raum.
> In diesem Raum liegt Ihre Freiheit, die Möglichkeit, Ihre Reaktion zu bestimmen.
> In Ihrer Reaktion aber liegt Ihr Wachstum und Ihr Glück.«[7]

Coveys Bibliomanie (und sein Augenblick ergriffenen Staunens) entsprangen ein absoluter Bestseller und ein veritables Unternehmensimperium. Und das alles nur wegen eines psychologischen Prinzips: des Raums zwischen Reiz und Reaktion.

Es gibt viele unterschiedliche Schulen der Psychologie, und fast alle gehen davon aus, dass die Welt da draußen auf uns einwirkt. Etwas oder jemand (ein Reiz) macht etwas mit uns, und wir reagieren darauf. Jemand sagt uns, dass wir uns irren, und wir verteidigen uns. Jemand flirtet mit unserem Partner, und wir werden eifersüchtig. Ein Auto schneidet uns, und wir fangen an zu schimpfen. Jemand unterbricht uns, und wir schnauzen ihn an.

Kluge Psychologen führen unsere Reaktion auf die unterschiedlichsten Quellen zurück: das Unbewusste (Sigmund Freud), erlerntes Verhalten (Burrhus Frederic Skinner), verschiedene Entwicklungsstufen (Abraham Maslow) oder kognitive Verzerrung (Aaron T. Beck). Ein Ziel, das viele psychologische Modelle teilen, ist, Menschen beizubringen, auf Ereignisse (Reize) angemessener zu reagieren. Man lädt uns ein, unser Unbewusstes und unsere Kindheit zu durchforsten, unsere Gefühle zu verarbeiten, unsere Überzeugungen unter die Lupe zu nehmen, neue Verhaltensweisen zu erlernen, uns autogen zu beruhigen, unsere Beziehungsmuster zu überprüfen, unsere Ich-Stärke beziehungsweise unsere Entwicklungsstufe auf ein höheres Level zu befördern und kognitive Verzerrungen aufzudecken.

Wie wir in Kapitel 2 geschildert haben, soll selbst unsere Physiologie der Logik von Reiz und Reaktion gehorchen. Unser Körper hat es mit einem Fremdkörper zu tun, und unser Immunsystem reagiert. Als Organismen halten wir uns in einem bestimmten Milieu auf, in dem wir permanent Reizen ausgesetzt sind, auf die wir ebenso permanent reagieren. Manchmal bewusst, meistens aber unbewusst.

Die Weirs erkannten, dass das Reiz-Reaktions-Modell seine Schwächen hatte. Erstens, weil es bei manchen Menschen das Gefühl erweckt, Opfer zu sein – als stelle der Reiz etwas mit ihnen an. Und das heißt, dass sie keine Handlungsmacht haben. Zweitens, weil die meisten Therapien sich auf das Verhalten eines Menschen fokussieren und auf die Art und Weise, wie er ein Erlebnis interpretiert. Sie sitzen also in der Therapie und erinnern sich daran, was passiert ist. Drittens, weil Therapien, die auf diesem Modell beruhen, nie an ein Ende kommen. Die tägliche Reizüberflutung hört ja nie auf. Die Menschen sind also dauernd gezwungen, bessere Möglichkeiten zu finden, wie sie auf die Welt reagieren können. Solch eine Therapie kostet Kraft.

Die Weirs hingegen richteten ihr Augenmerk nicht auf die Reaktion der Menschen, sondern darauf, wie sie das Erleben in Echtzeit interpretiert hatten, also im Raum zwischen Reiz und Reaktion. Das sollte den Betreffenden zu zwei Einsichten verhelfen:

1. dass sie den Reiz interpretieren und dass diese Interpretation von ihrem Geisteszustand, ihren unbewussten Vorurteilen und den Erinnerungen an frühere Erfahrungen abhängt, was alles zur subjektiven Wahrnehmung führt;
2. dass sie den Sinn ihrer Interpretation oder Wahrnehmung verändern können, indem sie anders darüber reden.

Sprache ist das Hauptwerkzeug der Interpretation. Die Weirs haben verstanden, dass wir flexibler und neugieriger werden, wenn wir ändern, wie wir über etwas sprechen. Dazu müssen wir unsere Worte so wählen, dass uns klar ist: Wir schildern nur *unsere Wahrnehmung* des Reizes. Dann versuchen wir weniger verbissen zu beweisen, dass unsere Sichtweise »richtig« und die des anderen »falsch« ist.

Das Percept-Modell verlangt, einige neue Konzepte zu erlernen und praktisch umzusetzen (was auch zu manchmal schwierig anmutenden Satzstrukturen führt). Zunächst einmal muss der Sprecher lernen, langsamer zu werden, wodurch er stärker in den gegenwärtigen Moment eintaucht. Dies wiederum fördert eher unsere Neugier als unsere Konfliktbereitschaft, wenn wir mit Menschen zu tun haben, die andere Überzeugungen, Bedürfnisse, Wünsche, Werte und Erfahrungen haben als wir. Die Perception Language (die Sprache der Wahrnehmung) lässt uns somit die Verantwortung dafür übernehmen, wie wir denken, fühlen und handeln. Das gibt uns unsere Handlungsmacht zurück und auch das Gefühl der Sicherheit. Aber damit erschöpft sich das Percept-Modell noch nicht. Es bewirkt ferner, dass wir länger im Raum der Gegenwart verweilen als gewöhnlich und öfter über uns nachdenken. Dadurch wird der Raum zwischen Reiz und Reaktion weiter. Und wir bekommen eben das, was Covey so wichtig fand: eine Wahl. Wir reagieren angemessener auf Reize, weil wir vorher nachgedacht haben, statt einfach »loszufeuern«. Und das heißt, im Allgemeinen treffen wir bessere Entscheidungen.

DIE SPRACHE DER WAHRNEHMUNG

Die Perception Language ist neu und erfordert daher wie die Ehrfurchtserfahrung eine kognitive Akkomodation: eine andere Art des Sehens und der Sinnzuweisung für unsere Erfahrungen in der Welt. In der Folge möchten wir Ihnen einige Grundelemente der Wahrnehmungssprache zeigen, die sich leicht erlernen lassen:

- Sprechen Sie so häufig wie möglich über das, was in der Gegenwart passiert.
- Verbannen Sie Lob und Tadel aus Ihren Gesprächen.
- Versuchen Sie zu verstehen, was der Ursprung Ihrer Gefühle ist.

Das hört sich erst mal ungewöhnlich an, und das ist tatsächlich der Fall. Aber wer die Wahrnehmungssprache lernt, wird sein Leben einteilen: in die Zeit vor dem Percept-Modell und die Zeit danach. Dieses Modell wird zum Wendepunkt in Ihren Beziehungen und Ihrer Weltsicht, insbesondere weil es alle möglichen Ängste vertreibt. Schließlich trägt das Percept-Modell dazu bei, Ihr Nervensystem von dem anderer Menschen abzukoppeln (sinnbildlich gesprochen). Sie lernen, hier eine klare Trennlinie zu ziehen, was recht nützlich ist, wenn Sie es mit ängstlichen, erregten oder schwierigen Menschen zu tun haben. – Doch kommen wir nun zu den Grundelementen:

- **Konzentrieren Sie das Gespräch auf die Gegenwart:** Viele spirituelle Lehrer raten uns, in das Jetzt einzutauchen, geben aber keine praktischen Tipps, wie man das anstellt. Die Weirs empfahlen: Wenn Sie im Gespräch mit anderen Menschen in der Gegenwart bleiben wollen, dann reden Sie auch nur über die Gegenwart, über das, was Sie jetzt brauchen beziehungsweise wünschen, oder darüber, was Sie in diesem Augenblick für andere tun können. Es hat wenig Sinn, darüber zu streiten, ob Sie nun gesagt haben, Sie würden um 18 Uhr zu Hause sein (wie Sie glauben), Ihr Gesprächspartner das Ganze aber anders im Gedächtnis hat. Solche Gespräche sind nur unproduktiv.

  Die Frage ist doch: Was kann ich jetzt – in diesem Augenblick – tun, da wir uns nicht einig sind, wann ich zu Hause sein sollte? Diese Frage führt zu produktiven Lösungen und durchbricht den Zyklus des Kampfes ums Rechthaben. Der gegenwärtige Moment ist der einzige, in dem wir etwas verändern können, ganz egal, wann wer was gesagt hat.
- **Verbannen Sie Lob und Tadel:** Wenn Sie Vorwürfe aus dem Gespräch heraushalten, nimmt das einige Anspannung aus

dem Ganzen. Denn viel von unserer Anspannung geht darauf zurück, dass wir glauben, man mache uns Vorwürfe oder kritisiere uns. Sobald ich Ihnen Vorwürfe mache, fühlen Sie sich vermutlich bedroht, denn in diesem Moment behaupte ich etwas über Sie. Ich spreche nicht über meine Erfahrung. Mit der Sprache der Wahrnehmung aber schildern die Sprecher *ihr* Erleben, was den Zuhörer weniger in die Defensive versetzt. Statt also jemandem vorzuwerfen: »Du hast mir den Tag verdorben, weil du kein Geburtstagsgeschenk für mich hattest«, könnten Sie sagen: »Ich enttäusche mich selbst, weil ich kein Geburtstagsgeschenk von dir bekommen habe.«

Das Percept-Modell verzichtet darüber hinaus auf Lob, denn auch indem ich Sie lobe, greife ich in Ihr Nervensystem ein: Wenn Sie sich gut fühlen, weil ich Sie lobe, dann nehme ich Ihnen dieses Gefühl wieder, sobald ich das nicht mehr tue.

Statt also jemanden zu loben: »Du bist so toll, ein genialer Schriftsteller«, geht man im Percept-Modell so vor: »Ich weiß es zu schätzen, dass du Teil meines Lebens bist«, »Ich würdige die tiefe Berührung, die ich empfinde, wenn ich deine Gedichte lese«, »Ich finde es anerkennenswert, dass du deine Hausaufgaben erledigst, bevor du mit deinen Freunden spielst« – und so weiter.

- **Verstehen Sie den Ursprung Ihrer Gefühle:** Dieser Grundsatz der Sprache der Wahrnehmung beruht auf der Vorstellung, dass unsere Gefühle nur von uns verursacht werden, nicht von anderen Menschen. Wir sind selbst verantwortlich für unsere Emotionen. Aber in unserem Kulturkreis sagen wir stattdessen etwas wie »Du machst mich so wütend«. Wir geben anderen die Schuld für unsere Gefühle. Das heißt aber für uns: Wenn wir uns beruhigen wollen, muss der andere aufhören, uns zu ärgern. Das gilt sogar für die Sitzungen beim Therapeuten. Die weitaus häufigste Frage dort lautet: »Was hat Ihnen das für ein Gefühl gegeben?« Das verstärkt die Vorstellung, dass es ein äußeres Ereignis oder ein anderer Mensch ist, der unsere Gefühle verursacht.

Indem wir unsere Sprache ändern, stellen wir das Modell Verursacher–Opfer vom Kopf auf die Füße. Sie sind also nicht länger dafür verantwortlich, wie ich mich fühle. Mich von dieser Sichtweise zu verabschieden, heißt, dass ich nun mehr Kontrolle über meine Gefühle habe und die Verantwortung dafür übernehme. Aus »Ich bin total frustriert, wenn du so spät von der Arbeit kommst« wird »Ich frustriere mich selbst, wenn du spät von der Arbeit kommst«, aus »Du gibst mir das Gefühl, unwichtig zu sein, wenn du nicht anrufst« wird »Ich gebe mir das Gefühl, unwichtig zu sein, wenn du nicht anrufst«, und aus »Dein Tonfall ist einschüchternd« wird »Ich schüchtere mich mit deinem Tonfall ein« – und dergleichen mehr.

EIN A.W.E.-MOMENT

Denken Sie an eine Situation, die Ihnen nicht aus dem Kopf geht. Vielleicht ein Dauerstreit mit Ihrem Partner oder etwas anderes, was Ihnen ein Gefühl der Unsicherheit verursacht. Nun setzen Sie die Sprache der Wahrnehmung ein und spüren nach, wie Sie sich fühlen. Sagen Sie die Worte laut zu sich selbst oder zu jemand anderem. Haben Sie das Gefühl, mehr Handlungsmacht zu gewinnen? Verändert das Percept-Modell, wie Sie mit der Situation umgehen?

Ginger lernte die Sprache der Wahrnehmung von Jake und Hannah. Und so beschreibt sie, was sie dadurch gewann:

> Mein Leben hat sich massiv gewandelt, seitdem ich die Sprache der Wahrnehmung »fließend« sprechen kann. In meinen ersten Coachingsitzungen mit Jake stellte er mir die Sprache der Wahrnehmung vor, und ich erlernte sie in den Begegnungen mit ihm. Wir arbeiteten weiter zusammen, und mir wurde klar, dass meine Wahrnehmung meines Lebens und die Rollen, die ich in meinen Beziehungen spielte, verzerrt, schmerzhaft und einseitig waren. Ich sah mich selbst als Opfer und gab anderen die Schuld für meine Angstzustände und meine tiefe Einsamkeit.
>
> Ich hatte mich bewusst von zwei Familienmitgliedern abgewandt und fand keine andere Lösung, als immer wieder für mich ungesunde Beziehungen einzugehen. Das Schuldgefühl, das ich meinem Sohn gegenüber hatte, weil ich ihm keine gute Mutter war, schien nicht nur unverzeihlich, sondern auch unmöglich wieder in Ordnung zu bringen. Der Schiffbruch in der Vergangenheit und der Schmerz, den ich verursacht hatte, fühlten sich unüberwindbar an.
>
> Ich hatte schon in der Vergangenheit versucht, meine Beziehungen »in Ordnung zu bringen«. Aber meine Lösungen setzten voraus, alle drei Menschen müssten mit mir darin übereinstimmen, dass ich das Opfer missbräuchlicher Behandlung und daher für mein Verhalten nicht verantwortlich war – als Schwester, als Cousine und als Mutter. Erst als ich die Sprache der Wahrnehmung gelernt hatte, begann ich, unabhängig von meiner Vergangenheit Verantwortung für mein Tun zu übernehmen.
>
> Indem ich veränderte, wie ich sprach, veränderte sich mein Denken. Dies in Kombination mit dem Grundsatz »Kein Lob und kein Tadel« verhalf mir zu der Erkenntnis, dass ich meine Geschichte selbst schrieb und nicht nur meine Haltung beziehungsweise mein

Verhalten in der Gegenwart ändern konnte, sondern auch mein Denken über die Vergangenheit. Ich ermächtigte mich selbst mit dieser neuen Sprache. Und das half mir, mich zu meinen Fehlern zu bekennen und ehrlich und integer Kontakt zu Menschen aufzunehmen, vor allem zu diesen dreien.

Wie ich als Erwachsene auf diese Menschen zuging, hatte nichts mit der Gewalt in meiner Kindheit zu tun. Was mir als Kleinkind passiert war, war keine Entschuldigung für meine Eifersucht, meine Unterwürfigkeit und meine Abwesenheit.

Als ich Kontakt zu meinem Bruder aufnahm, war ich seine 62-jährige Schwester – ein reifer, liebevoller und gütiger Erwachsener. Wir genossen es, in der Gegenwart zusammen zu sein. Alle Feindseligkeit, alle Eifersucht schmolz dahin in unserem Glück darüber, endlich wieder vereint zu sein.

Ich konnte meinem Cousin sagen, wie sehr ich mich verletzt und verwirrt fühlte, als er sich mir gegenüber unangemessen verhielt. Ich machte deutlich, dass ich sein übergriffiges Verhalten nicht länger dulden würde und dass ich die Beziehung zu ihm beendete.

Und als ich mich bei meinem Sohn ehrlich entschuldigte und die Verantwortung dafür übernahm, dass ich ihn vernachlässigt hatte, vergab er mir und lud mich ein, wieder Mitglied seiner Familie zu sein, Großmutter für seine Kinder.

Bei jedem dieser Gespräche mit meinen Familienmitgliedern änderte ich meine Beziehung zu ihnen. Ich gehe auf meinen Bruder und meinen Sohn als ehrliche Erwachsene zu, die mit ihnen Liebe und Freude empfindet. Nicht mehr als schuldige oder grollende Person. Ich bin mir klar darüber, wer ich bin, und lebe meine Werte. Sie sehen das und achten mich dafür. In der Vergangenheit passten meine Worte nicht zu dem, was ich tat. Ich sagte, es täte mir leid, blieb aber bei meinem gewohnten unpassenden Verhalten.

Ich habe auch korrigiert, wie ich mit der eigenen Person umgehe.

> Meine Gespräche mit mir selbst und mit anderen Menschen drehen sich nicht mehr um Probleme oder Verluste. Die Sprache der Wahrnehmung und die A.W.E.-Methode haben verändert, wonach ich im Leben suche. Wo ich früher nur Schmerz, Kampf und Konflikte sah, erkenne ich jetzt Freude, Möglichkeiten und Verbundenheit.
>
> Die Mikrodosen Ehrfurcht, die ich mir täglich verbreiche, belohnen mich schnell und mittelbar. Das hat auch meine Herangehensweise ans Leben umgekrempelt. Die Sprache der Wahrnehmung hat mein Denken und meine Kommunikation verbessert. Die Freiheit und Freude, die ich als ehrliche und reife Erwachsene empfinde, sind einfach unschätzbar für mich.[8]

Wir handeln häufig so, als würde jemand anders unser Nervensystem steuern. Wenn wir diesen gordischen Knoten durchtrennen, werden zwischenmenschliche Beziehungen schon weniger gefährlich. Selbst wenn wir nur in der Rolle des Zuhörers sind, kann das Percept-Modell dafür sorgen, dass wir uns weniger bedroht fühlen, weil niemand uns anklagt. Unser autonomes Nervensystem mobilisiert uns nicht, bevor wir auch nur die Chance hatten zu überlegen, was da gerade passiert ist. Stattdessen erleben wir den beruhigenden Effekt des ventralen Vagalkomplexes. Dann können wir ruhig reagieren, klar denken und kurz innehalten, um uns zu überlegen, wie wir diesen Reiz interpretieren. Möglicherweise finden wir für das anstehende Problem sogar eine Lösung. Die Vorstellung, dass ein Dauerstreit mit unserer Partnerin innerhalb weniger Minuten gelöst werden kann, weil wir unsere Perspektiven versöhnen, ist absolut wunderbar.

Wenn wir beim Percept-Modell in der Sprecherrolle sind, verlangsamen wir unser Handeln. Wir sind stärker präsent und kommunizieren bewusst. Wir hören auf, Schuldzuweisungen zu verteilen und uns selbst als Opfer zu sehen. Wir machen uns weniger

Gedanken darüber, was andere Menschen von uns denken mögen, und können auch besser für uns eintreten. Wir übernehmen die vollständige Verantwortung dafür, wie wir uns die fragliche Erfahrung erklären. Und das vergrößert unsere Handlungsmacht. Gefühle von Schuld und Reue schwächen sich ab, während Akzeptanz und Selbstachtung stärker werden.

Wenn beide Parteien dieses Modell anwenden, wird es sehr viel einfacher, sich gegenseitig zu verstehen. Aber selbst wenn nur eine Seite sich daran ausrichtet, wird das Leben schon erheblich leichter.

EIN RADIKALES INSTRUMENT, DESSEN ZEIT GEKOMMEN IST

Die Sprache der Wahrnehmung verbreitete sich als Kommunikationsmodell nie so, wie sie es verdient hätte. Dabei hat sie so vieles zu bieten. Im Jahr 2006 beschrieb ein Artikel in einem Fachblatt für Psychologie die Arbeit der Weirs als revolutionär: »Kein Theoretiker oder Praktiker der humanistischen Psychologie aus den 1960ern hat ein auch nur annähernd so radikales und machtvolles Instrument persönlicher Authentizität, Verantwortung und Selbstermächtigung geschaffen wie das Percept-Modell der Weirs. Und kein Theoretiker oder Praktiker hat je die persönliche Verantwortung für die eigene Entwicklung so entschlossen ins Zentrum der eigenen Wachstumsarbeit gestellt wie dieses Ehepaar.«[9]

VOM PERCEPT-MODELL ZUR EHRFURCHT

Das Percept-Modell hilft uns, sozialen Interaktionen das Bedrohliche zu nehmen, sodass wir uns sicher fühlen und in den Modus des sozialen Engagements eintauchen können. Denn um A.W.E. zu praktizieren, müssen wir uns sicher fühlen. Es wäre unmöglich, wenn gerade ein Tiger hinter uns her wäre. Das Gehirn würde da nicht mitmachen, weil es in solch einem Fall alle »Hände« voll zu tun hätte, unser Überleben sicherzustellen. Wobei »Tiger« nur eine Metapher für extrem bedrohliche Situationen ist – wie auch immer diese im Einzelfall aussehen mögen.

Gesprächen jeden Charakter von Bedrohung zu nehmen, ist ein ganz wesentlicher Schritt, um den Kampf-Flucht-Modus des Feldes zu verweisen. So fühlen wir uns sicher genug, um das Gefühl der Ehrfurcht zu genießen. Sind wir aber sozial engagiert, neugierig und bereit, eine andere Sichtweise zu akzeptieren, dann lassen sich mit dem Gefühl der Ergriffenheit auch lang bestehende Konflikte regeln.

Walt, einer von Jakes Klienten, gebraucht die Sprache der Wahrnehmung, um sich Ereignissen voller Neugier zuzuwenden und das Gefühl der Ehrfurcht zu vertiefen:

> Die Ehrfurchtserfahrung in meinem Leben zu vertiefen, heißt nicht, dass ich speziell danach strebe. Ich muss vielmehr meine Haltung, meine Interaktionen und meine Geschichten so einsetzen, dass ich mir meiner Verbundenheit und meiner Umgebung besser bewusst werde. Wenn diese Bewusstwerdung eintritt, erlebe ich das Staunen öfter. Das Percept-Modell kehrt das Reiz-Reaktions-Muster um und fördert so die Verantwortlichkeit. Mehr Handlungsmacht zu haben (in einzelnen Situationen, in Beziehungen, aber auch im Umgang mit mir selbst), hilft, den Raum zu schaffen, in dem ich einfach alles tie-

> fer erleben kann: den weiten Horizont, die Wärme einer Hand, das Flattern eines Schmetterlings oder einfach das hörbare Nichts. All dies erweckt Ehrfurcht in mir.[10]

John und Joyce Weir arbeiteten mehr als vierzig Jahre lang an ihrem Modell. Sie lehrten es in ihren Gruppentherapie-Retreats. Der Großteil ihrer Arbeit wurde in den National Training Labs in Bethel im Bundesstaat Maine durchgeführt – Seminare, an denen Personalchefs und Manager teilnahmen, um ihre Führungs- und Kommunikationsqualitäten zu verbessern. Aber die Weirs fuhren auch durchs ganze Land in ihrem riesigen Winnebago-Wohnwagen. Vor Ort boten sie dann kleinere Seminare für Gruppentherapie an. Ihre Encountergruppen waren das Neueste in der humanistischen Psychologie.

Carl Rogers, ein weiterer bekannter Psychologe, lobte diese frühen Encountergruppen als die sich am schnellsten verbreitende soziale Erfindung des Jahrhunderts und vielleicht auch die machtvollste. Des Weiteren erklärte er:

> Ich glaube, es ist ein Hunger nach etwas, das der Mensch weder in seiner Arbeitswelt noch in seiner Kirche und ganz sicher nicht in seiner Schule oder auf seinem College findet. So traurig das auch sein mag – er findet es nicht einmal im modernen Familienleben. Es ist der Hunger nach engen und wirklichen Beziehungen, in denen Gefühle und Emotionen spontan, ohne Angst und Vorsicht, ausgedrückt werden können, in denen tiefe Erfahrungen – Enttäuschungen und Freuden – geteilt und neue Arten des Verhaltens gewagt und ausprobiert werden können. Kurz, der Hunger nach Beziehungen, die ihn dem Zustand näherbringen, in dem alles bekannt ist und alles akzeptiert wird und weiteres Wachsen möglich ist.[11]

PALI, EINE »SPRACHE DER VERBEN«

Obwohl die Sprache der Wahrnehmung zu der Zeit, als die Weirs sie einführten, einzigartig war, hat sie einen Vorläufer. Pali, die Sprache, die der Buddha seinerzeit sprach, ist sehr verblastig. Sie erlaubt es, im Wandel zu bleiben und nicht einem Zustand anzuhaften, sodass man ihn unvergänglich macht. Mit dieser Sprache bleibt man sozusagen in Bewegung. Das bietet den Raum für eine permanente Selbstentfaltung. Alles ist im Fluss – alles entwickelt und entfaltet sich ständig.

Dass nichts unvergänglich ist, gilt als einer der wesentlichen Grundsätze des Buddhismus. Das Nirwana, das Ziel der buddhistischen Praxis, ist vom Sinn her tatsächlich kein Substantiv, sondern ein Verb: Wir »nirwanen« uns selbst. Wir treten aktiv unsere Feuer der Gier, des Hasses und der Illusion aus, statt den Zustand des Nirwanas zu erreichen. Der Buddha fand also keinen Pfad zur Erleuchtung (einen statischen Zustand). Er hätte das vielmehr so gesagt: Er habe einen Pfad gefunden, auf dem wir uns selbst erleuchten können – in einem aktiven und andauernden Prozess.

Vielleicht lag es ja an dem so ganz anderen Charakter dieser verblastigen Sprache, dass Buddhas Anhänger das »Selbst« als Prozess begriffen, welches ununterbrochen aus unseren Interpretationen und Reaktionen auf jene Bedingungen entsteht, die in der Gegenwart erscheinen und wieder vergehen.

DURCH DIE GLASDECKE

Im Jahr 1998 begegneten Jake und Hannah Eagle den Weirs zum ersten Mal. Die Eagles lernten bei den Weirs sechs Jahre lang und trugen ihre Arbeit weiter. Dieser Kontakt veränderte auch Jakes Umgang mit den Klienten und Klientinnen seiner Privatpraxis. Und so wie John und Joyce es getan hatten, boten Jake und Hannah ebenfalls einwöchige Retreats für Menschen an, denen ihr persönliches Wachstum am Herzen lag. Dabei konnten sie die gleichen Veränderungen beobachten wie die Weirs: Die Teilnehmer eroberten sich ihre Handlungsmacht zurück, und ihre Ängste ließen nach, während ihre Beziehungen sich verbesserten.

Nach etwa einem Jahrzehnt erkannten Jake und Hannah ein Muster: Die Sprache der Wahrnehmung funktioniert, wenn wir sie anwenden. Trotzdem neigen viele Menschen dazu, zu ihrer defensiven Physiologie zurückzukehren. Um den Leuten zu helfen, diese Muster ein für alle Mal abzulegen, entwickelten Jake und Hannah ein neues Modell: die drei Ebenen des Bewusstseins.

Die Weirs halfen den Menschen, ihre Aufmerksamkeit auf die Initialphase des Reiz-Reaktions-Musters zu lenken. So merkten sie, wie sie in Echtzeit auf einen Reiz reagierten. Und sie verstanden, dass sie die Wahl hatten, wie sie das Geschehen interpretierten. Die Eagles bauten diesen Ansatz mit den drei Ebenen des Bewusstseins weiter aus. Wenn die Menschen nämlich lernten, in einen wachsamen Geisteszustand einzutauchen, *bevor* ein Reiz auftrat, dann würden sie angemessen handeln, statt nur zu reagieren.

Was also sind die drei Ebenen des Bewusstseins, und wie wählen wir die aus, die am besten passt?

KAPITEL 9

DIE DREI EBENEN DES BEWUSSTSEINS

Haben Sie sich je gefragt, wie es kommt, dass Sie an einem Tag dem Kerl, der Sie im Verkehr abdrängt, am liebsten den Stinkefinger zeigen würden, während Sie an anderen einfach auf die Bremse steigen und fröhlich Ihrer Wege fahren, als wäre nichts passiert? Ein und dasselbe Ereignis lässt Sie zu verschiedenen Zeiten anders reagieren, weil Sie eben auf verschiedenen Bewusstseinsebenen unterwegs sind.

Auf den Seiten dieses Buches haben wir immer wieder gesagt, dass A.W.E. uns in eine höhere Bewusstseinsebene mitnimmt. Aber was heißt das nun eigentlich genau? *Bewusstsein* ist schließlich nicht irgendein abstraktes Konzept. Damit ist unser Geisteszustand gemeint – unsere Gedanken und Gefühle in jedem Moment unseres Lebens. Wir werden Ihnen hier ein Modell vorstellen, das von drei Ebenen des Bewusstseins ausgeht: Sicherheit, Herz und Raumhaftigkeit. Das sind die drei Ebenen des Bewusstseins *(The Three Levels of Consciousness [3LC]).*

Das 3LC-Modell geht davon aus, dass unser momentaner Bewusstseinszustand stets beeinflusst, wie wir eine Situation wahrnehmen und welche Wahlmöglichkeiten wir sehen, und damit auch unser Handeln bestimmt. In anderen Worten: Ihr momentaner Bewusstseinszustand beeinflusst schlicht *alles.*

Jake und Hannah haben das 3LC-Modell vor mehr als einem Jahrzehnt entwickelt, um ihren Klienten dabei zu helfen, angemessener auf äußere Umstände (Reize) zu reagieren. Statt aber mit ihnen auf jener Bewusstseinsebene zu arbeiten, die sie in die Therapie mitbrachten, half Jake ihnen, diese Ebene zu wechseln, was immer neue Sichtweisen mit sich bringt. Aktiv die Bewusstseinsebene wechseln zu können, gibt uns ein Gefühl der Kontrolle. Jakes Methode war ein neuer Lösungsansatz für ein altes Problem: Wie bringt man jemanden dazu, seine Reaktionsmuster zu ändern, wenn diese nicht sinnvoll sind, und zwar ohne endlose Selbstreflexion?

Das 3LC-Modell hat sich da als nützlich erwiesen. Viele Probleme, die nur auf einer Ebene auftreten, müssen gar nicht gelöst werden, wenn sie auf einer anderen ohnehin von selbst verschwinden. Plötzlich fällt es uns leicht, ein Projekt anzupacken, das wir schon seit Wochen vor uns herschieben. Bei einem Dauerkonflikt mit unserem Partner ändert sich mit einem Mal der Ton, sodass Gesprächsverlauf und Ergebnis überraschend anders ausfallen als sonst. Wir machen uns nicht mehr so viele Gedanken darüber, was andere wohl von uns halten mögen. Sich auf eine andere Bewusstseinsebene zu begeben, löst nicht alle Probleme, aber es sorgt gewöhnlich für einen frischen Blick. Dann fühlen sich unsere Schwierigkeiten nicht mehr so drückend an. Sie brennen uns nicht mehr derart unter den Nägeln, und wir sehen vielleicht mehr Möglichkeiten, sie zu lösen.

SANFTE SCHRITTE ZU GRÖSSERER HANDLUNGSMACHT

Armut, Missbrauch, Vernachlässigung, soziale Ungerechtigkeit oder körperliche und emotionale Herausforderungen – solche Probleme scheinen unlösbar. Die Bewusstseinsebene zu wechseln, scheint da auf den ersten Blick keine Hilfe zu sein. Aber es stärkt unsere Handlungsmacht, und das wiederum bringt Bewegung in die Situation. Wenn Menschen feststecken, ist Bewegung das Wichtigste. Die A.W.E.-Methode ist eine gute Möglichkeit, um für Bewegung zu sorgen.

Die meisten Menschen wissen nicht, auf welcher Bewusstseinsebene sie sich gerade aufhalten. Warum sollten sie auch? Schließlich werden wir gewöhnlich gefragt, wie es uns geht, und nicht, auf welcher Bewusstseinsebene wir zurzeit unterwegs sind. Aber das 3LC-Modell macht es leicht, unsere aktuelle Bewusstseinsebene zu identifizieren. Es handelt sich dabei um eine Art Achtsamkeitslandkarte, auf der ein dicker roter Pfeil anzeigt: »Sie befinden sich hier!« Ein anderer Pfeil signalisiert uns, welche Richtung wir angesichts der aktuellen Umstände vielleicht am besten einschlagen sollten.

Die jeweiligen Bewusstseinsebenen erkennen zu können, unterstützt oder beschleunigt traditionelle Therapien gegen Depressionen oder Angstzustände. Und es verändert den Prozess in der Paartherapie. Denn zur falschen Zeit oder zu lange auf der »falschen« Ebene zu sein, erschöpft uns. Mögliche Folgen: chronische Angstzustände, Entkräftung, depressive Verstimmungen und – bei Paaren – mangelnde Nähe.

In diesem Kapitel erfahren Sie, wie Sie Ihr aktuelles Level herausfinden. Und wir werden Ihnen Methoden – unter anderem A.W.E. – vorstellen, mithilfe derer Sie die Ebene wechseln können. Wir zeigen Ihnen, wie Sie die Glasdecke zu durchbrechen vermögen, die so viele von uns abhält, ihr volles Potenzial der Freude, Verbundenheit und inneren Ruhe zu verwirklichen.

Zuerst einmal werden wir alle drei Ebenen beschreiben. Dann können Sie die Frage beantworten, die auf den ersten Blick esoterisch wirkt: Auf welcher Bewusstseinsebene befinden Sie sich gerade? Wir fangen mit der »Sicherheit« an, denn auf dieser Ebene halten wir uns die meiste Zeit auf.

Die drei Ebenen des Bewusstseins

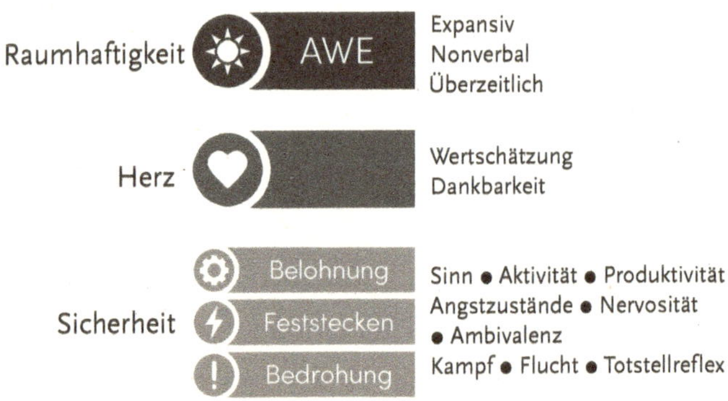

DAS SICHERHEITSBEWUSSTSEIN

Dies ist der Bewusstseinszustand, mit dem wir morgens meist erwachen. Vielleicht zählen wir uns alles auf, was wir tagsüber zu erledigen haben. Im Sicherheitsbewusstsein sind wir auch, wenn wir Angst haben, nervös sind oder Stress verspüren – lauter Zustände, die uns sagen, dass wir aktiv werden müssen, dass etwas nicht stimmt oder wir gefährdet sind. Wir erhalten jeden Tag viele Einladungen, uns ins Sicherheitsbewusstsein zu versetzen: Wir führen ein Telefongespräch, das uns aufregt. Der Kontoauszug sagt uns, dass wir tief in den Miesen stecken. Oder wir müssen unbedingt einen Termin einhalten.

Manchmal beschleicht uns das Gefühl, es gar nicht in der Hand zu haben, ob wir im Sicherheitsbewusstsein sind. Denn das wird von der Amygdala (»Mandelkern«) gesteuert, einem entwicklungsgeschichtlich alten Teil des Gehirns, der unser Bewusstsein kontrolliert, wenn wir uns bedroht fühlen. Und doch haben wir meist mehr Kontrolle, als wir glauben.

Das Sicherheitsbewusstsein kennt drei verschiedene Stufen: Belohnung, Feststecken und Bedrohung (siehe die obige Grafik). Die Belohnungsstufe kennen viele von uns als »guten Stress«. Wir müssen uns anstrengen, etwas lernen oder auf andere Menschen zugehen, aber dieser Einsatz schenkt uns Energie. Sicherheit kann also ein höchst produktiver Zustand sein. Die Polyvagal-Theorie (siehe Kapitel 6) würde dies als »Mobilisierungsmodus« bezeichnen, in dem wir prosozial, ja sogar spielerisch agieren. Vielleicht lernen wir ein neues Spiel für die Kinder, oder wir studieren für ein Vorsprechen einen Text ein. Wir machen uns fertig für ein erstes Date oder eine andere Form von Treffen mit Menschen, denen wir noch nie begegnet sind.

Festzustecken hingegen ist ein weniger willkommener, aber häufiger Teil des Sicherheitsbewusstseins. Hier wird unser Leben zwar nicht bedroht, aber wenn wir mit einer Scheidung, mit beruflichen oder gesundheitlichen Schwierigkeiten (anders ausgedrückt: mit allem, was wir als Problem empfinden) fertigwerden müssen, dann haben wir vielleicht das Gefühl, auf der Stelle zu treten. Das führt zu Ambivalenz, Unsicherheit, Verwirrung, verschiedenen Graden depressiver Verstimmung oder Angstzuständen.

Und dann ist da noch der Zustand der absoluten Bedrohung, auf den die meisten Menschen mit dem Kampf-Flucht- beziehungsweise Totstellimpuls reagieren. Wir nehmen wahr, dass wir in einer lebensgefährlichen Situation stecken. Um uns zu retten, bleiben uns nur Kampf, Flucht oder Erstarrung.

Sinn und Zweck des Sicherheitsbewusstseins ist, dafür zu sorgen, dass wir unbeschadet bleiben, gleich, auf welcher Stufe. Produktiv zu sein (Belohnung), heißt, dass wir uns um unser Geschäft kümmern, um unseren Besitz und unsere Gesundheit. Gefühle der Verwirrung oder Ambivalenz (Feststecken) geben uns Zeit, uns mit unseren Gedanken und Emotionen auseinanderzusetzen, was uns hoffentlich einen sinnvollen Ausweg finden lässt. Und wenn wir kämpfen, Fersengeld geben oder uns totstellen, sobald wir bedroht werden, dann rettet uns dies das Leben.

Jake arbeitete einmal mit einem Paar, das seinen kleinen Buchladen schließen musste, weil er mit den großen Ketten und Amazon nicht mehr konkurrieren konnte. Lianne und Paul waren beide Mitte sechzig. Sie hatten eigentlich noch zehn Jahre arbeiten wollen, was rein finanziell gesehen auch nötig war. Sobald Lianne spürte, dass ihr Lebensunterhalt gefährdet war, fing sie an, sich nach einem anderen Job umzusehen. Sie war motiviert, aktiv und produktiv. Sie informierte ihr soziales Netzwerk, schrieb einen Lebenslauf und schickte mehrere Bewerbungen ab. Das half ihr, mit ihrer Angst vor der Arbeitslosigkeit – wie sollten die beiden ihre Rechnungen bezahlen? – fertigzuwerden.

Paul hingegen reagierte ganz anders. Die Aussicht, nicht mehr sein eigener Chef zu sein, ging ihm an die Nieren. Er kam nicht klar mit der Perspektive, für jemand anders arbeiten zu müssen, der ihm sagte, was er zu tun hatte, und ihn vielleicht wegen seiner Leistung kritisierte. Er sah sich als Opfer. In seinen Augen hatte er keinen Einfluss auf das Geschehen, was er als zutiefst ungerecht empfand. Wer hätte je gedacht, dass die ganzen unabhängigen Buchläden eingehen würden? Da Paul keine Alternative für sich sah, steckte er fest. Wer würde ihm bezahlen, was er bisher verdient hatte? Ja, wer würde überhaupt einen 65-Jährigen einstellen, der seit Ewigkeiten selbstständig war? Paul litt unter Depressionen und machte sich große Sorgen, die sich am Ende zu Angstzuständen auswuchsen.

Während Lianne all ihre Fähigkeiten mobilisierte, um für ihre Sicherheit zu sorgen, musste Paul sich erst mit seinen Gefühlen auseinandersetzen, bevor er sich überlegen konnte, wie es für ihn weitergehen sollte. Dieser Zustand des Feststeckens dauerte sechs Monate. Danach akzeptierte er, dass er für eine Weile einen Job annehmen musste, in dem er nicht so viel verdiente. Beide Partner trieb das Bedürfnis nach Sicherheit an. Paul stellte sich mit seinen Problemen selbst ein Bein, während Lianne ihre Fähigkeiten zu nutzen wusste.

Wir leben in einer Welt, in der uns endlos Reize überfluten. Auf die meisten reagieren wir mit unserem Sicherheitsbewusstsein, das unser sympathisches Nervensystem aktiviert. Das kann nützlich sein wie bei Lianne, oder es kann zu chronischen Ängsten, Erschöpfung und depressiver Verstimmung führen wie bei Paul.

Wenn wir über die Stufen der Belohnung und des Feststeckens hinauskommen wollen, brauchen wir dazu bestimmte Fähigkeiten: zuhören, planen, vorbereiten, kritisch denken, geduldig und objektiv sein, einen offenen Geist behalten und mit Neugier auf das Leben zugehen. Aber selbst Menschen, auf die all das zutrifft, stecken mitunter fest. Und gleich, wie gut wir mit dem Sicherheitsbewusstsein umgehen können, hin und wieder müssen wir das Bewusstsein weiter werden lassen. Der einfachste Weg dazu ist das Herzbewusstsein.

AUS DEM SICHERHEITS- INS HERZBEWUSSTSEIN GELANGEN

Können Sie mit den Fingern wackeln? Und mit den Zehen? Und die Zunge rollen? Finden Sie es gut, dass Sie dazu in der Lage sind? Das kann nämlich nicht jeder. Wie geht es Ihnen mit der Erkenntnis, dass Sie mit Zehen und Fingern wackeln beziehungsweise Ihre Zunge rollen können? Die Erkenntnis öffnet den Weg zum Herzbewusstsein und holt Sie aus dem Zustand des Feststeckens heraus. Das Herz bietet einen wunderbaren Weg, um sich selbst zu öffnen.

DAS HERZBEWUSSTSEIN

Betrachte alles, als würdest du es zum ersten oder zum letzten Mal sehen. Dann wird deine Zeit auf Erden mit Glanz erfüllt sein.

Betty Smith

Das Herzbewusstsein kennt fast jeder Mensch. Denken Sie nur an all die Momente, in denen Sie begeistert waren, wenn ein Freund für Sie da war oder Sie einer anderen Person zur Seite standen. All diese Erfahrungen führen zum Gefühl der Wertschätzung, das den Mittelpunkt des Herzbewusstseins bildet. Wertschätzung wiederum bewirkt Freude und Augenblicke tiefer Erleichterung. Das HeartMath Institute und andere Thinktanks haben in zwanzig Jahren Forschungsarbeit zahlreiche Belege dafür gefunden, dass Wertschätzung und Dankbarkeit die Gesundheit fördern, Depressionen lindern, das Immunsystem stärken, den Schlaf verbessern und

Entzündungen reduzieren. Man führt dies zurück auf den physiologischen Zustand der Kohärenz (siehe Kapitel 4).

Doch warum und wieso auch immer: Das Herzbewusstsein bewirkt eine physiologische und psychologische Veränderung, die uns die Welt anders sehen lässt. Und unsere Mitmenschen bekommen ein anderes Bild von uns. Denn sie spüren, dass wir auf der Bewusstseinsebene des Herzens sind. Dann fühlt sich die Kommunikation mit uns leicht und natürlich an. Wir sind entspannt, großzügig und liebevoll. Wir merken, wie viel wir haben, wofür wir dankbar sein können, auch wenn die Umstände nicht immer so sind, wie wir uns das vorstellen. Häufig sprengt die Dankbarkeit auch die engen Grenzen unseres Selbst, wenn wir etwas oder jemand anderem dankbar sind: der Natur, einem anderen Menschen, einer Gemeinschaft oder Gott.

Das Herzbewusstsein ist aber nicht nur ein Zustand positiver Empfindungen. Es hat nichts damit zu tun, dass wir zum Beispiel einen guten Tag hatten. Wir können Wertschätzung sogar empfinden, wenn wir Schmerzen erleben. Als Jake in einen Unfall verwickelt war und er einen tiefen Schnitt auf der Stirn davontrug, brachte Hannah ihn ins Krankenhaus, damit er genäht werden konnte. In alldem Drama empfand er Dankbarkeit, weil Hannah sich um ihn kümmerte, die Ärzte und das medizinische Pflegepersonal ihm halfen und die Technik so weit gediehen war, dass sich all das machen ließ.

Dankbarkeit erfordert Wertschätzung zumindest einzelner Aspekte einer Situation. Wenn wir mit gewissen Zeitgenossen so unsere Schwierigkeiten haben, können wir vielleicht lernen, ihre guten Absichten oder ihre Gesellschaft zu schätzen. Gelegenheiten, andere zu achten, gibt es gerade mal genug. Sie aufzuspüren, ist der Pfad zum Herzbewusstsein.

Den meisten Menschen fällt es leicht, ins Herzbewusstsein einzutauchen. Wir haben das schon als Kinder getan, ohne groß darüber nachzudenken. Dabei betrachten wir einfach das Leben aus der Warte des Herzens. Der Weg dorthin ist die Sprache. Sagen Sie einfach: »Ich bin dankbar«, »Das ist wunderbar!«, »Ich schätze dich sehr« oder »Ich habe so unendlich viel Glück« – wenn wir etwas oder jemanden wirklich schätzen, ändert sich in uns spürbar etwas. Und dieses Gefühl dehnt sich aus, indem wir der Wertschätzung Ausdruck verleihen. Viele Menschen spüren dabei eine energetische Bewegung in der Brust, eben in der Herzregion.

Das Herzbewusstsein ist ein lebenswichtiger Teil unserer inneren Natur. Es hat zwei Funktionen: Es hilft uns dabei, uns selbst zu beruhigen und uns mit anderen zu verbinden. Diese Bewusstseinsebene wirkt ausgleichend auf das Nervensystem. Sie lindert Angstzustände. Sorgen lösen sich auf und weichen Dankbarkeit und Wertschätzung.

Wenn wir drauf und dran sind, jemand anders zu verurteilen, können wir uns darin üben, auf die Ebene des Herzbewusstseins zu gelangen. Versuchen Sie, sich in diese Person einzufühlen. Gehen Sie davon aus, dass sie gute Absichten hat. Diese Übung ist im Sicherheitsbewusstsein schwieriger, weil wir da auf der Hut sind. Im Herzbereich aber fühlen wir uns erleuchtet.

Michael zum Beispiel hatte einmal die Absicht, ein Haus in einer Gegend zu kaufen, in der er schon immer wohnen wollte. Sein Angebot wurde angenommen, aber danach lief einiges schief. Als die Ablösesumme für einige der Möbel verhandelt wurde, nahmen die Verkäufer sein Angebot nicht an. Auch die Makler waren alles andere als kooperativ. Michael fühlte sich durchaus versucht, entsprechend verärgert darauf zu reagieren.

Damals steckte er im Sicherheitsbewusstsein fest. Sein erster Gedanke war, den Deal einfach platzen zu lassen. Stattdessen beschloss er, sich ins Herzbewusstsein zu versetzen. Er dachte darüber nach, wie dankbar er war, dass er in der aktuellen Situation auf dem Immobilienmarkt überhaupt solch ein Haus bekommen würde. Die Verkäufer hatten mehrere Angebote erhalten, sie hätten sich leicht für jemand anders entscheiden können. Das Herzbewusstsein änderte das Bild, das Michael von der Situation hatte. Er war glücklich, dass er es sich leisten konnte, mehr zu bezahlen. Und er wollte sein neues Haus nicht mit dem Gefühl beziehen, er sei über den Tisch gezogen worden, und deshalb »sauer« auf die Vorbesitzer sein. Das Herzbewusstsein verhalf ihm dazu, dass er sein neues Heim beziehen und seine Schönheit genießen konnte. In Michaels Fall veränderte das Herzbewusstsein seine ganze Erfahrung.

Im Herzbewusstsein fühlen wir uns vielleicht verletzlich, aber wir erleben diese Verletzlichkeit als ein Sich-öffnen. Sie vertieft unsere Verbundenheit mit anderen. Daher sollten wir sie immer zulassen. Manche Menschen empfinden Verletzlichkeit als gefährlich oder erschreckend, weil sie sich gedanklich damit befassen, während sie auf der Ebene des Sicherheitsbewusstseins sind. Im Herzbewusstsein wird dies anders erlebt.

Je nach der Aufgabe, die vor uns liegt, können wir im Herzbewusstsein genauso produktiv sein wie im Belohnungsmodus des Sicherheitsbewusstseins. Aber wir arbeiten dann langsamer, machen nicht so viele Erledigungen gleichzeitig und übernehmen überhaupt weniger Aufgaben. Paradoxerweise schaffen wir trotzdem mehr, genießen unsere Arbeit und können starke Bindungen mit anderen eingehen.

Damit wollen wir nicht sagen, es sei immer angemessen, ins Herzbewusstsein zu gehen, oder diese Option stehe uns stets offen. Es gibt durchaus Zeiten, in denen wir im Sicherheitsbewusstsein bleiben müssen: wenn schwierige Aufgaben vor uns liegen, wenn wir Grenzen setzen müssen, um uns zu schützen, oder wenn wir Emotionen wie Ärger oder Enttäuschung ausdrücken wollen, die im Sicherheitsbewusstsein eben auftauchen. Sind wir dann aber wieder bereit, weiterzugehen und unser Leben zu schätzen, unsere Fähigkeiten, Freunde, Träume und all die Schönheit, die uns umgibt, dann erwartet uns das Herzbewusstsein.

Obwohl auch dieses seine Grenzen hat: Wenn wir über Bewusstseinszustände hinausgehen wollen, die mit Denken, inneren Dialogen und Bewertungen zu tun haben, dann bleibt uns nur das Raumbewusstsein.

DAS BEWUSSTSEIN DER RAUMHAFTIGKEIT

Im Raumbewusstsein gehen wir über unsere gewöhnliche Welterfahrung hinaus. Unsere Zeitwahrnehmung ändert sich, wir tauchen ein in die Zeitlosigkeit. Gefühle von Nervosität oder Dringlichkeit, die meist durch den Faktor Zeit verursacht sind, lösen sich auf. Was war, belastet uns nicht mehr, und wir machen uns keine Sorgen um das, was künftig geschehen wird. Wir wollen nicht mehr unbedingt eine Lösung finden oder etwas erzwingen. Stattdessen erleben wir einen einzigartig tiefen Zustand der Präsenz. Nichts zu tun, keine Mühe, keine Kennzahlen.

Raumhaftigkeit ist ein gefühlter, kein gedachter Zustand. Die Worte werden weniger. Zeit und Begriffe werden ersetzt durch Raum und Gewahrsein. Farben leuchten intensiver, Gerüche und Geräusche berühren uns stärker, während unser Selbst sich allmählich entgrenzt. Wir spüren, dass wir Teil von etwas sind, was größer ist als wir selbst. Bedenken haben sich aufgelöst.

Wenn wir die A.W.E.-Methode praktizieren, begeben wir uns mit voller Absicht ins Raumbewusstsein, denn Ehrfurcht gehört zur Raumhaftigkeit, die aber größer als die Ehrfurchtserfahrung ist.

Raumhaftigkeit umfasst eine gewisse Spannweite. Am äußersten Ende verweilen wir in einem Zustand reiner Präsenz, tiefenentspannt im hauptsächlich parasympathischen Bereich ohne mentales

Geschnatter. Bei anderen Erfahrungen der Raumhaftigkeit wie Chanten, Beten oder Ehrfurcht tritt hingegen auch eine gewisse Erregung des sympathischen Nervensystems auf.

So wie wir nicht ständig im Zustand der Ehrfurcht leben können, sind wir nicht in der Lage, permanent in der Raumhaftigkeit zu verweilen. Wir statten ihr eher gelegentlich einen Besuch ab und öffnen uns für die Fülle der Schönheit und Weisheit, die das Leben – das Universum – uns zu geben hat. Und dann bringen wir dieses Gefühl der Raumhaftigkeit zurück in unseren Alltag. Die Weite – das Leichte, Lockere, Entspannte – erlaubt uns, unser Leben auf eine Weise zu verändern, wie wir es nie zu erträumen gewagt hätten.

Eine herausfordernde Situation wie plötzliche Arbeitslosigkeit kann so zu *einem* Erlebnis von vielen in unserer Biografie werden. Und im Vergleich mit der Gesamtheit des Lebens schrumpft ihre Bedeutung sogar noch weiter. Als würden wir uns nicht mehr an unsere Vorstellung anklammern, wie die Dinge sein sollten, und uns stattdessen für ihre Möglichkeiten öffnen. An diesem Punkt kann ein weitreichender Wandel eintreten. Wie? Die Raumhaftigkeit lockert unsere Anhaftung an unsere Identität – also an unser Selbstbild. Wir hängen nicht mehr so sehr an unserer Story, sodass sie sich verändern kann.

Löst die Raumhaftigkeit alle Probleme? Nein, denn wir können ja nicht ständig in diesem Zustand verweilen. Aber jedes Mal, wenn wir darin eintauchen, »booten« wir unser Nervensystem neu, sodass wir resilienter, neugieriger, offener und weniger automatisch reaktiv werden. Wir klammern uns nicht mehr so sehr an die Muster, die uns das Sicherheitsbewusstsein vorgibt. Und wir verspüren einen gewissen Frieden, ganz egal, was in unserem Leben geschieht. Das sind die geballten physiologischen, psychologischen und spirituellen Wohltaten, die uns die Erfahrung der Ehrfurcht schenkt.

Einen Haken allerdings hat die Sache: Wir neigen dazu, so oft wie möglich ins Bewusstsein der Raumhaftigkeit einzutauchen, manchmal auch, um uns unserer Verantwortung zu entziehen – wir schlagen also einen spirituellen Umweg ein. Doch das Bewusstsein der Raumhaftigkeit zu benutzen, um Problemen aus dem Weg zu gehen, funktioniert auf Dauer nicht.

Wenn wir in dieser Welt leben möchten, einen Job ausfüllen, eine Beziehung führen und mit unseren Kindern, Eltern und der Tatsache, dass wir älter werden, zurechtkommen wollen, dann müssen wir lernen, fließend zwischen allen Bewusstseinsebenen zu wechseln: Sicherheit, Herz und Raumhaftigkeit. Doch die meisten Menschen verbringen den Großteil ihrer Zeit auf der Ebene des Sicherheitsbewusstseins.

Das Auf und Ab des Lebens katapultiert uns manchmal mitten hinein ins Sicherheitsbewusstsein, obwohl wir lieber auf der Ebene des Herzens oder der Raumhaftigkeit blieben. Um auf diesen beiden Ebenen länger verweilen zu können, müssen wir lernen, bewusst zwischen den Ebenen hin und her zu wechseln.

DAS 3LC-MODELL UND A.W.E.

Mit Bedacht zwischen den Bewusstseinsebenen zu wechseln, erfordert einige Übung. Diese beginnt damit, dass Sie sich drei Fragen stellen: »Auf welcher Bewusstseinsebene befinde ich mich?«, »Will ich dort wirklich sein?«, und wenn die Antwort darauf Nein lautet, dann fragen Sie sich: »In welchem Bewusstseinszustand möchte ich sein?« Ihre Antwort hängt sicher von Ihrer jeweiligen Situation ab.

Wenn Sie sich im Bedrohungsmodus des Sicherheitsbewusstseins befinden – weil beispielsweise gerade ein Bär Jagd auf Sie macht –, dann können Sie nicht einfach mal schnell die Ebenen switchen. Der Kampf-Flucht-Totstell-Impuls ist viel zu mächtig. Ihre Amygdala rackert sich auf Hochtouren unter Einsatz jedes verfügbaren Überlebensinstinkts ab. Ihr übriges Gehirn denkt nicht an Bewusstseinsebenen. Wenn Sie sich in echter Gefahr befinden und dieser Modus getriggert wurde, dann brauchen Sie ihn auch.

Aber wenn Sie auf Ihren Neocortex zugreifen können, um sich die erste Frage zu stellen, so heißt dies, dass die Lage nicht ganz so bedrohlich ist. Dann können Sie auch die Bewusstseinsebene wechseln. Mithilfe der obigen drei Fragen verschaffen Sie sich die Einsicht in das, was momentan innerlich bei Ihnen vorgeht. Und dieses Wissen versetzt Sie in die Lage, bewusst zu entscheiden.

Erin gehörte zu den Teilnehmerinnen unserer Studie. Sie lernte das 3LC-Modell rasch und konnte damit eine positivere Einstellung zu ihrem Job entwickeln:

> An zwei Abenden in der Woche gehe ich um 21.50 Uhr aus dem Haus. Ich brauche vierzig Minuten, um zur Arbeit zu kommen. Dort arbeite ich eine oder eineinhalb Stunden und mache mir dann das Bett in einem leeren Raum im Haus meines Klienten. Ich brauche lange, bis ich einschlafen kann. Ich mag das Bett nicht. Es ist mir zu weich. Mein 65-jähriger Körper braucht mehr Unterstützung. Normalerweise schlafe ich um die fünf Stunden. Morgens nach dem Aufwachen arbeite ich noch einmal zwei bis drei Stunden. Dann fahre ich wieder heim.
>
> Wenn ich an die Nächte denke, die ich in der Innenstadt verbringe, um zu arbeiten – an den langen Weg durch die Häuserblocks von oder zu der U-Bahn, an die kalten Winternächte und die Gluthitze im Sommer –, graut es mir vor meinem Job. Ich hasse das ganze Modell. Ich spüre massenhaft innere Widerstände dagegen. Wenn ich innehalte und mich frage, auf welcher Bewusstseinsebene ich bin, dann ist dies das absolute Sicherheitsbewusstsein. Und mir wird einmal mehr klar, dass es wenig Sinn hat.
>
> Meine Aufgabe ist es, meinem besten Freund abends ins Bett zu helfen beziehungsweise ihn morgens aufzuwecken und für den Tag

> fertig zu machen. Er hat sich vor neunzehn Jahren den Hals gebrochen. Er und ich arbeiten schon seit dreizehn Jahren zusammen.
>
> Mein Freund braucht seit neunzehn Jahren jeden Tag diese Hilfe. In der ganzen Zeit hat er sich nie allein geduscht. Wenn ich einen Moment innehalte, um mir vorzustellen, dass ich in seinem Körper wäre, gehe ich augenblicklich ins Herzbewusstsein über. Dann lächle ich, wenn ich meine Wohnung verlasse, ob es nun kalt, regnerisch oder dunkel ist. Ich bin dankbar für den Weg zur U-Bahn, den ich auf gesunden Beinen zurücklegen kann. Mein Ziel, wenn ich zur Arbeit gehe, ist es, eben der Mensch zu sein, den ich mir als Hilfestellung wünschen würde, wenn die Rollen vertauscht wären.[1]

Es gibt keine klaren Regeln dafür, wann es sinnvoll ist, die Bewusstseinsebene zu wechseln. Das ist eine sehr persönliche Angelegenheit. Unsere Faustregel? Wenn Sie sich nicht wohlfühlen – Sorgen haben, aufgeregt sind oder Anspannung spüren –, dann schalten Sie um.

Ins Herzbewusstsein einzutauchen, ist einfach. Wir müssen uns nur auf das konzentrieren, was wir schätzen und wofür wir dankbar sind. Zugang zum Bewusstsein der Raumhaftigkeit zu finden, ist zwar ebenso natürlich, aber man geht gewöhnlich davon aus, dass man viel Zeit und Mühe darauf verwenden sollte, um eine Achtsamkeitspraxis zu erlernen. Die A.W. E.-Methode allerdings ist ein Schnellverfahren, das uns direkt zu Ehrfurcht und Raumhaftigkeit führt. Sie zeigt uns Perspektiven auf, die unser Fühlen, unseren Kontakt zur Welt beziehungsweise zu den Menschen sowie unsere Interpretation der Ereignisse dramatisch verändern können.

Wenn wir mit der A.W. E.-Methode Zugang zum ergriffenen Staunen finden, können wir direkt vom Sicherheitsbewusstsein, dessen Energie eng limitiert ist, ins Bewusstsein der Raumhaftigkeit eintauchen, in dem die Energie grenzenlos ist.

Die Raumhaftigkeit hilft uns, Stress und Anspannung loszulassen. Sind wir entspannter, macht uns das flexibler, und wir können bewusst wählen, ob wir uns zurück ins Herz- oder Sicherheitsbewusstsein versetzen. Da wir unsere Energie auf ein anderes Niveau gehoben haben, können wir eine sinnvolle Entscheidung treffen.

Trevor, einer von Jakes Klienten, nannte sich selbst den »Schlaflosen«. Nachdem er die A.W.E.-Methode erlernt hatte, passierte zweierlei. Erstens hörte er auf, sich so zu nennen. Als Jake ihn nach dem Grund fragte, antwortete er: »Mir ist klar geworden, dass ich vieles bin. Meine Schlaflosigkeit ist nur ein kleines Puzzlestück von einem viel größeren Bild.« Das war ein klares Anzeichen dafür, dass Trevors Identität ihre Begrenzungen ablegte, weil er A.W.E. praktizierte. Und was war das Zweite, was geschah? Er begann, gut zu schlafen. Das erklärt Trevor am besten selbst:

> Ich gehe jeden Abend ins Freie, bevor ich mich zur Ruhe lege. Ich übe A.W.E., während ich zu den Sternen aufblicke und mir vorstelle, welch langen Weg das Licht zurücklegen musste, bevor es in meine Augen dringen kann. Das Licht vom nächsten Stern – Alpha Centauri – braucht 4,22 Lichtjahre, bis es bei uns ist. Obwohl ich den Stern sehen kann, existiert er vielleicht gar nicht mehr. Ich sehe nur das Licht, das vor über vier Jahren von dort ausgesandt wurde. Daher frage ich mich, was von all dem, was ich sehe, überhaupt real ist. Irgendwie entspannt mich der Gedanke. Ich kann das nicht erklären, aber es ist, als wäre ich meine Sorgen los.[2]

Sicherheit ist ein wertvoller und wichtiger Bewusstseinszustand. Paradoxerweise können wir mehr Zeit im Herz- oder Raumbewusstsein verbringen, wenn wir die Ebene der Sicherheit gemeistert haben. Die Raumhaftigkeit schenkt uns neue Einsichten, aber nur auf der Sicherheitsebene übernehmen wir die Verantwortung, unser

Leben auf eine solide Grundlage zu stellen. Und das schenkt uns das Gefühl der Handlungsmacht. Dort lösen wir Probleme, indem wir aktiv werden und in Beziehungen Grenzen setzen.

Je nachdem, was in ihrem Leben passiert ist oder gerade geschicht, haben manche Menschen mehr Probleme als andere, sich in Sicherheit zu wiegen. Wer eine traumatische Lebensgeschichte hat oder sich an Orten aufhalten muss, die er als unsicher empfindet (Schule, Arbeit, aber auch das Zuhause), steht hier vor größeren Herausforderungen. In diesen und ähnlichen Situationen müssen wir jene Bewusstseinsebene wählen, die am hilfreichsten ist.

MEDITATION ZUM WECHSEL DER BEWUSSTSEINSEBENE

Wenn Sie es als schwierig empfinden, zwischen diesen Bewusstseinsebenen zu wechseln, können Sie für den Anfang versuchen, erst einmal nur geistig zwischen den Ebenen zu switchen. Jake hat diese Meditation für Klienten ersonnen, die Zugang zu den drei Ebenen suchen. Da Sie bei der Übung die Augen schließen sollten, empfiehlt es sich, die Anleitung auf einen Tonträger zu sprechen, um sie dann abspielen zu können:

> Setzen Sie sich auf einen Stuhl oder ein Meditationskissen. Die Wirbelsäule sollte möglichst gerade bleiben. Wenn es für Sie bequem ist, nehmen Sie den Schneidersitz ein. Lassen Sie die Hände im Schoß ruhen, die Spitzen von Zeigefinger und Daumen berühren sich.
>
> Atmen Sie ganz normal, wobei Sie sich bei jedem Atemzug mehr entspannen. Nun schließen Sie die Augen. Stellen Sie sich vor, wie ein kleines Licht in der Mitte Ihres Kopfes erscheint. Mit jedem Atemzug wird es größer und stärker, bis es Ihren Kopf ausfüllt, über Ihren Kopf hinauswächst und Sie ganz umhüllt. Das Licht leuchtet vor Ihnen,

hinter Ihnen, neben Ihnen, über und unter Ihnen, zu beiden Seiten. Das Licht steht für ein Energiefeld, das Ihren Körper ganz umgibt.

Machen Sie sich dieses Energiefeld bewusst, diese große Lichtblase, die Sie einhüllt. An diesem Ort können Sie präsent sein und sich einige Minuten ausruhen. Sagen Sie sich: »Ich möchte, dass alle Gedanken und Eindringlinge von außen in den nächsten Minuten diesen Raum verlassen.«

Atmen Sie weiter. Nun lenken Sie Ihre Aufmerksamkeit auf das untere Ende Ihrer Wirbelsäule. Welche Qualität hat die Energie hier? Das ist der Ort, an dem das Sicherheitsbewusstsein wohnt, ein wertvoller Bewusstseinszustand, der uns vom Moment der Geburt bis in den Tod begleitet.

Sie konzentrieren sich aufs Sicherheitsbewusstsein. Wenn Sie sich damit wohlfühlen, atmen Sie durch die Nase ein und durch den Mund aus. Gleich werde ich Ihnen einige Zustände nennen, die Sie vielleicht auf dieser Bewusstseinsebene empfinden. Atmen Sie einfach weiter durch die Nase ein und durch den Mund aus. Spüren Sie hin, was in Ihrem Körper geschieht.

Okay, los geht's:

Manchmal fühle ich mich gedrängt, etwas Bestimmtes zu tun.
Manchmal fühle ich mich ratlos.
Manchmal fühle ich mich klug.
Manchmal habe ich das Gefühl, nicht zu wissen, was ich tun soll.
Manchmal fühle ich mich entschlossen.
Manchmal habe ich das Gefühl, Hilfe zu brauchen.
Manchmal helfe ich anderen Menschen gern.

Atmen Sie weiter durch die Nase ein und durch den Mund aus.

All diese Eindrücke tauchen auf, wenn wir im Sicherheitsbewusstsein sind. Jedes dieser Gefühle ist möglich, eben weil Sie leben. Das Sicherheitsbewusstsein ist ein Zustand, in dem wir uns unserer Bedürfnisse und Verletzlichkeiten bewusst werden. Dort machen wir Pläne, werden aktiv und setzen Grenzen, um unser Dasein zu meistern. Das Sicherheitsbewusstsein regt uns an, Lösungen zu finden, damit wir uns entwickeln und uns noch sicherer fühlen können.

Nehmen Sie sich einen Moment Zeit, das Sicherheitsbewusstsein wertzuschätzen. Vertrauen Sie auf Ihre Instinkte, Fähigkeiten und Einsichten. Sie sind eine starke Grundlage, auf die Sie Ihr Leben bauen können. Vieles von dem, was Sie besitzen und schätzen, ist das Resultat Ihres Sicherheitsbewusstseins, das Ihnen dabei hilft, Ihr Leben zu führen.

Wenn Sie sich einen Moment Zeit nehmen, um all das zu genießen, was das Sicherheitsbewusstsein Ihnen geben kann, spüren Sie vielleicht, wie die Energie sich von den untersten Wirbeln Ihrer Wirbelsäule weiter nach oben bewegt. Registrieren Sie das einfach nur. Der Akt der Wertschätzung hilft uns, unseren Bewusstseinszustand zu verändern. Wenn Sie spüren, dass die Energie nach oben steigt, lassen Sie es zu. Wenn nicht, stellen Sie sich vor, wie das geschieht. Ermutigen Sie die Energie, Ihre Wirbelsäule aufwärts ins Herzzentrum zu wandern.

Atmen Sie weiter, aber nun atmen Sie durch die Nase ein und durch die Nase wieder aus – wenn Sie sich damit wohlfühlen. Während Sie ins Herzbewusstsein eintauchen, nehmen Sie sich Zeit, um all die Menschen in Ihrem Leben zu schätzen, die Sie lieben und von denen Sie geliebt werden. Denken Sie voller Wertschätzung an die Tiere in Ihrem Leben, an die Orte, die Sie mögen. Genießen Sie Ihre Gaben und die Eigenschaften, die Sie an sich selbst schätzen. Genießen Sie die Schönheit. Verweilen Sie in Schönheit.

Nun folgt eine kleine Pause. Spüren Sie nach, was in Ihrem Körper geschieht und wie es sich anfühlt, im Herzbewusstsein zu sein.

Vielleicht taucht nun wieder das Gefühl der steigenden Energie auf. Wenn ja, lassen Sie es zu. Oder stellen Sie sich vor, wie der Energiestrom langsam zu Ihrem Kopf aufsteigt. Möglicherweise gelangt sie sogar über Ihren Kopf hinaus.

Während die Energie höher steigt, werden Sie sich vielleicht der Raumhaftigkeit bewusst, eines Zustands ohne Worte. Darin wird das Gewahrsein immer weiter und weiter. Das Gefühl der Zeitlosigkeit stellt sich ein. Sie müssen nichts merken oder beschreiben. Ruhen Sie einfach nur für einige Sekunden in dieser enormen Weite. Atmen, entspannen, weiter werden. Grenzenlos. Die Präsenz des Raums.

Wie fühlt es sich an, in diesem Zustand zu sein? Kommt er Ihnen vertraut vor oder eher nicht? Erfahren Sie das mühelose Sein.

Eine kleine Pause.

Wenn Sie bereit sind, die Meditation zu beenden, lassen Sie zu, dass die Energie sich vom Kopf zurück ins Herz zieht. Verweilen Sie noch kurz im Herzbewusstsein – einem Zustand tiefer Wertschätzung. Machen Sie sich bewusst, ob sich in Ihrem Körper etwas ändert.

Wenn Sie spüren, dass es jetzt genügt, dann lassen Sie die Energie hinuntergleiten ans unterste Ende Ihrer Wirbelsäule – ins Sicherheitsbewusstsein, die Grundlage Ihres Lebens. Atmen Sie kurz durch, und achten Sie auf Empfindungen in Ihrem Körper.

Sobald Sie bereit sind, öffnen Sie die Augen.

Je mehr Sie üben, von einer Bewusstseinsebene auf die nächste überzugehen, umso leichter wird es Ihnen fallen. Wir bleiben häufig aus purer Gewohnheit im Sicherheitsbewusstsein stecken. Und doch können wir unsere Bewusstseinsebene verändern, wenn wir unsere Aufmerksamkeit entsprechend lenken.

Im nächsten Abschnitt werden wir Ihnen zeigen, was es bedeutet, das Leben ohne diese einengende Glasdecke aus Angst und Anspannung zu erfahren – selbst in schweren Zeiten.

TEIL IV

WUNDER, WO IMMER SIE SIND

KAPITEL 10

AUCH IN SCHWEREN ZEITEN WUNDER ENTDECKEN

Mit der A.W.E.-Praxis richten wir unser Augenmerk auf etwas, was wir als schätzenswert und faszinierend erachten. Wie aber finden wir Zugang zum Staunen, wenn Massenunruhen, Verbrechen, Pandemien, der Klimawandel, soziale Ungerechtigkeit, politische und wirtschaftliche Verwerfungen sowie die allgemeine Ungewissheit uns beunruhigen? Woher nehmen wir die Motivation, um uns in A.W.E. zu üben, wenn wir eine Scheidung durchmachen, die Diagnose »Krebs« gestellt bekommen oder einen geliebten Menschen verloren haben?

Schmerzliche Gefühle können uns von dem ablenken, was unsere Seele nährt – und was uns am kostbarsten ist. Aber alles, was faszinierend, schön, surreal und tiefgreifend ist, hört nicht auf zu existieren – in uns und in unserem Umfeld –, selbst wenn das Leben schwierig wird. Das Staunen ist ein ganz besonderes Gefühl, das uns mit allem verbindet, was uns wertvoll ist, und dies selbst in schweren Zeiten.

DIE EINZIGARTIGE KRAFT DES STAUNENS

Viktor E. Frankl, der den Holocaust überstand und später das Buch … *trotzdem Ja zum Leben sagen* veröffentlichte, beschrieb einen Augenblick, den er als Gefangener erlebte:

> Wer unsere Gesichter gesehen hätte, strahlend vor Entzücken, als wir durch die vergitterten Luken eines Gefangenentransportwaggons auf der Bahnfahrt von Auschwitz in ein bayerisches Lager auf die Salzburger Berge hinaussahen, deren Gipfel gerade im Abendrot erstrahlten, der hätte es nie glauben können, dass es die Gesichter von Menschen waren, die praktisch mit ihrem Leben abgeschlossen hatten.[1]

Das Staunen bringt uns zurück zu dem, was uns kostbar ist, einfach weil es uns auf einzigartige Weise präsent sein lässt mit anderen Gefühlen, auch der Hoffnungslosigkeit – wie Frankl und seine Mitgefangenen es erlebten. So können wir, wenn wir unglücklich sind, nicht gleichzeitig glücklich sein. Und wenn wir Anspannung erleben, können wir uns vielleicht nicht entspannen. Aber ob wir nun unglücklich oder glücklich, angespannt oder entspannt sind, wir können auf jeden Fall das Staunen erleben. Ergriffenheit auch dann erfahren zu können, wenn wir gerade Gefühle durchleben, die nur schwer auszuhalten sind, gibt uns die Möglichkeit, unser Leiden zu beeinflussen.

In leidvollen, schwierigen Zeiten fixieren wir uns meist auf unseren Schmerz, als wäre er das Schwarze, in das wir treffen müssen. Das kann durchaus sinnvoll sein, denn wir müssen ja verstehen, was passiert, und vielleicht auch eine Lösung dafür finden. Aber die Energie folgt der Aufmerksamkeit, daher bekommt das, worauf wir uns konzentrieren, immer mehr Bedeutung. Mit dem

Ergebnis, dass unser Verlust oder unsere Sorge am Ende alles überschattet, was in unserer Welt – zumindest in unserem Geist – gut ist. Es ist nur zu leicht, das große Ganze aus den Augen zu verlieren, die äußeren Ringe der Zielscheibe. Dazu gehören die Menschen, die wir lieben und von denen wir geliebt werden, und die Tatsache, dass unser Leben einen Sinn, einen Zweck und grenzenloses Potenzial hat. Diese äußeren Ringe sind wichtig, weil sie umschließen, was wir wertschätzen oder wunderbar finden. Nehmen wir sie mit herein, erfahren wir das Leben aus einer ganzheitlicheren Perspektive.

Winston Churchill soll gesagt haben: »Wenn du durch die Hölle gehst, geh weiter.« Dazu verhilft uns das Staunen. Es ist das Vehikel, das uns auf die andere Seite des Schmerzes trägt – zurück zu dem, was uns wichtig ist.

EIN A.W.E.-MOMENT …

Sie können üben, sich weniger stark auf die Mitte der Zielscheibe (die Ursache Ihres Leidens) zu konzentrieren und mehr die äußeren Ringe (das große Ganze) in den Blick zu nehmen. Dazu dient uns folgende Übung im peripheren Sehen, die wir »Hebe deinen Blick« genannt haben.

Machen Sie einen Spaziergang im Wald oder in einem Park. Suchen Sie sich einen ruhigen Weg ohne Hindernisse, sodass Sie ohne größere Anstrengung dahinschlendern können. Gehen Sie langsam, und verbinden Sie sich in Gedanken bei jedem Schritt mit der Erde unter Ihren Füßen. Dann heben Sie die Augen und schauen geradeaus. Sie blicken nicht mehr zum Boden. Sobald

Gedanken aufkommen, spüren Sie vielleicht, dass Ihr Blick automatisch Richtung Füße wandert. Wenn dies passiert, registrieren Sie es einfach und heben den Blick wieder.

Gehen Sie weiter, nehmen Sie einen tiefen Atemzug, und entspannen Sie sich. Nun lassen Sie – ohne den Kopf zur Seite zu drehen – Ihr Gesichtsfeld weiter werden. Was können Sie seitlich von sich alles sehen? Sie werden merken, dass Sie von der Welt viel mehr wahrnehmen als nur den scharf gestellten Ausschnitt vor Ihnen. Tun Sie das, bis Sie den Eindruck haben, als würde die Welt an Ihnen vorbeiziehen, und nicht, als würden Sie sich durch die Welt bewegen.

Achtung: Wenn Sie diese Übung machen, kontrollieren Sie das Stück Weg vor sich auf Hindernisse, aber nicht öfter, als es unbedingt nötig ist.

ENTDECKEN SIE DIE »KOLLATERALSCHÖNHEIT«

Trauer, Furcht, Anspannung, Einsamkeit und Verlust haben ihren Ursprung immer in etwas, was uns kostbar war. Die erdrückende Einsamkeit nach dem Verlust eines lieben Menschen wurzelt in Liebe. Den Schmerz eines solchen Verlustes zu verarbeiten, ist für die meisten schwierig, denn um heil zu werden, müssen wir durch den Schmerz *hindurchgehen.* Doch diese dunkle Seite der Erfahrung – die Aussicht auf ein einsames Leben – wollen wir nicht akzeptieren, denn wenn wir uns darauf einlassen, geschieht etwas: Wir trennen uns ausgerechnet von dem, was uns wichtig war – in diesem Fall der Liebe. Und diese Trennung verstärkt unseren Schmerz. Aber wenn wir über die Trauer und die Einsamkeit hinausgehen, finden wir unser Kostbarstes wieder, und das lindert unseren Schmerz. Emotionales Leid hat also eine Art »Kollateralschönheit«. Es bringt uns zurück zu dem, was für uns zählt.

Haben wir beispielsweise einen Hund verloren, der uns fünfzehn Jahre lang ein treuer Begleiter war, spüren wir zuerst die Leere und Stille im Haus. Wir sehen den Korb mit den nun überflüssigen Spielsachen, die Leine, die ungenutzt an der Garderobe hängt. Wir sehen uns alte Fotos an und haben Tränen in den Augen, wenn wir daran denken, wie er uns auf unseren Wanderungen begleitete und wie liebevoll er mit den Kindern umging. Wir nehmen also Verbindung mit unserer Traurigkeit auf.

Aber wir können auch an die Freude, die Zärtlichkeit und die Schönheit denken, die der Bindung an unser Haustier entsprang: die »Kollateralschönheit«. Das ist die ganzheitliche Erfahrung. Sie zu spüren, erdet uns zutiefst: den Schmerz und die Liebe. Wir entdecken also die ganze Fülle des Lebens.

Der Physiker Carlo Rovelli fasst dies in seinem Buch *Die Ordnung der Zeit* wunderbar zusammen: »Der Schmerz rührt weniger vom Fehlen an sich als vielmehr von Zuneigung und Liebe her. Ohne sie wäre Verlust kein Verlust. Deswegen ist dieser Schmerz im Grunde positiv und schön, weil er sich aus dem speist, was dem Leben Sinn gibt.«[2]

Zu dieser Einsicht zu gelangen, ist für viele ein langer und schwieriger Prozess. Natürlich sind Emotionen vergänglich, aber negative Gefühle nehmen bei manchen Menschen einen zyklischen Charakter an. An einem Tag spüren sie die »Kollateralschönheit«, am nächsten ist sie wieder verschwunden. Wir können gute Tage, Wochen, Monate oder Jahre haben, und dann stürzen wir wieder ab in die Trauer. Der Pfad zur Heilung läuft über die Zeit, begleitet von Unterstützung und Akzeptanz. Wir aber wissen nun, dass das Staunen eine weitere Möglichkeit bietet. Es hilft uns, schwierige Gefühle zu bewältigen, indem es unsere Aufmerksamkeit auf etwas anderes lenkt und uns auf eine andere Bewusstseinsebene hebt.

Ergriffenes Staunen holt uns heraus aus der Verlorenheit im Schmerz, sodass wir wieder Zugang finden zum großen Ganzen, zur Zeitlosigkeit, zur Tiefe und zur Schönheit. Das ist der Sonnenuntergang über den Salzburger Bergen, den die Gefangenen erlebt haben. Die Ergriffenheit nimmt uns unseren Schmerz nicht ab. Aber sie regt uns zur kognitiven Akkomodation an, die uns eine neue Perspektive aufzeigt. Und schon können wir die ganze Bandbreite unserer Gefühle spüren, wie auch immer sie aussehen mögen.

Die A.W.E.-Methode kann helfen, die zyklische Natur mancher Schmerzerfahrungen zu durchbrechen, und uns schnell und immer wieder zurückbringen zu dem, was uns wertvoll ist. Wir können A.W.E. einsetzen, um in die »Kollateralschönheit« einzutauchen.

Der klinische Psychologe David Elkins (ein ehemaliger Student von Viktor E. Frankl) beschreibt in einem Aufsatz die transformative Kraft der Ehrfurcht. Für ihn sind die Momente ergriffenen Staunens »die wichtigsten transformativen Erfahrungen des Lebens. [...] Die Ehrfurcht ist ein Blitz, der im Gedächtnis jene Momente begleitet, wenn die Tore der Wahrnehmung gereinigt werden und wir mit erschreckender Klarheit erkennen, was im Leben wirklich zählt.«[3]

Die A.W.E.-Praxis lässt uns ins Staunen eintauchen und öffnet den Weg zu dem, was uns wirklich wichtig ist, und sei es nur für fünf bis fünfzehn Sekunden. Die unfassbare Ehrfurcht angesichts des Lebens verschiebt unseren Fokus, sodass der Schmerz nicht mehr so in unserer Seele brennt. Stattdessen offenbart sich uns die Weite des Lebens. Zumindest für diesen kurzen Moment fliegt der Pfeil unseres Bewusstseins nicht mehr auf das Schwarze zu. Natürlich wird die Trauer, wird der Schmerz wiederkehren, andererseits aber können wir auch wieder in die Ergriffenheit eintauchen.

A.W.E. ist ein direkter Kanal zu dem, was für uns zählt. Daher hilft die Praxis uns, heil zu werden.

A.W.E. wird nicht in fünf Sekunden all unsere Probleme lösen, auch nicht die Probleme der Welt. Denn A.W.E. ist keine Problemlösungstechnik, sondern eine Praxis, die uns in einen anderen Bewusstseinszustand versetzt – in die Raumhaftigkeit. Was heißt, dass wir nicht mehr mit unseren Gedanken und Überzeugungen im Sicherheitsbewusstsein feststecken, wenn das zu nichts führt. Die A.W.E.-Praxis häufig zu üben, wirkt auch vorbeugend, weil sich dabei neue neuronale Pfade bilden, die uns mit dem verbinden, was uns kostbar ist (mehr darüber in Kapitel 11).

Das Staunen ist in guten wie in schlechten Zeiten hilfreich. Aber gerade in Letzteren ist es besonders wichtig. Rein physiologisch betrachtet, stärkt es die Kohärenz, bringt das Default-Mode-Netzwerk zum Schweigen und der ventrale Vagaltonus wird gestärkt. All das beruhigt das Nervensystem, sodass wir uns sicher genug fühlen, um innerlich heilen zu können.

Doch wenn wir im Dickicht emotionaler Verstrickungen feststecken, ist der Zugang zum Staunen mitunter verstellt. Dabei zeigen sich gewöhnlich fünf Muster, die wohl den meisten ganz oder zum Teil bekannt sind, auch wenn wir sie nicht so nennen würden. Diese Dynamik intellektuell zu verstehen, reicht meist nicht aus, um den Weg zur »Kollateralschönheit« zu entdecken. Aber wenn wir sie erkennen, können wir sie vielleicht als Fingerzeig für unsere A.W.E.-Praxis nehmen:

> Das Leben kann eine echte Herausforderung sein. Instrumente zu haben, die mir zeigen, wer und wo ich bin, ist in meinen Augen unbezahlbar. […] A.W.E. ist ein einfaches Instrument, das mich vom Chaos der Welt befreit und mich daran erinnert, wie wertvoll es ist, einfach am Leben zu sein.[4]

FÜNF MUSTER DES WIDERSTANDS

Emotionales Leiden führt manchmal dazu, dass wir den Blick fürs große Ganze verlieren und uns in einer Dynamik verfangen, die uns nicht guttut: Anhaftung, Ablehnung, Katastrophendenken, Opfermodus und Rückzug. Jedes dieser fünf Muster hat ein Gegenstück – einen Geisteszustand, der uns in diesem Moment unerreichbar, ja unvorstellbar scheint. Wir haben uns selbst in eine derart aussichtslose Lage hineinmanövriert, dass wir keinen Weg mehr sehen, wie wir unsere Probleme oder unsere Trauer hinter uns lassen könnten. Aber immer mehr Studien belegen, dass Ehrfurcht helfen kann, diesen Widerstand in all seinen Äußerungsformen zu durchbrechen. Denn das Gefühl bewirkt jene kognitive Akkomodation, welche die Ehrfurchtsforschung entdeckt hat.

Ehrfurcht rüttelt uns wach. Sie geleitet uns durch alte Denkmuster und an neue Ufer der Wahrnehmung: vom Mangel hin zur Fülle, von der Ablehnung zur Akzeptanz, von der Ohnmacht zur Handlungsmacht, von der Isolation hin zur Verbundenheit. Das Staunen trägt dazu bei, dass wir die Geschichten, die wir uns selbst erzählen, die häufig in Angst gründen und uns im Sicherheitsbewusstsein festhalten, neu schreiben können.

Manche Menschen verfallen in bestimmte, ständig wiederholte Muster, die dann zu ihrem Modus Operandi werden. Denn auch wenn ein solches Muster hinderlich sein mag, ist es doch wenigstens vertraut. Regelmäßige A.W.E.-Praxis hebelt diese Muster aus, sodass wir, wenn schwere Zeiten auf uns zukommen, besser mit dem Auf und Ab der Emotionen umgehen können. Manchmal treten A.W.E.-Momente auch spontan auf und öffnen unseren Blick für das große Ganze, sodass wir eine bessere Geschichte schreiben und uns für Selbstverantwortung und Handlungsmacht entscheiden können. Dann sind wir in der Lage, unsere Beziehungen zu verbessern, statt uns einfach nur zurückzuziehen. Es ist eine enorme Erleichterung zu erfahren, dass Anspannung, Angst und Ohnmacht sich lindern lassen. Unter den richtigen Umständen kann uns dieser Prozess zutiefst verwandeln.

Aber wir können so auch anderen Menschen helfen, wenn wir solche Muster bei ihnen erkennen: Wir können sie darauf aufmerksam machen oder zumindest verhindern, dass wir in ihr Unglück hineingesogen werden. Und wir bringen mehr Verständnis und Mitgefühl für sie auf, weil wir eben das große Ganze im Blick haben.

Zunächst möchten wir Ihnen diese Muster der Reihe nach vorstellen, damit Sie entscheiden können, ob Ihnen davon irgendetwas bekannt vorkommt.

ANHAFTUNG

Anhaftung heißt, dass wir an etwas festhalten, häufig an einem Ideal, und dies in einem Ausmaß, das uns sehr rigide Ansichten darüber entwickeln lässt, wie die Dinge sein sollten. Wenn sich zwischen unseren Erwartungen und der Wirklichkeit ein Spalt auftut – wenn das Leben sich also weigert, unseren Idealen zu folgen –, dann führt unsere Anhaftung an sie zu einer Menge Stress und Anspannung.

Anhaftung hat etwas »Klebriges«, was sich sehr deutlich an Judys Geschichte zeigt. Judy wirkte an unserem Pilotprojekt mit. Sie sprach häufig von ihrem achtzehnjährigen Sohn Kyle. Er war ein guter Sportler und ein sympathischer Typ. Trotzdem hatte er vor Kurzem erst sein Studium abgebrochen. Judy geriet außer sich. Sie war überzeugt, dass Kyle ein großartiger Sportmediziner hätte werden können, doch Kyle hatte nun mal etwas anderes im Sinn. Er nahm einen Mindestlohn-Job an, bei dem er sich nicht sonderlich anstrengen musste. Judy aber hing so an ihren Plänen für Kyle, dass sie unter seiner Entscheidung wirklich litt – was wiederum das Mutter-Sohn-Verhältnis belastete. Diese Differenzen wirkten sich auf ihr ganzes Leben aus. Ihren eigenen Worten zufolge war sie mindestens sechs Monate lang »verzweifelt, deprimiert und freudlos«.

Die Lösungsstrategie bei Anhaftung ist, genau das Gegenteil zu tun, in diesem Fall: loslassen. Dies aber erfordert Demut und die Akzeptanz anderer Sichtweisen. Für Judy hieß das: Sie musste ihren Sohn als den Menschen sehen, der er war, nicht als den, den sie gern hätte. Wenn wir unsere Anhaftung loslassen, kommen wir zurück in den Fluss. Wir gehen mit dem, was ist, und können präsent sein.

An diesen Punkt zu gelangen, ist meist ein längerer Prozess. Aber das Staunen kann uns dabei helfen, denn es durchbricht unser verbissenes Festhaltenwollen und auch die Überzeugungen, die so tief verwurzelt sind, dass wir sie noch nicht einmal bemerken. Ergriffenes Staunen zeigt uns, dass das Leben nicht nur aus unseren eng begrenzten Eigeninteressen besteht. Diese neue Sichtweise weitet den Blick über die »Ich-Perspektive« hinaus.

Der Wow-Effekt lindert unsere Angst davor, etwas dahinziehen zu lassen, und befreit uns von unserer Mangelmentalität. Im Staunen können wir leichter loslassen und uns an veränderte Umstände gewöhnen, weil die kognitive Akkomodation uns eine andere Perspektive aufzeigt, einen frischen Blick auf die Situation. Dann lösen wir uns von unserer negativen Einstellung, weil das Staunen uns an einen Ort mitnimmt, der größer ist als der, an dem wir geistig haften. Das Staunen zeigt uns den Weg in eine Welt unbegrenzter Möglichkeiten.

Daher hat die A.W.E.-Methode – bei der wir immer wieder und regelmäßig den Alltag durchbrechen – einen so durchgreifenden Effekt. Wir sind ganz allgemein entspannter und klammern daher nicht mehr so stark.

ABLEHNUNG

Anhaftung und Trotz sind die zwei Seiten einer Medaille. Viele von uns kennen das Gefühl, an dem anzuhaften, was wir uns wünschen. Gleichzeitig reagieren wir mit Ablehnung auf das, was wir nicht wollen. Wir können an unserer Jugendlichkeit kleben und das Altern ablehnen. Allerdings hat die Ablehnung energetisch eine andere Qualität als das Anhaften. Ablehnung heißt, dass wir etwas von uns stoßen, was wir nicht wollen: Wir unterdrücken es, leugnen es oder lenken uns ab. Häufig lehnen wir etwas ab, weil wir es als negativ betrachten. Doch das ist wirklich anstrengend. Unsere Wahrnehmung der Wirklichkeit zu unterdrücken, kostet allerhand Energie.

Um herauszufinden, ob wir uns in Ablehnung aufreiben, ist es hilfreich, wiederkehrende Muster in unserem Leben zu studieren. Wenn wir immer wieder die »falsche« Art von Partner anziehen oder unseren Erfolg sabotieren, kann dies ein Zeichen dafür sein, dass wir einer bestimmten »Wahrheit« Widerstand leisten. Tun wir immer wieder das Gleiche, erwarten aber jedes Mal ein anderes Resultat, dann ist das eine mögliche Definition von Realitätsverlust.

Um uns alles vom Hals zu halten, was wir nicht erleben wollen, können wir uns im positiven und negativen Sinne ablenken: zum Beispiel durch Hobbys oder kreative Projekte, aber auch durch zu viel Arbeit und Alkohol. Wir wollen uns nicht mit einer problematischen Ehe auseinandersetzen, weil wir schwierige Gespräche ablehnen. Das erspart uns vielleicht so manches negative Gefühl, aber es versperrt uns eventuell auch den Weg zu einer positiven Gefühlswelt – dorthin, wo wir finden, was uns lieb und teuer ist.

Auf diese Weise entwickeln wir Ablehnung gegen alles Mögliche. Für viele Menschen gehört das Altern dazu, weil sie das, was damit einhergeht, als negativ betrachten – ein immer stärker verfallender Körper, die schwindende Schönheit und die Unabhängigkeit, die man Stück für Stück einbüßt. Solche Menschen verweigern jede Pflege oder wollen ihre Autoschlüssel nicht hergeben. Sie kraxeln eine wacklige Leiter hinauf, um die Regenrinne zu säubern. Hier hilft uns die Ehrfurcht, weil sie einen anderen Geisteszustand fördert: die Akzeptanz.

Phyllis Norris, die heute 92 ist, war mit dem weltweit führenden Experten für Delfine verheiratet. Mit Mann, Sohn und drei Töchtern bereiste sie die Welt und verbrachte den Großteil ihrer Zeit auf den schönsten Ozeanen. Phyllis führte ein wunderbares, ja beneidenswertes Leben.

Im Alter verlor sie ihre Gehfähigkeit. Mittlerweile sitzt sie im Rollstuhl. Das kann sich zu einem echten Trauma für die Betroffenen auswachsen. Für Phyllis aber erregte dieser Zustand ihre wache Neugierde. »Ich bin noch nie in einem Rollstuhl gesessen«, erzählte sie Michael, der sie seit über dreißig Jahren kannte:

> Ich könnte natürlich den Verlust meiner gesunden Beine beklagen, aber ich habe nun mal die Wahl, wie ich auf das reagiere, was mir widerfährt. Und einen Rollstuhl zu fahren, ist eine absolut spannende Erfahrung. Ich bin total fasziniert von diesem neuen Erleben, davon, herumgerollt zu werden. Ich bin so dankbar, dass ich lebe, dass meine Familie mich unterstützt und es für mich immer noch so viele Wunder gibt.
>
> Die Welt strömt über vor Liebe. Sie ist voller aufregender Momente, voller Neugier und Ehrfurcht. Es ist wunderbar. Und ich habe so viele Erlebnisse, die einfach Spaß machen.
>
> Ich weiß, ich werde älter. Aber ich bin äußerst neugierig und begegne allem mit Ehrfurcht. Heute habe ich mich dem Staunen hingegeben, als ich mit den Hunden spielte. Ich sehe aus dem Fenster und entdecke immer wieder etwas Wunderbares. Ich kann den Vögeln zuschauen, den Eichhörnchen, den Bäumen und den Wolken am Him-

mel. Die Natur fasziniert mich einfach. Ich erfuhr erst vor Kurzem, dass das Gabelbein bei den wilden Truthühnern, die durch meinen Hinterhof staksen, ein Erbe der Dinosaurier ist. Das ist doch unglaublich! Ich wache jeden Tag auf und freue mich auf all die aufregenden Dinge, die mir begegnen werden. Warum sollte man etwas ablehnen, wenn es doch immer noch jeden Tag so viel zu entdecken gibt?

Was die Covid-19-Pandemie und andere schlimme Nachrichten angeht, meint Phyllis voller Akzeptanz:

> Es gibt keinen Normalzustand. Das einzige Dauerhafte ist die Veränderung, die täglich passiert. Jeder Tag ist aufregend. Wir sollten ihm mit einem Lächeln begegnen. Ich habe so viel Glück, dass ich meine Familie habe. Meine drei Töchter wohnen nur einen Steinwurf entfernt.[5]

Ein anderes überzeugendes Beispiel der Akzeptanz bietet uns John Weir, der an der Ausarbeitung der Perception Language beteiligt war. Als er einen seiner letzten Workshops zur persönlichen Entwicklung abhielt, war er mit dem Altern ähnlich einverstanden wie Phyllis. Während einer Körperübung merkte er, dass er sich nicht mehr vom Rücken auf den Bauch rollen konnte wie früher. Er staunte, dass er mit 85 wieder so hilflos sein konnte wie ein zwei Monate altes Baby. Der Funktionsverlust machte ihn jedoch nicht traurig oder wütend. Er verleugnete ihn auch nicht. Stattdessen spürte er bewusst nach, was es hieß, in einem menschlichen Körper zu leben. Fasziniert ging er dieser für ihn unbekannten Empfindung nach, mit der er seinen Körper neu entdeckte.

Phyllis und John sind Ausnahmeerscheinungen, was den Umgang mit den Anzeichen des Alterns angeht. Aber wir können von ihnen lernen, wie der Einsatz der A.W.E.-Methode wirkt. Im Zustand des Staunens stecken wir unsere Erfahrungen nicht mehr in negativ etikettierte Schubladen. Wir sind zu mehr Akzeptanz fähig. Eine Studie zeigt, dass Menschen, die man ins ergriffene Staunen einführt, »ein ausgeglicheneres Bild von ihren Stärken und Schwächen haben, was sie so auch anderen vermitteln. Außerdem erkennen sie stärker an, dass bei ihren persönlichen Leistungen auch äußere Umstände eine Rolle spielten.«[6] Ehrfurcht fördert Demut. Und wenn wir demütig sind, werden wir aufnahmebereiter und urteilen weniger. Wir begegnen den Ereignissen ohne Automatismen. Ehrfurcht verschafft uns eine Atempause vom Nachdenken über das Unerwünschte. Sie ermöglicht uns, durch diese Situationen »hindurch« zu sehen – den Blick auf das große Ganze zu richten, die äußeren Ringe der Zielscheibe. Dann können wir offen sein für alles, was uns begegnet.

KATASTROPHENDENKEN

Das Denken in Katastrophenbegriffen heißt, dass wir das Geschehen dramatisieren, also ständig darüber nachgrübeln, was alles schiefgehen könnte: »Und wenn ich es nicht schaffe?«, »Und wenn mein Plan schiefgeht?«, »Und wenn die Wirtschaft zusammenbricht?« … Solch ein innerer Dialog rund um die Worst-Case-Szenarien spinnt eine überzeugende Story zusammen, die jede Hoffnung auf die Zukunft aussichtslos erscheinen lässt. Das führt zu Depressionen, Verzweiflung oder Zorn.

Manche von uns denken mehr in Katastrophenszenarien als andere, aber selbst die bodenständigsten Menschen sind dann und wann dafür anfällig. Als Bob, ein Klient von Jake, beunruhigende Informationen über sein Unternehmen erhielt, blieb er ruhig und zuversichtlich. Er stützte sich auf seine Ressourcen und begab sich mit seinem Team sofort in den Problemlösungsmodus. Aber als es um seine Gesundheit ging, war Bob weniger souverän. Während der Arzt ihm mitteilte, dass er eine schwere Krankheit habe, malte sich Bob nur das Schlimmste aus. Sein Vater war schließlich an demselben Leiden früh gestorben.

Cynthia, eine andere Klientin Jakes, verfiel während der Pandemie ins Katastrophendenken, was durch die sozialen Unruhen in dieser Zeit sowie durch die politische und wirtschaftliche Unsicherheit noch verstärkt wurde: »Wenn ich an Covid erkranke, werde ich überhaupt ein Krankenhausbett bekommen? Werde ich sterben? Werde ich meine Familie anstecken? Oder werde ich mein Geschäft verlieren? Werde ich je wieder arbeiten können? Überall herrscht nur noch Chaos …« Mit diesen Ängsten stand Cynthia keineswegs allein da. Auf dem Höhepunkt der Pandemie lebten viele Menschen nur noch aus ihrem Sicherheitsbewusstsein heraus.

Das Staunen kann keine Pandemie wegzaubern, keine ärztliche Diagnose ändern oder wirtschaftliche Unsicherheit beseitigen. Aber es wirkt ganz sicher gegen Katastrophendenken, und das auf mehreren Ebenen. Eine Studie, bei der das unangenehme Gefühl untersucht wurde, auf Testergebnisse oder Diagnosen warten zu müssen, ergab, dass Ehrfurcht die Spannung senkte, das Wohlbefinden verbesserte und positive Emotionen hervorrief.[7] Ehrfurcht versetzt uns unmittelbar ins Bewusstsein der Raumhaftigkeit. Damit ist das Thema »Zeit« schon mal passé – in diesem Fall das Warten auf ein zukünftiges Ereignis. Und weil Ehrfurcht im Grunde ein »nonverbaler« Zustand ist, hören wir auf, uns selbst mit bedrohlichen Geschichten zu quälen. Wenn wir dann ins Sicherheitsbewusstsein zurückkehren, haben sich unsere Storys verändert, sodass unser innerer Dialog uns nicht mehr so belastet.

Aber gerade wenn man sich Katastrophenszenarien ausmalt, kreist man gedanklich nur mehr um sich selbst. Und schon sind wir mittendrin in der Opferrolle.

DER OPFERMODUS

In diesem Zustand beschäftigt uns gewöhnlich nur noch eine Frage: »Warum ausgerechnet ich?«, begleitet von der Empfindung, uns widerführe ärgste Ungerechtigkeit. Das kann mitunter einen sehr selbstmitleidigen Ton bekommen: Wir nehmen das Problem einer anderen Person und machen es zu unserem eigenen. Wie zum Beispiel bei dem Ehemann, der über die Krankheit seiner Frau spricht, aber nicht darüber, wie schlecht es ihr gehe, sondern wie sehr es ihn belaste, sich um sie kümmern zu müssen. Er macht sich selbst zum Opfer.

Natürlich gibt es Umstände, in denen Menschen zu Opfern werden. Sie sind Gewalt ausgesetzt oder von einem Krieg betroffen. Diese Menschen sehen sich völlig zu Recht als Opfer. Man kann nur hoffen, dass dies eine vorübergehende Identität bleibt. Der Opfermodus, von dem hier die Rede ist, bezieht sich auf Alltagssituationen, als deren Opfer sich jemand betrachtet, in der Meinung, ihm sei Unrecht geschehen.

Wir alle haben uns schon mal als Opfer gefühlt und die damit einhergehende Verletzung, die ungläubige Fassungslosigkeit und die verständliche Empörung gespürt. Was uns da widerfuhr, ist ja auch schlimm genug. Wir machen es aber nur noch schlimmer, wenn wir uns selbst die Opferrolle überstülpen. Wir gehen in diesen Modus, wenn wir glauben, dass jemand uns Unrecht getan hat – und uns dann so verhalten, als wäre der Aggressor auch verantwortlich für unsere Gefühle.

Buddhisten erzählen in solchen Fällen das Gleichnis von den zwei Pfeilen. Der erste Pfeil – das Unglück, das uns widerfuhr – ist schmerzhaft, aber wir können uns ja nicht immer aus der Schusslinie bringen. Der zweite Pfeil ist unsere Reaktion auf den ersten Pfeil: Wenn wir uns für den Opfermodus entscheiden, erzeugen wir noch mehr Leid für uns. Über den zweiten Pfeil aber haben wir die Kontrolle.

Opfer zu sein, bedeutet Ohnmacht. Wenn wir uns selbst so sehen, stellen wir unsere Handlungsmacht in Abrede. Dann können wir nichts mehr für uns tun. Stattdessen erwarten wir, dass jemand anders – üblicherweise die Person, die uns unrecht getan hat – unser Leid lindert. Es ist geradezu irrwitzig, dass wir dem Urheber unseres Unglücks (ob Einzelperson, Organisation, Gesellschaft oder Regierung) eine derartige Macht über uns zugestehen. Und doch tun wir das häufig, wenn wir anderen die Schuld für unsere Emotionen zuschieben.

Das zu sagen, mag nach einem Mangel an Verständnis klingen, aber im Opfermodus entziehen wir uns der Verantwortung für unser Fühlen und manchmal auch für unser Handeln. Meist merken wir es gar nicht, wenn wir in diesen Zustand verfallen; und ohne gezielt schrittweise bewusst gemacht zu werden, ist er auch schwer zu erkennen, vor allem weil es in unserer Gesellschaft eine beliebte Strategie ist, die Opferrolle einzunehmen.

Die folgende Geschichte zeigt, wie eine Frau die drei Ebenen des Bewusstseins und die A.W.E.-Methode einsetzte, um aus dem Opfermodus herauszukommen.

Jade kannte die drei Ebenen des Bewusstseins und war eine eifrige A.W.E.-Praktizierende, bevor sie von einem Lastwagen überrollt wurde, als sie an einem heißen Sommertag die Straße überquerte. Sie lag auf dem Boden und hatte schreckliche Schmerzen, blieb aber trotzdem erstaunlich gelassen. Ihr erster Gedanke war: »Ich habe die Wahl, wie ich auf dieses lebensverändernde Ereignis reagiere, das mir gerade widerfahren ist.« Nun dachte sie an die Person, die mit ihr über die Straße ging: »Ist er auch verletzt?« Und dann fing sie an zu überlegen, wie sie mit dem umgehen konnte, was ihr geschehen war, denn ihr war ja klar, dass dies ihr Leben massiv verändern würde.

Während sich Ersthelfer um sie kümmerten und auch Schaulustige sie umgaben, tauchte Jade in die totale Präsenz ein. Sie merkte, dass ihr rechtes Bein stark schmerzte, wollte aber ihre Aufmerksamkeit ausdehnen. Deshalb atmete sie den Geruch des Pflasters ein und spürte die Sonne auf ihrer Haut. Sie atmete durch die Nase tief und langsam ein und vollständig durch den Mund aus. Sie sagte sich, dass es ihr in diesem Moment gut ging. Und sie beruhigte mit sanften Worten ihren Körper und ihr Nervensystem.

Während des einmonatigen Krankenhausaufenthalts achtete sie darauf, dass sie ihre Bedürfnisse erfüllte. Wenn sie müde war, ruhte sie sich aus. Brauchte sie Hilfe, so bat sie darum. Meistens aber half sie anderen. Statt auf den Lkw-Fahrer wütend zu sein oder sich der Verbitterung zu überlassen, konzentrierte sie sich auf die Leute, die ihr zu helfen versuchten. Sie sah dem Gesundheitspersonal in die Augen und brachte ihre Dankbarkeit zum Ausdruck. Im Rollstuhl besuchte sie andere Patienten auf ihrer Etage, ließ sich von ihren Familien erzählen und vom Grund für ihren Krankenhausaufenthalt. Sie brachte den weniger mobilen Patienten Leckereien oder einen warmen Waschlappen, mit dem sie sich Gesicht und Hände waschen konnten. Weil sie anderen half, konnte sie Freude während ihres Krankenhausaufenthalts empfinden, obwohl nicht klar war, ob sie je wieder würde laufen können.

Aber Jade weigerte sich, die Opferrolle anzunehmen, und erlangte einen Großteil ihrer Fähigkeiten zurück. Trotzdem ist sie, im Vergleich zur Zeit vor dem Unfall, natürlich eingeschränkt, weil sie vorher wirklich ein sehr aktives Leben geführt hatte.

In stark traumatischen Situationen, wie Jade sie erlebte, ist Ehrfurcht normalerweise nicht der Nothelfer der Wahl. Wie bereits erklärt, übernimmt in bedrohlichen Situationen die Amygdala die Herrschaft über das Gehirn, was heißt, dass wir in den Kampf-, Flucht- oder Totstellreflex verfallen. Aber Jades Geschichte zeigt anschaulich, dass erfahrene Praktizierende das Staunen sogar dazu einsetzen können, um selbst in schwierigen Situationen das autonome Nervensystem zu beruhigen.

Das Staunen kann uns helfen, die Opferrolle abzuschütteln und unsere Handlungsmacht zurückzugewinnen. Nicht, indem es uns größer macht, sondern paradoxerweise indem es uns kleiner werden lässt. Als Forscher aus den Niederlanden ihren Probanden Bilder von spektakulären, alltäglichen oder neutralen Naturszenen zeigten, fühlten sich die Versuchspersonen, welche die spektakulären Naturaufnahmen sahen, »klein« im Angesicht der Schönheit. Ihr Selbst schrumpfte sozusagen. Angesichts dieser außergewöhnlich beeindruckenden Bilder fühlten sie sich relativ unbedeutend.[8] Ehrfurcht schafft es wie gesagt, unser Augenmerk weg von der Mitte der Zielscheibe hinaus auf die Ränder zu lenken. Wenn wir uns weniger um unser Selbst kümmern, verlieren auch unsere Sorgen an Gewicht, und wir tun uns selbst weniger leid.

RÜCKZUG

In schwierigen Zeiten ziehen sich manche Menschen vollkommen von anderen zurück. Das hat vielerlei Gründe. Manche wollen nicht als bedürftig oder verletzlich gelten. Andere wiederum brauchen Zeit, um ihre Gefühle beziehungsweise die Ereignisse zu verarbeiten. Obwohl ein solcher Rückzug kurzfristig durchaus berechtigt sein mag, wird er problematisch, wenn dieser Zustand über längere Zeit anhält, weil er unweigerlich zu Isolation und Einsamkeit führt. Keinen Anruf auf der Mailbox zu beantworten oder während eines Gesprächs nur halb präsent zu sein, wirkt so, als wollten wir mit unseren Unterstützern nicht reden. Irgendwann rufen uns dann selbst die besten Freunde nicht weiter an.

Der Rückzug führt in die Isolation und diese in die Einsamkeit, wie wir bereits in Kapitel 1 gesehen haben. Wir Menschen sind darauf programmiert, mit anderen in Verbindung zu stehen. Außerdem verstärkt es unser emotionales Leid, wenn wir uns zurückziehen, vor allem falls wir eigentlich Hilfe bräuchten. Die Verbundenheit mit anderen Menschen und ihre emotionale Unterstützung holen uns aus dem Schmerz heraus.

Im Hinblick auf das Gefühl der Einsamkeit kann Staunen zweierlei bewirken: Erstens verbindet es uns wie gesagt mit etwas, was größer ist als wir selbst – einer höheren Macht, einer spirituellen Tradition, der Natur oder einfach dem Dienst an unseren Mitgeschöpfen. Zweitens beruhigt es unser Nervensystem und fördert soziales Verhalten, wodurch es uns leichter fällt, auf andere zuzugehen. Einer der faszinierendsten Effekte der Ehrfurcht ist ja, dass sie Verbundenheit erzeugt, ohne dass wir uns in der Gegenwart von anderen befinden müssen. Wir können ganz allein in einer einsamen Hütte am Polarkreis sitzen und uns trotzdem auf eine Weise verbunden fühlen, die jede Einsamkeit lindert.

Don nahm an einer unserer Studien teil. Er setzte die A.W.E.-Methode ein, um auch in der Isolation am Leben teilzuhaben. Er hatte Leukämie und lag mitunter bis zu vier Wochen auf der Isolierstation des Krankenhauses, wie das bei Knochenmarkstransplantationen und dergleichen üblich ist. Statt sich zurückzuziehen, übte er A.W.E. und verbrachte den Großteil seiner Zeit damit zu staunen. Eine Wand seines Krankenzimmers hing voller Fotos von Menschen und anderen Motiven, die diese Ergriffenheit in ihm auslösten – seine Familie, seine Haustiere, Orte, die er liebte. Mit diesen Bildern und den entsprechenden Erinnerungen versetzte er sich in den Zustand der Ehrfurcht und fühlte sich – seinen eigenen Worten zufolge – »tief verbunden«. Auch im Austausch mit der Ärzteschaft und dem Pflegepersonal übte er A.W.E. – weil er ihre Arbeit, ihre Fürsorge und ihr Engagement zu schätzen wusste. Trotz Schmerzen und Einsamkeit kultivierte Don mit der A.W.E.-Praxis intensive Dankbarkeit.

EIN A.W.E.-MOMENT ...

Wenn wir mit diesen fünf Mustern des Widerstands reagieren, verharren wir meist im Sicherheitsbewusstsein. Fühlen wir uns tatsächlich unsicher, können wir mit der Sprache der Wahrnehmung arbeiten, die uns unsere Handlungsmacht zurückgibt und mit ihr das Gefühl von Sicherheit. Sobald wir uns sicherer fühlen, finden wir auch leichter Zugang zum Wow-Effekt.

In Verbindung mit der A.W.E.-Praxis kann die Sprache der Wahrnehmung einen wahren Wandel bewirken. Wir laden Sie ein, das einmal auszuprobieren. Rufen Sie sich, wenn Sie das nächste Mal eine schwierige Situation durchleben, in Erinnerung, dass Sie selbst für Ihre Gefühle verantwortlich sind: für Anhaftung oder Ablehnung, den Opfermodus, das Katastrophendenken und den Rückzug von der Welt. All diese Kränkungen, all diese Not fügen Sie sich selbst zu, dabei hängt es einzig und allein von Ihnen ab, wie Sie die gegenwärtige Situation einschätzen.

Aber wenn Ihnen klar ist, dass die Verantwortung für Ihre Gefühle bei Ihnen liegt, dann können Sie sich auch anders entscheiden. Schon die Erkenntnis, eine Wahl zu haben, verstärkt Ihr Gefühl der Sicherheit. Und sobald Sie sich sicherer fühlen, können Sie die A.W.E.-Methode nutzen, um Ihre Aufmerksamkeit vom Mittelpunkt der Zielscheibe auf die äußeren Ränder zu richten. Sie können Ihre Perspektive erweitern.

WELLENREITEN

Cheryl, eine Langzeitpatientin Michaels, ist ein Beispiel dafür, wie die verschiedenen Formen des Widerstands zusammenwirken können. Cheryl litt unter chronischen Schmerzen im Nacken und unteren Rücken. Und sie hatte wegen eines Bandscheibenvorfalls an den Halswirbeln eine Operation hinter sich. Der Eingriff linderte zunächst den Schmerz, der bis in ihre Arme ausstrahlte. Leider bildete sich dann Narbengewebe, das einen vom Hals beziehungsweise Nacken ausgehenden (zervikogenen) Kopfschmerz auslöste. Mitunter musste Cheryl sogar in die Notaufnahme, um sich ein Analgetikum injizieren zu lassen.

Als sie an Michaels A.W.E.-Seminar teilnahm, wartete sie gerade darauf, Großmutter zu werden. Sie hatte schreckliche Angst, dass sie ihr Enkelkind vor lauter Schmerzen vielleicht nicht mal in den Arm nehmen könnte. Schon in der zweiten Gruppensitzung sagte Cheryl, dass sie zum ersten Mal ihre Kopfschmerzen losgeworden war, ohne in die Notaufnahme zu müssen. Sechs Monate später erzählte sie Michael, die A.W.E.-Methode gebe ihr quasi die vollständige Kontrolle über ihre Kopfschmerzen und muskulären Verspannungen. Auch sei sie endlich wieder glücklich. »Und das Beste ist«, so Cheryl, »dass ich mein Enkelkind ohne Probleme im Arm halten kann.«[9]

Bevor Cheryl in Michaels Seminar mitmachte, hatte sie **Anhaftung** daran gezeigt, wie die Situation vorher war. Sie hielt an ihrer Vorstellung fest, wie es ihr vor der Operation ergangen war. Die Idee, dass sie körperlich an ihre Grenzen stoßen würde und daher ihren Lebensstil ändern müsse, **lehnte sie ab.** Irgendwann ging es dann los mit dem **Katastrophendenken:** »Was, wenn es schlimmer wird und ich mein Enkelkind nicht mal im Arm halten kann?« Dieser Gedanke wiederum katapultierte sie stracks in den **Opfer-**

modus: »Warum ich? Das ist nicht fair.« Und die emotionale Abwärtsspirale – sowie der körperliche Schmerz – trieben sie dazu, sich von anderen vollständig **zurückzuziehen,** was ihre Frustration und Verzweiflung nur noch mehr verstärkte.

Wir konnten zeigen, dass das Gefühl der Ehrfurcht eine Therapieform ist, die uns von diesen dysfunktionalen Mustern befreit. Der bereits erwähnte Kirk Schneider hält den Zustand der Ehrfurcht ebenfalls für therapiegeeignet. In einem Aufsatz schreibt er:

> Formell würde ich Ehrfurcht definieren als Mischung aus Demut, Verehrung und Staunen angesichts der Wunder der Schöpfung. Informell ist es in meinen Augen einfach die unbändige Freude [...] am Leben. Meist betrachtet man Ehrfurcht nicht als therapeutische »Maßnahme«, aber in meiner Praxis und der vieler Kollegen ist sie eine unabdingbare Voraussetzung für die Heilung.[10]

Ergriffenes Staunen kann also heilen. Es kann Beziehungen verbessern, Probleme lösen und Anspannung lindern, indem es uns eine frische, leichte und vielversprechende Sicht auf das Leben vermittelt.

Die A.W.E.-Methode hilft uns durch jedes dieser fünf Muster hindurch. Manchmal aber ist uns einfach nicht klar, was uns durcheinanderbringt. Diese Erfahrung erschüttert uns und führt zu existenziellen Angstzuständen, die sich kaum fassen lassen.

EIN MITTEL GEGEN EXISTENZIELLE ÄNGSTE

Es gibt Ängste, die aus dem Gefühl von Druck entstehen: vor einer Prüfung beispielsweise oder einer anderen Bewährungsprobe. Existenzielle Angst bedeutet etwas anderes. Erstens ist sie schlecht zu »handhaben« – es gibt nicht viel, was wir tun können, um diese

Angst zu besiegen –, zweitens ist sie nahezu »unsichtbar«. Existenzielle Angst ist zwar allgegenwärtig, aber viele Menschen bemerken das nicht einmal. Trotzdem erfahren wir alle sie mal mehr oder weniger. Wir wissen nicht, dass sie da ist, bis etwas passiert und diese Angst ins Bewusstsein hebt – eine Begegnung mit dem Tod, ein Verlust, eine Pandemie, ein Unglücksfall. Dann überlagert sie alles.

Existenzielle Angst ist deshalb nicht zu bewältigen, weil sich ihre Ursachen nicht beseitigen lassen:

- das Wissen, dass wir und alle unsere Lieben eines Tages sterben werden,
- die Ungewissheit im Hinblick auf die Zukunft,
- die Tatsache, nicht völlig präsent sein zu können.

Für unsere Sterblichkeit und die Ungewissheit, was die Zukunft bringt, gibt es keine Lösung. Und obwohl wir uns um mehr Präsenz bemühen können, hält dieser Effekt meist nicht lange an. Wir können der existenziellen Angst nicht entgehen, weil sie Teil unserer Natur ist. Das sollte uns aber nicht davon abhalten, es zumindest zu versuchen.

Menschen im Gesundheitswesen (auch Jake) haben jahrelang nach effektiven Strategien gegen diese Art der Angst gesucht. Bis vor Kurzem gab es da nur die folgenden Optionen: Religion, Medikamente, Verdrängen und Ablenkung.

Dass Menschen ihrer existenziellen Angst mit der Hinwendung zur Religion begegnen, ist nicht neu. Religionen boten jahrtausendelang Trost für breite Bevölkerungsschichten. Ereignisse, die wir nicht unter Kontrolle haben, dem Wirken Gottes zuzuschreiben und bei spirituellen und religiösen Erlebnissen Verbundenheit mit einer Gemeinschaft Gleichgesinnter zu suchen, spendet Trost. Es schenkt Sicherheit, wenn wir Regeln haben, für deren Einhaltung man uns das ewige Leben verspricht. Vor diesem Hintergrund lösen sich existenzielle Ängste auf, weil wir etwas Beruhigendes haben, an dem wir uns festhalten können.

In seinem Buch *Awakening to Awe* schildert Kirk Schneider, wie Religion uns beseelen kann:

> Ehrfurcht, die sich einstellt, weil wir an den heiligen Ritualen unserer religiösen oder spirituellen Gemeinschaft teilnehmen, facht die Flamme des Geistes an. Jene lebenswichtige und geheimnisvolle Kraft in jedem von uns, die Geist, Körper und Seele vereint.[11]

Angstlösende Medikamente, Antidepressiva, Benzodiazepine und Pilze oder neuerdings auch psychedelische Substanzen wie MDMA (Ecstasy) wurden zur Bekämpfung von Ängsten aller Art eingesetzt, auch solchen existenzieller Natur. Derartige Medikamente sind unter bestimmten Umständen – und unter ärztlicher Aufsicht – notwendig, sinnvoll und/oder hilfreich. In manchen Fällen sind sie keine echte Lösung, sondern vielmehr eine medikamentöse Überbrückung oder sogar schädlich bis gefährlich. Dann wirken sie günstigstenfalls so wie die spirituellen Methoden, mit denen manche Leute sich gelegentlich der Verantwortung für ihr Leben entziehen.

Viele Menschen suchen bei existenziellen Ängsten Zuflucht bei Medikamenten oder bei der Religion. Umgekehrt wird die Existenz solcher Ängste häufig auch geleugnet. Die Covid-19-Pandemie wurde zu so etwas wie einem Lackmustest, der zeigte, wie wir uns bei plötzlich auftretenden existenziellen Ängsten verhalten. Die Forschung fand heraus, dass Pandemien das »Sterblichkeitsbewusstsein aktivieren«. Darauf reagieren die Menschen mit einer (oder mehreren) der folgenden drei Möglichkeiten: Sie werden aktiv und ergreifen Maßnahmen, um ihre Gesundheit zu verbessern und ihr Ansteckungsrisiko zu verringern. Sie setzen auf fehlangepasste Strategien wie zu viel Alkohol oder Dauerberieselung durch die sozialen Medien, um die Angst abzuwehren. Oder sie leugnen ihre Ängste, um das Gefühl der Bedrohung von sich wegzuschieben, indem sie sich beispielsweise einreden, die Pandemie beträfe sie nicht persönlich.[12]

Wir jedenfalls haben festgestellt, dass Ehrfurcht erstaunlich gut funktioniert, um existenzielle Ängste zu lindern, weil sie uns aus dem Sicherheitsbewusstsein herausholt (in dem die existenzielle Angst ihre Wurzeln hat) und hineinbringt ins Bewusstsein der Raumhaftigkeit. Auf dieser Bewusstseinsebene lösen sich Zeit, Worte, Zahlen und Vergleiche einfach auf. Und die existenziellen Ängste verlieren ihre Bedeutung.

Das Staunen ist ein wichtiges Heilmittel, weil es uns in die Gegenwart bringt. Schließlich ist einer der Gründe für mangelnde Präsenz die Tatsache, dass wir uns wegen unserer existenziellen Ängste ständig ablenken müssen. Der Wow-Effekt aber durchbricht diese Ablenkungsmanöver. Während wir Zugang zum Staunen finden, erleben wir allgemein weniger Angst und Anspannung. Und lassen unsere Angstzustände dann nach, müssen wir uns weniger ablenken. Das ist eine positive Rückkopplungsschleife.

Wenn wir Angst haben, jemanden oder etwas zu verlieren, dabei jedoch in die Ehrfurcht eintauchen, die ebendieser Mensch oder diese Sache beziehungsweise dieses Erlebnis bei uns hervorruft, konzentrieren wir uns auf etwas, was größer ist als unsere Angst. Letztlich sind dies zwei Seiten einer Medaille: Wir richten unser Augenmerk nicht mehr auf die Furcht vor dem Verlust, sondern auf unsere Liebe zu dieser Person respektive dem Objekt. Das scheint auf den ersten Blick unlogisch, weil wir vielleicht glauben, dass die Liebe unsere Verlustangst noch verstärkt. Aber wenn wir uns auf das Staunen einlassen, geschieht genau das Gegenteil.

EIN A.W.E.-MOMENT …

Rufen Sie sich einen Menschen ins Gedächtnis, dessen Verlust Sie fürchten. Nehmen Sie sich eine Minute Zeit, um sich klarzumachen, wie viel er Ihnen bedeutet. Widmen Sie der Vorstellung Ihre ungeteilte Aufmerksamkeit: wie wertvoll die Person für Sie ist. Verweilen Sie bei diesen Gefühlen und Gedanken. Lassen Sie sich davon ganz erfüllen. Atmen Sie bewusst ein, und bleiben Sie währenddessen mit Gefühlen und Gedanken ganz bei dieser Liebe. Beim Ausatmen lassen Sie den Atem etwas länger strömen als üblich. Spüren Sie nach, wie Ihre positiven Gefühle sich dabei ausdehnen.

Wenn wir ins Staunen eintauchen, werden unsere mit Zeit und Verlust verbundenen Ängste ersetzt durch die Empfindungen des gegenwärtigen Augenblicks. Diese durchbrechen unsere ängstlichen Gedanken. Der Verlust, den wir fürchten, wird umhüllt von unserer Liebe und Wertschätzung für das, was wir zu verlieren fürchten – ob dies nun ein Mensch, ein Ort, ein Objekt oder eine Idee ist.

Iva ist Mitte dreißig. Die Lehrerin und Mutter verwendet die A.W.E.-Praxis, um die existenziellen Ängste zu lindern, die sie wegen ihres Sohnes empfindet:

> Ich mache mir selbst oft Angst, weil ich fürchte, mein Sohn könnte sterben. Er ist erst fünf Jahre alt und sehr gesund, daher hat diese Angst eigentlich keine faktische Grundlage. Aber ich kann sie einfach nicht kontrollieren. Also verweile ich in der Präsenz und denke daran, dass ich seine Mutter sein darf. Es hat mich mit tiefer Ehr-

> furcht erfüllt, als mir klar wurde, wie sehr mein Leben sich verändert hat, weil ich Mutter bin. Was für ein unglaubliches Wow-Geschenk! Mein Herz, mein Gesicht, meine Seele lächeln, und ich spüre, wie dieses wunderbare Gefühl meinen ganzen Körper durchzieht. Das ist einer dieser lang anhaltenden A.W.E.-Momente.[13]

Wenn wir durch die Angst hindurchgehen, nehmen wir Verbindung auf zu unserer Liebe und Wertschätzung für das Leben. Das Wichtigste ist, durch die Angst hindurchzugehen, statt sie zu leugnen. Wenn wir uns ihr stellen, verändert sich unsere Beziehung zur Angst. Die Ehrfurcht trägt uns über den Schmerz hinaus. Sie kann unsere Ängste lindern, sodass wir intensiver lieben können.

Das erinnert uns an ein Zitat aus dem Film »Shadowlands – Ein Geschenk des Augenblicks«, der das Leben des großen Schriftstellers C. S. Lewis, gespielt von Sir Anthony Hopkins, erzählt. Im Film verliert Lewis die große Liebe seines Lebens, und er sagt, zweimal im Leben habe er die Wahl gehabt: als Junge und als Mann. Der Junge habe sich für die Sicherheit entschieden, der Mann für das Leiden. Der Schmerz gehöre nun zum Glück. Das sei der Deal.

Wenn wir lieben – das Leben, ein Haustier, einen Menschen, eine Errungenschaft –, erwartet uns unvermeidlich der Verlust. Sich unbewusst oder bewusst ständig mit dieser Gewissheit zu beschäftigen, verursacht Angstzustände. Diese wiederum verringern unser Wohlbefinden und belasten unsere Beziehungen. Die A.W.E.-Methode stellt die existenziellen Ängste leiser, sodass wir unsere Liebe ganz genießen können.

EHRFURCHT VOR GOTT

Wenn religiöse Menschen ihrem Gott ehrfürchtig begegnen, verbessert sich ihr Leben massiv. In einer einzigartigen Studie, welche die Ehrfurcht vor Gott und die Lebenszufriedenheit in den Blick nahm, stellten die Forschenden der University of Michigan fest, dass es die Alltagsweisheit der Menschen verbesserte, wenn sie in die Kirche gingen und deren Lehren aufnahmen. Diese Leute kamen mit Ungewissheit besser zurecht und zeigten sich in der Studie auch eher bereit, Gott mit Ehrfurcht zu begegnen. Außerdem hatten sie ein besseres Verhältnis zu anderen Menschen und erlebten schon deshalb eine höhere Zufriedenheit mit ihrem Leben.

Die Wissenschaftler hatten sich zwar speziell die Ehrfurcht vor Gott zum Forschungsobjekt erkoren, doch sie schrieben auch, dass sich zwischen dieser und der Ehrfurcht außerhalb eines religiösen Kontextes kaum Unterschiede feststellen ließen.[14] In anderen Worten: Ehrfurcht ist Ehrfurcht, wo auch immer wir unseren Zugang finden mögen.

Joyce, eine ältere Dame, mit der Jake in den letzten Monaten ihres Lebens arbeitete, war eine zierliche Frau – sie maß etwa 150 Zentimeter und wog circa 100 Pfund. Im Geist aber war Joyce wahrhaft eine Hünin. Sie hatte ein von Freude erfülltes Leben geführt, immer aktiv und auf der Suche nach Abenteuern. Dass sie nun gebrechlich war und sich nicht mehr so gut bewegen konnte, erfüllte sie mit Wut. Daher kontaktierte sie Jake. Sie wollte nicht zornig sterben.

Jake erzählt, wie Joyce mit A.W.E. wieder Zugang zu der Ehrfurcht fand, die sie in ihrer Jugend erlebt hatte:

> Unsere gemeinsame Zeit war kurz, die letzten drei Monate ihres Lebens. Sie erlernte die A.W.E.-Methode recht schnell, teilweise auch, weil sie nicht wusste, was sie sonst tun sollte. Es fiel ihr sehr leicht. Sie hatte wunderbare Andenken in ihrem Haus gesammelt, und vor dem Fenster zeigte sich die Natur von ihrer schönsten Seite. Doch die stärksten A.W.E.-Momente fand Joyce in ihrer Erinnerung.
>
> Eines Tages bat ich sie, sich einen Augenblick ins Gedächtnis zu rufen, in dem sie sich richtig stark und beweglich gefühlt hatte. Sie schloss die Augen und sagte: »Ich denke an die Zeit, als ich Kunstreiterin war. Ich konnte auf dem Sattel eines galoppierenden Pferdes stehen.« Ich empfahl ihr, sich ganz auf diese Erfahrung zu konzentrieren, als sie auf dem Sattel eines galoppierenden Pferdes balancierte. Obwohl sie im Bett lag, konnte ich sehen, wie sich ihre Haltung veränderte, ihre Wirbelsäule sich aufrichtete, ihr Körper mehr Raum einnahm, während ich sie sachte durch den A.W.E.-Prozess geleitete.
>
> Nach fünfzehn Sekunden sagte ich: »Atmen Sie nun vollständig aus, tiefer als gewöhnlich.« Ich sah zu, wie ihr Körper das Ausatmen vollzog. Und schon war aus der Erinnerung ein echtes Körpererleben geworden, ein präsenter A.W.E.-Moment, der ihr eine Atempause vom Schmerz und dem Gefühl der Hilflosigkeit verschaffte.
>
> Ich bat Joyce, dreimal täglich zu üben. Ein paar Tage später rief sie mich an und meinte: »Ich hatte ganz vergessen, wie wunderbar mein Leben war und wie sehr ich es liebe.«
>
> Als ich sie eine Woche später besuchte, sagte sie: »Ich war unartig.« Dabei flog ein schelmisches Lächeln über ihr Gesicht.
>
> »Wieso unartig?«
>
> Sie lächelte wieder und antwortete: »Ich praktiziere ständig A.W.E. Warum sollte man das auch nur dreimal am Tag tun?«

Zwei Tage bevor sie starb, plauderte ich wieder mit ihr. Ihre Tochter hielt ihr das Telefon hin, sodass Joyce mich hören und sich von mir verabschieden konnte. Alles, was sie sagte, war: »Awwwwwwwwe!«

Schwere Zeiten und schmerzliche Erlebnisse gehören zum Leben. Unsere Reaktionen darauf – auch die Ängste, der Schmerz und die Sorge – lenken uns manchmal ab von dem, was uns wichtig ist. Das Staunen trägt uns durch diese Gefühle hindurch, indem es unsere Wahrnehmung weitet und so unsere Bewusstseinsebene verändert. Es kann uns auch helfen, ungesunde Muster im Umgang mit Leiden zu erkennen. Ergriffenheit kann unsere Lebensumstände nicht immer verändern, aber die regelmäßige A.W.E.-Praxis hilft uns durch die »Untiefen« des Schicksals hindurch, sodass wir die Schönheit des Lebens wieder sehen können.

KAPITEL 11

21 TAGE AKTIV STAUNEN

Die Welt ist voller magischer Dinge, die geduldig darauf warten, dass sich unsere Sinne schärfen.

William Butler Yeats

Der Baum, der so manchen zu Tränen der Freude rührt, ist für andere nur ein grünes Ding, das im Weg steht.

William Blake

Wir haben schon darüber gesprochen, dass das Staunen ein Zustand ist, in den wir eintauchen. Wir leben nicht ständig darin, sondern suchen ihn nur hin und wieder auf, manchmal vorsätzlich, und manchmal geschieht es spontan. Dennoch kann das Staunen ein normaler Teil unseres Lebens werden. Wenn wir unser Nervensystem immer mal wieder »auf null stellen«, um es frisch zu »booten«, eliminieren wir auf diese Weise unwillkommene Stressreaktionen des sympathischen Systems. Die Wissenschaft zeigt klar und deutlich: Je öfter wir uns dem Staunen über Wunder öffnen, desto eher legt unser Gehirn Verbindungen und Pfade, auf denen unsere Euphorie geweckt wird. Dies wiederum führt dazu, dass auch die alltäglichsten Erfahrungen bei uns den Wow-Effekt auslösen können.

Bevor wir uns jedoch damit beschäftigen, wie das Staunen zur Lebensart werden kann, möchten wir Sie mit diesem Gefühl eingehend vertraut machen. Wenn Sie die A.W.E.-Methode bisher eher spielerisch ausprobiert haben, ist Ihnen vielleicht aufgefallen, dass manche A.W.E.-Momente sich wunderbarer anfühlen als andere. Oder Sie fragen sich, ob das, was Sie empfinden, nicht einfach eine andere positive Emotion wie zum Beispiel Freude ist. Vielleicht hegen Sie sogar eine gewisse Skepsis, ob diese Praxis wirklich funktioniert.

Es stimmt, dass manche Menschen eher zur Ehrfurcht neigen beziehungsweise sie intensiver empfinden als andere. Wir möchten Ihnen zeigen, weshalb das so geschieht.

WOHER WISSEN SIE, OB SIE EHRFURCHT FÜHLEN?

Wenn Sie jemanden bitten, das tiefe Staunen zu beschreiben, dann ist das fast so, als forderten Sie diese Person auf, das Gefühl von Luft und Sonnenschein auf der Haut in Worte zu fassen. Würden wir Ihnen diese Bitten vortragen, hinge Ihre Antwort in erster Linie davon ab, ob und wie sehr Sie im Alltag auf solche Phänomene achten. Manche Menschen registrieren sie nicht einmal. Andere bemerken sie zwar, aber eher beiläufig. Dann bekommen Sie vielleicht zur Antwort, dass heute ein schöner, sonniger Tag ist. Wieder andere wissen es zu schätzen, wenn die Sonne ihre Haut wärmt. Sie werden sich einen Moment Zeit nehmen, um sich an die Frische einer nach Frühling duftenden Brise zu erinnern. Diese Erfahrung würde sich auch dann einstellen, wenn der Betreffende sich nur daran erinnert. Ja, Sie können das Staunen erfahren, wenn Sie Sonnenschein und Luft gerade auf der Haut spüren, aber auch dann, sobald Sie sich lediglich solche Momente ins Gedächtnis rufen.

Staunen ist eine breit gefächerte Empfindung, deren Spektrum von subtil bis absolut markerschütternd reichen kann. Letzteres nennen wir »awe-gasmisch«. Wenn Sie A.W.E. praktizieren und spüren, wie sich etwas – und sei es noch so fein – hin zu einem Zustand des Erwachens verschiebt, dann erleben Sie Ehrfurcht.

DAS A.W.E.-SPEKTRUM

Im Folgenden finden Sie einige Begriffe, welche die verschiedenen »Stufen« der Ehrfurcht beschreiben – wobei Sie irgendwann vielleicht Ihre eigenen Bezeichnungen finden. Aber Sie sollten wissen, dass man das ehrfürchtige Staunen schwer definieren kann, weil die Zeitlosigkeit der raumhaften Erfahrung nicht mit Worten zu fassen ist:

subtil: angenehm, wertschätzend, Freude, Zärtlichkeit, satt, befriedigt, zufrieden, offen/öffnend, verbunden, süß, Demut, Wohlbefinden;

expansiv: bewegt, fasziniert, verbunden, entzückt, Wunder, wunderbar, Weite, Flow, energiegeladen, überrascht, leicht desorientiert;

»awe-gasmisch«: Freisetzung von Energie (Gänsehaut, Schauder, kühler Hauch), Kitzeln, ekstatisch, baff, mit etwas verbunden, was größer ist als das Selbst, neu orientiert, selbsttranszendent, strahlende Ekstase, unfassbare Erschütterung, Begeisterung, Erleuchtung, überschwänglich, hingerissen.

Zum Staunen zu erwachen, kann tröstlich sein oder anregend. Vielleicht haben Sie die Empfindung, dass mehr Energie im Körper da ist oder dass Energie freigesetzt wird. Das Staunen ist eine zutiefst persönliche Erfahrung, die sehr unterschiedlich ausfällt, je nach dem Objekt, das uns erstaunen ließ, und je nach dem Kontext: Sind Sie allein oder mit anderen Menschen zusammen? Arbeiten Sie an einer Aufgabe, oder entspannen Sie sich gerade? Gehen Sie vom Sicherheits- oder vom Herzbewusstsein aus?

Aber warum empfinden manche Menschen Ehrfurcht stärker oder öfter als andere? Und können wir unsere »Begabung« für dieses Gefühl ausbauen? Es gibt verschiedene Gründe, warum manche Menschen eher die höchste Stufe dieser Empfindung erreichen. Manches davon hat einfach mit unserer Persönlichkeit zu tun:

> Es ist nun fast zwei Jahre her, dass ich die A.W.E.-Methode und das Herzbewusstsein kennengelernt habe. Beides überlappt sich in meiner Praxis. Bevor ich den A.W.E.-Kurs machte, habe ich auch schon Augenblicke des Staunens und der tiefen Ehrfurcht erlebt, aber ich hatte dafür keine Worte und keine Mittel, um mich bewusst in den Genuss dieser Erfahrung zu versetzen. Wenn ich heute A.W.E. praktiziere, dann lässt sich mein Erleben am besten mit einem Wort beschreiben, das Jake benutzt hat: »Entfaltung«. Im Zustand der Entfaltung erlebe ich mein Ich als sanfter. Ich verspüre nicht so sehr das Bedürfnis, andere zu korrigieren, zu unterbrechen oder ihre Aufmerksamkeit auf mich zu lenken. Ich kann auch die Gegenwart stärker in mich aufnehmen, was heißt, dass ich mir weniger Gedanken um Termine mache und das Leben so nehme, wie es kommt. Und schließlich empfinde ich ein »irdisches Kleinsein«. Mein liebstes Element bei der A.W.E.-Praxis ist tatsächlich die Erfahrung, dass ich nur ein winziges Staubkorn in dieser Welt bin. Und doch ist dieses Staubkorn unglaublich kostbar.[1]

SICH FÜRS STAUNEN ÖFFNEN

Ebenezer Scrooge und der Grinch haben mindestens drei Gemeinsamkeiten: Sie sind fiktive Charaktere in zeitlosen Bestsellern. Sie werden den Lesern als unglückliche, undankbare und engherzige Bösewichte vorgestellt. Und sie entwickeln sich durch etwas, was wir als »ehrfurchtsgestütztes Erwachen« – einen revolutionären Perspektivwechsel – bezeichnen würden, zu dankbaren, mitfühlenden Wesen.

Damit wollen wir nicht sagen, dass Sie per Umkehrschluss zu Scrooge oder Grinch mutieren, wenn Sie nie »awe-gasmische« Erfahrungen machen. Diese Beispiele sollen nur eines verdeutlichen: Bestimmte Charakterzüge verstärken oder schwächen die Erfahrung des Staunens. Gleichzeitig möchten wir betonen (und weiter unten zeigen), dass die Persönlichkeit – wie bei unseren beiden Beispieltypen – letztlich nicht die entscheidende Rolle spielt, wenn es darum geht, mithilfe von Mikrodosen Achtsamkeit die eigene Neigung zur Ergriffenheit zu fördern. Wir können das Staunen sogar von einem Zustand zu einem Charakterzug umwandeln. Insofern herrscht in puncto Ehrfurcht absolute Chancengleichheit.

Der Wow-Effekt ist ein faszinierendes, allumfassendes Gefühl. In gewissem Sinne übernimmt er sogar das Ruder. Solch eine starke Emotion »anzunehmen«, heißt, dass wir uns für die Erfahrung *öffnen*. Manche Menschen kommen sich dabei zu verletzlich vor, sodass sie eher dichtmachen.

Offenheit für Erfahrungen gehört zu den Big Five der Persönlichkeitspsychologie. Obwohl es Hunderte von Charakterzügen gibt, glauben viele Psychologen, die Persönlichkeit werde von fünf grundlegenden Faktoren bestimmt. Neben Offenheit (Aufgeschlossenheit) gehören dazu Gewissenhaftigkeit, Geselligkeit, Verträglichkeit und Neigung zu Neurosen.[2] Bei diesen Charakterzügen gibt es kein Entweder-oder. Sie äußern sich situationsabhängig unterschiedlich stark. Menschen, die Sie als offen oder gesellig kennen, können zu anderen Zeiten und unter anderen Bedingungen stur und unterkühlt sein.

Von den Big-Five-Faktoren ist die Offenheit der Charakterzug, den man am ehesten für die Ehrfurchtserfahrung braucht. Menschen, die für neue Erfahrungen offen sind, erleben das Gefühl der Ehrfurcht intensiver – Gänsehaut, verblüfftes Staunen, weit geöffnete Augen. Intensiver jedenfalls als Zeitgenossen, die sich gegen neue Erfahrungen eher sperren.[3]

Zusätzlich zur Offenheit hat die Forschung noch andere Persönlichkeitstypen gefunden, die leichter zum Ergriffensein finden: weise, wertschätzende Menschen ohne »Basta-Mentalität«, die sich nicht auf Biegen und Brechen darauf versteifen, ob eine Antwort richtig oder falsch ist.[4] Erstaunlicherweise spielt auch eine Rolle, wie viel Geld man auf der Bank hat. So kamen die Wissenschaftler dahinter, dass Angehörige einer höheren sozialen Schicht eher »selbstbezogene« positive Emotionen wie Stolz und Genugtuung erleben – meist ausgelöst von den eigenen Leistungen. Menschen mit geringerem Einkommen hingegen sind offener für »nicht selbstbezogene« Gefühle wie Liebe, Mitgefühl und Ehrfurcht, die ihren Ursprung meist in ihren zwischenmenschlichen Beziehungen haben.

Was aber haben Einkommen und soziale Schicht mit Ehrfurcht zu tun? Die Forschenden stellten dafür folgende Gleichung auf: Je höher der soziale Status, umso größer ist das Ego, und desto weniger offen sind wir für die Erfahrung, dass unser Ego, verglichen mit dem großen Ganzen, eher Erbsengröße hat.[5]

In ein ähnliches Horn stößt eine andere Studie: Ein Vergleich der Ehrfurchtserfahrungen von Menschen aus 26 Nationen ergab, dass die Einwohner umso individualistischer waren, je reicher das Land war. Was wiederum bedeutete, dass sie Ehrfurchtserfahrungen eher sich selbst zuschreiben als anderen Menschen oder einer Situation. Zu diesem Zweck verglich man unter anderem die folgenden Situationen: im Golf ein Ass schlagen (USA, Eigenleistung), einen Jungen perfekt das Ave-Maria singen hören (Argentinien, Leistung anderer Menschen) oder vom Gipfel des Fujiyama einen Sonnenaufgang betrachten (Japan, situationsbedingt).[6]

Aus unserer Sicht kennt die Erfahrung des Staunens keine Grenzen. Ganz egal, welcher Persönlichkeitstyp Sie sind: Regelmäßig die A.W.E.-Methode zu praktizieren, verstärkt Ihre Bereitschaft zur Ehrfurcht. Wir nennen dies »das Trainieren der A.W.E.-›Muskeln‹«. Wir werden Ihnen noch erklären, wie das geht. Es gibt allerdings vier Persönlichkeitsaspekte, die das Empfinden von Ehrfurcht tatsächlich verhindern oder erschweren können: rigide Einstellungen, Dogmatismus, überschießender Narzissmus und polarisierendes Denken. Andererseits kann der Wow-Effekt gerade auf solche Charaktere eine starke Wirkung entfalten, stärker als bei offenen Menschen.

Kirk Schneider schreibt in seinem Buch *Awakening to Awe*, dass der Zugang zur Ehrfurcht schwieriger wird, wenn wir gegenüber unseren Gefühlen abstumpfen:

> Mir wurde klar, dass der Tag, an dem ich gegen Schmerz immun und vollkommen »geheilt« würde, auch der Tag wäre, an dem ich fürs Leben betäubt wäre. Und ich glaube, dass niemand Ehrfurcht empfinden kann, wenn er seine Wunden nicht kennt und akzeptiert, dass Narben unvermeidlich sind. Für mich bedeutet Heilung, dass ich mein ganzes Selbst bestaune, was heißt: Ich achte darauf, wer ich bin, und bezeige mir Wertschätzung. Und das gilt auch für meine Schattenseiten.[7]

Schneiders Hinweis auf das »ganze Selbst« – Körper, Geist und Seele – ist wichtig. Das ganze Selbst zu fühlen, bedeutet, dass wir im gegenwärtigen Moment verweilen, offen für das, was ist. Unser Default-Mode-Netzwerk wurde zum Verstummen gebracht. Wir sind bereit, uns vollkommen auf die Ehrfurcht einzulassen, unseren Zellen zu erlauben, vollkommen in sie einzutauchen.

Wenn wir uns mehrmals täglich für fünf bis fünfzehn Sekunden das Geschenk der Ehrfurcht machen – diese absolute Ganzkörpererfahrung –, geschieht im Laufe der Zeit etwas Wunderbares: Unser Gehirn legt neue neuronale Pfade an, um Raum für diese neue Empfindung zu schaffen. Und damit schafft es die Basis für künftige positive Ehrfurchtserlebnisse.

VOM ZUSTAND ZUM CHARAKTERZUG: WIE SICH DER WOW-EFFEKT VERSTÄRKT

Unser Charakter ist keineswegs von Geburt an in Stein gehauen. Eigentlich lässt er sich ganz gut modellieren. Wenn wir reifer werden, können wir – je nachdem, was wir erlebt haben – geselliger oder extravertierter werden. Wie unsere Identität wird auch unsere Persönlichkeit möglicherweise »geräumiger«. Das liegt daran, dass das Gehirn über die Eigenschaft der Neuroplastizität verfügt: Es lernt und verändert sich durch unsere Erfahrungen, was aus einem momentanen Zustand einen festen Charakterzug machen kann.

Ein Zustand ist etwas Momenthaftes und, wie die anfänglichen Erfahrungen des Staunens belegen, flüchtig. Was aber, wenn wir einen solchen Zustand (wir meinen natürlich das Staunen) nehmen und ihn zu einem Teil unserer Persönlichkeit machen könnten? Wissenschaftler, die das Gehirn von Meditierenden untersuchten, zeigen, dass dies geht.

Fünf Studien, die sich mit der Wirkung der Meditation aufs Gehirn beschäftigen, belegen, dass eine regelmäßige Meditationspraxis die zugrunde liegenden neuronalen Schaltkreise in bestimmten Gehirnarealen ändert. Außerdem verstärkt sich dabei die graue Masse im Gehirn in Bereichen, die für die Interozeption zuständig sind, also dafür, wie gut wir unsere Gefühle und Empfindungen beschreiben können.[8] Später fanden Forschende der University of North Carolina, dass das regelmäßige Eintauchen in einen Zustand der Achtsamkeit im Laufe eines achtwöchigen Meditationsseminars die Achtsamkeit von einem Zustand zu einem Teil der individuellen Disposition werden ließ – zu einem Persönlichkeitsanteil der Meditierenden.[9] Das ist vermutlich der Grund, warum es die Achtsamkeitstechniken schon so lange gibt: Werden sie regelmäßig geübt, verschalten sie unser Gehirn so, dass wir bessere Menschen werden.

VOM ZUSTAND ZUM CHARAKTERZUG

In seinem Buch *Achtsam wie ein Buddha* beschreibt Rick Hanson, wie sich ein flüchtiger Zustand im Gehirn in einen Charakterzug transformieren lässt. Seiner Ansicht nach müssen wir dazu den Zustand, den wir weiterentwickeln wollen, aktiv anstreben – in unserem Fall wäre dies die Erfahrung des Staunens. Und dann braucht es Hanson zufolge noch einen weiteren Schritt:

> Ich nenne die erste Stufe »Aktivierung« und die zweite Stufe »Installation«. Bei der positiven Neuroplastizität werden vorübergehende Zustände in dauerhafte Merkmale umgewandelt. Die zweite Stufe ist absolut unerlässlich, denn Erleben ist nicht gleich Lernen. Ohne eine Veränderung der Nervenstruktur oder -funktion gibt es keine dauerhafte geistige Veränderung zum Besseren. Leider […] fließen die meisten positiven Erfahrungen durch das Gehirn wie Wasser durch

> ein Sieb und hinterlassen nichts von Bedeutung. Da führen wir beispielsweise ein gutes Gespräch mit einem Freund oder kommen in einer Meditation zur Ruhe, und eine Stunde später ist es, als hätte das Gespräch oder die Meditation nie stattgefunden. Wenn das Erwachen mit dem Erklimmen eines Berges vergleichbar ist, dann ist man in einigen Augenblicken vielleicht schon weit nach oben gekommen – doch kann man dort auch bleiben, hat man dort einen sicheren Halt? Oder rutscht man Stückchen für Stückchen wieder den Berg hinab?[10]

A.W.E. führt uns an diese beiden Schritte heran. »Aktivierung« setzt voraus, dass wir eine als angenehm erlebte Erfahrung machen, was dem ersten Teil der A.W.E.-Praxis entspricht. Die »Installation« hingegen erfolgt dadurch, dass man diese Erfahrung ganz in sich aufnimmt – und kurz darüber nachdenkt –, was im letzten Schritt der A.W.E.-Praxis geschieht. Wie Rick Hanson sagt:

> Charakterzüge sind verlässlicher als kurzfristige Zustände. Erstere nehmen Sie nämlich mit, wo auch immer Sie sein mögen. Das Problem ist, dass die meisten Menschen angenehme Zustände erfahren, die sie aber nicht zu guten Persönlichkeitsmerkmalen umwandeln können. […] Dagegen führen stressige, schmerzhafte und schädliche Erfahrungen schnell zu dauernden Veränderungen in der neuronalen Struktur und ihrer Funktion.[11]

Die A.W.E.-Methode ist ein probater Weg, einen guten Zustand zu verstärken.

Das Gefühl des Staunens aktiviert den Lernprozess durch kognitive Akkomodation, welche die neuronale Struktur des Gehirns verändert. Sobald die neuronalen Pfade für das Staunen gelegt sind, kann das Gehirn die Erinnerung an die Erfahrung aufrufen. A.W.E.

hat diesen selbstverstärkenden Effekt. Das Gefühl des Staunens baut sich mit der Zeit immer stärker auf, sodass das Gefühl (der Zustand) Teil unserer Veranlagung wird. Und schon erfahren wir immer öfter spontan ein Gefühl der Ergriffenheit.

Wenn wir mindestens dreimal am Tag A.W.E. üben, verstärkt das diese Gehirnaktivität – und zwar recht schnell. In unseren Studien an der University of California in Berkeley gab es Versuchspersonen, die schon nach drei Wochen Praxis spontane Erfahrungen des Staunens machten. Dabei hatten die meisten der Teilnehmer vorher noch nie mit Meditation zu tun, oder sie hatten es zwar damit versucht, aber bald aufgegeben.

Für uns sind spontane Ehrfurchtserfahrungen mittlerweile eine Selbstverständlichkeit. Jake ist überzeugt, dass die tägliche A.W.E.-Praxis, die er seit einigen Jahren übt, sein Gehirn neu verschaltet hat. Er findet auch, dass sich das erst mal merkwürdig anhört, aber tatsächlich ist er ein glücklicherer und resilienterer Mensch als früher. Und Michael hat jahrelang formale Meditation geübt, praktiziert jetzt aber meist A.W.E. Nach nur wenigen Monaten mit der A.W.E.-Methode erlebte er immer öfter spontane Momente der Ergriffenheit und muss nicht mehr bewusst üben. Jeder Aspekt seines Lebens bringt Gelegenheiten für spontane A.W.E.-Momente mit sich: wenn er an der Ampel wartet, sich für den Operationssaal fertig macht oder morgens Tee trinkt. Die Veränderungen in seinem Leben sind ebenso subtil wie tiefgreifend. Er kann in allen Lebenslagen mit größerer Leichtigkeit handeln, ob es nun um Partnerbeziehungen geht oder um den Beruf.

Wann immer Sie also das Staunen erleben, atmen Sie durch, und lassen Sie sich ganz auf dieses Gefühl ein. Tun Sie dies häufig, werden Sie bald erleben, wie schön es ist, wenn das eigene Gehirn sich auf A.W.E. einstellt.

WIE GEHT ES IHREN NEURONALEN EHRFURCHTSPFADEN?

Sind Ihre A.W.E.-»Muskeln« stärker geworden? Sie erinnern sich sicher noch an den A.W.E.-»Fragebogen« aus Kapitel 1. Wenn Sie A.W.E. geübt haben, dann erleben Sie das Staunen nun vermutlich öfter und intensiver. Also nehmen wir uns die Liste einfach noch mal vor. Bewerten Sie die Kriterien erneut, um herauszufinden, ob Ihre Freude am Staunen gewachsen ist:

SKALA DER ANLAGE ZU POSITIVEN EMOTIONEN – »EHRFURCHT«

Bewerten Sie auf einer Skala von 1 bis 7, wie sehr die folgenden Aussagen auf Sie zutreffen (1 = wenig bis gar nicht, 7 = sehr stark):

- Ich empfinde oft ein Gefühl von Ehrfurcht.
- Ich sehe überall um mich herum Schönheit.
- Ich werde so gut wie jeden Tag von Staunen ergriffen.
- Ich halte oft Ausschau nach versteckten Mustern in den Dingen, die mich umgeben.
- Mir bieten sich viele Gelegenheiten, die Schönheit der Natur zu erleben.
- Ich suche nach herausfordernden Erfahrungen, die mich mein Weltbild überdenken lassen.

Zählen Sie Ihre Punkte zusammen. Je höher Ihr Ergebnis (das irgendwo zwischen 6 und 42 liegen sollte), desto natürlicher ist für Sie das Gefühl der Ehrfurcht.[12]

A.W.E.-»MUSKELN« AUFBAUEN: 21 TAGE VOLLER WUNDER

Wir möchten Sie nun weiter dabei unterstützen, dass der A.W.E.-Vorgang Ihnen in Fleisch und Blut übergeht. Wenn Sie Ihre A.W.E.-»Muskeln« aufbauen, erleben Sie häufig ganz spontan ehrfürchtiges Staunen, was noch weniger Mühe kostet als die A.W.E.-Praxis.

Obwohl es in diesem Buch hauptsächlich darum geht, wie Sie in fünf bis fünfzehn Sekunden Ehrfurcht und das Bewusstsein der Raumhaftigkeit erleben können, denken wir, dass manche Menschen von einer stärker strukturierten Herangehensweise profitieren. Wenn es Ihnen schwerfällt, das Sicherheits- oder Herzbewusstsein hinter sich zu lassen, dann können Sie mithilfe unseres 21-Tage-Programms Ihre Fähigkeit des Staunens entwickeln. 21 Tage – das hört sich erst mal willkürlich an, aber tatsächlich hat die Forschung entdeckt, dass es exakt so lange dauert, bis sich neue Gewohnheiten eingeschliffen haben (metakognitive Verankerung). Wie also werden Ihre ersten 21 Tage voller Wunder aussehen? *So, wie Sie es möchten!* Wir führen nur ein paar Tipps an, wie Sie Tag für Tag mit dem ehrfürchtigen Staunen experimentieren und A.W.E. in den unterschiedlichsten Situationen praktizieren können.

In der Folge finden Sie einige anregende Vorschläge für Ihre Einsteiger-A.W.E.-Praxis. Es wäre nicht schlecht, wenn Sie über Ihre A.W.E.-Erfahrungen Tagebuch führten. Versuchen Sie bei jeder Übung, Ihre Erfahrung in einem Satz zu kristallisieren. Zum Beispiel bei der Begegnung mit einer Barista im Coffeeshop: »Ich sehe jeden Tag die gleiche Barista, wenn ich meinen Kaffee bestelle. Heute ist mir ihr wunderschönes Lächeln aufgefallen.«

ERSTE WOCHE: TAG 1 BIS 7

Die Natur

In der freien Natur finden die meisten Menschen rasch und einfach Zugang zum Staunen. Selbst wenn Sie in einer Großstadt wohnen, gibt es dort Orte, an denen Sie die Natur erleben können: ein Baum, eine Hecke, ein paar Vögel, ein Eichhörnchen. Für diese Woche laden wir Sie ein, sich jeden Tag ein Objekt in der Natur herauszupicken und sich voll und ganz darauf einzulassen. Richten Sie Ihr Augenmerk zum Beispiel bei einem Baum auf

- seine Form und Existenz,
- die Tatsache, dass er Wurzeln hat,
- die Zweige,
- ein einzelnes Blatt,
- eine Eichel, einen Tannenzapfen oder Ähnliches,
- den Pollen, der im Frühjahr freigesetzt wird,
- oder darauf, wie er starkem Wind trotzt.

ZWEITE WOCHE: TAG 8 BIS 14

Die Umgebung

Das Staunen lebt in allem. Sie finden es also überall, wo auch immer Sie sich aufhalten mögen. In dieser Woche wollen wir Sie einladen zu Betrachtungen über die Objekte und das Geschehen in Ihrem Umfeld:

- ein Buch,
- ein Bild,
- Musik,
- ein Erbstück,
- die Stille,
- eine Uhr und/oder
- eine Mahlzeit.

DRITTE WOCHE: TAG 15 BIS 21

Die Menschen

Beziehungen schenken uns die größte Freude und stellen uns vor die größten Herausforderungen. Probieren Sie die A.W.E.-Methode aus, wenn Sie mit anderen Menschen zusammen sind oder an sie denken – ganz egal, ob Sie sie nun gut kennen oder ihnen noch nie begegnet sind. Wie wirkt sich das Staunen auf Ihre Einstellung gegenüber folgenden Menschen aus?

- Jemandem, den Sie nicht so gut kennen, aber schätzen: Das kann der Verkäufer sein, der Ihre Ware einpackt, eine nette Nachbarin oder ein dankbarer Klient.
- Jemandem, den Sie gut kennen und lieben, zum Beispiel ein Familienmitglied oder eine Freundin. Dieser Mensch kann Teil Ihres aktuellen Lebens sein oder auch nicht.
- Jemandem, mit dem Sie eine konfliktbeladene Situation verbindet, zum Beispiel einem Angehörigen, den Sie nicht kontaktieren, weil Sie nicht mit ihm streiten wollen. Wenn Sie eine Woche lang A.W.E. geübt und dabei an diese Person gedacht haben, dann prüfen Sie nun, ob sich Ihre Haltung ihr gegenüber verändert hat. Sie können aber auch mit Menschen üben,

an die Sie oft denken: ein Kind, das sich aggressiv aufführt, eine schwierige Kollegin oder eine Person des öffentlichen Lebens, mit deren Äußerungen und Handlungen Sie nicht einverstanden sind.

Vielleicht möchten Sie sich bei dieser Übung auch auf sich selbst konzentrieren, um mehr Selbstliebe und Selbstmitgefühl zu erzeugen.

TIPPS FÜR IHRE KÜNFTIGE A.W.E.-PRAXIS

In diesen 21 Tagen geht es nicht darum, dass Sie sich kritisieren oder sich sorgen, ob Sie die A.W.E.-Methode auch korrekt praktizieren. Unsere Gesellschaft ist ohnehin viel zu sehr darauf gepolt, alles »richtig« zu machen. Aber das Staunen gedeiht nicht unter Zwang, sondern nur aus der Präsenz heraus. Wenn Sie beispielsweise ein außergewöhnliches Naturdenkmal besuchen, sagen Sie sich ja auch nicht im Voraus, dass Sie jetzt Ehrfurcht empfinden müssen. Es reicht völlig aus, wenn Sie sich für die Landschaft öffnen. Dennoch hier ein paar Tipps:

- *Verbindlichkeit:* Legen Sie für sich fest, drei- bis fünfmal am Tag A.W.E. zu üben, und das 21 Tage lang. Anfangs können Sie sich ja eine Erinnerungshilfe einrichten. Aber Sie werden die Praxis schnell spontan und oft machen wollen.

- *Der Anfang:* Beginnen Sie mit den Erfahrungen, die wir Ihnen gerade vorgestellt haben. Lassen Sie dann eine Woche lang Übungen aus Kapitel 12 (»Sinnliches Staunen«) folgen. Mit diesen Experimenten können die meisten Menschen etwas anfangen. In der zweiten oder dritten Woche machen Sie dann mit den Experimenten in Kapitel 13 und 14 weiter. Und natürlich können Sie jederzeit auf eigene A.W.E.-Momente zurückgreifen.

- *Sich einlassen:* Genießen Sie die Momente des Staunens, den Wow-Effekt. Halten Sie das Gefühl, solange Sie können. Spüren Sie einige Atemzüge lang hinein. Nehmen Sie es so intensiv in sich auf, dass im Gehirn neue Pfade angelegt werden und das Gefühl Ihnen in Fleisch und Blut übergeht.

- *Teilen:* Eine großartige Übung ist es, Ihre A.W.E.-Momente mit anderen zu teilen und zu lesen, bei welcher Gelegenheit diese Menschen das tiefe Staunen erfahren haben. Das allein kann schon eine starke Ergriffenheit erzeugen. Sie können Ihre A.W.E.-Momente (in englischer Sprache) auf unserer Webseite – ThePowerOfAwe.com – posten oder auch nur Bilder hochladen. Auf jeden Fall finden Sie dort unter »Try it now/ Awe Practices« die Erfahrungen unserer weltweiten A.W.E.-Community. Wenn Sie neue A.W.E.-Momente erfahren, verblassen die alten gewöhnlich. Aber natürlich ist jeder Augenblick flüchtig. Viele Menschen berichten uns, dass sie auch mit den A.W.E.-Momenten, die andere erfahren haben, ihren persönlichen Augenblick des Staunens erleben können. Sehen Sie sich die Webseite ruhig an, und lassen Sie sich von den Fotos und den Tipps inspirieren, auch wenn Sie selbst erst mal nicht dazu beitragen möchten.

- *Tagebuch:* Halten Sie Ihre A.W.E.-Momente schriftlich fest, denn das ist in zweifacher Hinsicht hilfreich. Zum einen graben sich diese Momente dann besser in Ihr Gedächtnis ein, zum anderen sehen Sie Ihre Fortschritte schwarz auf weiß. Wir empfehlen ein A.W.E.-Tagebuch, in dem Sie Ihre Erfahrungen schildern, wann immer Sie Zeit dafür haben. Jeweils ein oder zwei Zeilen genügen ja.

- *A.W.E.-Freunde:* Suchen Sie sich jemanden, dem Sie von Ihren Erfahrungen erzählen können. Darüber zu reden, kann eine echte Offenbarung sein, ob es nun um bestimmte Empfindungen (wie ein Kribbeln im Nacken) oder auch um Schwierigkeiten geht. Wenn man über solche Momente spricht, gräbt sich die Erfahrung tiefer ein. Sie werden erstaunt sein, was Sie alles über sich selbst entdecken. Und teilen Sie Ihre Erfahrungen per E-Mail, SMS, Telefon oder persönlich. Auch ein Zoom-Treffen ist wunderbar. Ihr A.W.E.-Freund muss ja selbst nicht A.W.E. praktizieren, er muss nur gut zuhören können.

Das Schöne an A.W.E. ist, dass wir nicht darüber nachdenken, was wir tun. Wir schauen einfach nur und tauchen ein in die Präsenz. Die Präsenz bei der Praxis stellt sich ein, wenn wir Dingen, die wir schätzen und faszinierend finden, unsere ungeteilte Aufmerksamkeit widmen. Das ist eine so umfassende Erfahrung, dass daneben kein Platz ist für Vorsätze oder Wertungen. Die Präsenz schafft den Raum für die Erfahrung des ehrfürchtigen Staunens – und die damit einhergehenden Aha-Erlebnisse:

> Ich trage immer noch mein A.W.E.-Armband, das ich bekam, als ich den Kurs »The Power of Awe« belegt habe. Ich trage es Tag für Tag. Es erinnert mich mehrmals täglich daran, einige Sekunden innezuhalten und mir darüber klar zu werden, wie schön das Leben ist. Auch wenn dahinter eigentlich keine Absicht steckt. Trotz der dauernden schlechten Nachrichten, die aus unserer gestörten Welt auf mich einprasseln, ist mein persönliches Leben einigermaßen in Ordnung.[13]

Das Geschenk des ehrfürchtigen Staunens nach der A.W.E.-Methode ist eine so starke Emotion, dass sie jeden Aspekt Ihres emotionalen und spirituellen Lebens zum Strahlen bringt. Ehrfurcht heißt nicht, dass Ihr Leben nun künftig frei von Herausforderungen bliebe. Aber sie lädt jeden Augenblick mit Wertschätzung, Dankbarkeit und Präsenz auf, sodass das Auf und Ab des Lebens seinen Reichtum, seine Tiefe und seine Erleuchtung entfalten kann.

EHRFÜRCHTIGES STAUNEN

Das Staunen ist überall. Wir müssen nicht reisen, um darauf zu stoßen. Es gibt kein Ziel. Wir müssen auch nicht darüber nachdenken oder es analysieren. Wir müssen es nicht vergleichen. Jede Ehrfurchtserfahrung ist einzigartig. In sie einzutauchen, ist kein Ziel. Ziele beschäftigen sich mit der Zukunft. Das Staunen aber findet im Jetzt statt, dieses Gefühl, im Angesicht eines Wunders zu sein – zum ersten Mal, zum letzten Mal, zum immer wieder verblüffenden Mal.

Zum ersten Mal: der erste Kuss. Die erste Liebe. Der Moment, in dem Sie zum ersten Mal Ihrem Welpen begegnet sind. Das erste Mal, dass Sie in ein Seminar aufgenommen wurden. Das erste Mal Rad fahren. Das erste Mal schwimmen im Ozean oder das erste Mal auf einem Berggipfel stehen.

Zum letzten Mal: der letzte Berg, den Sie ersteigen werden. Ihr letzter Kuss. Ihr letztes »Ich liebe dich«. Die letzte Zärtlichkeit. Der letzte Schluck Wasser, den Sie trinken werden. Das letzte Wort.

Zum immer wieder verblüffenden Mal: Sonnenaufgänge. Sternschnuppen. Mammutbäume. Der Grand Canyon. Michelangelos »David«. Polarlichter. Das Gefühl des Einsseins mit dem Universum. Andrea Bocellis Stimme.

Und immer wieder können wir staunen über die Tiefe der Liebe, die wir empfinden.

Wenn wir unsere Tage erfüllen mit dem, was uns ins Bewusstsein der Raumhaftigkeit versetzt, erwachen wir aus unserem Schlaf. Unsere Vergangenheit belastet uns nicht mehr, wir sorgen uns nicht mehr um die Zukunft. Wir sind keine spirituell Suchenden mehr. Wir müssen über A.W.E. auch nicht mehr nachdenken. Das Staunen kommt einfach ganz von allein. Wir erfreuen uns selbst mit spontanen und häufigen A.W.E.-Erfahrungen. Wir können diese Momente genießen. Daraus entstehen ein tiefer Frieden und die Macht der Präsenz, die uns mit Zufriedenheit und einer wachen Begeisterung fürs Leben erfüllen.

***

Im Folgenden stellen wir Ihnen über dreißig Experimente vor, die Ihnen helfen, Ihre eigene A.W.E.-Praxis zu entwickeln – oder sie zu intensivieren. Das Staunen ist für jeden Menschen einmalig, genauso wie jede Schneeflocke und jeder Fingerabdruck einzigartig sind.

TEIL V

ENTDECKEN SIE IHRE WUNDER

VON HANNAH EAGLE

Es heißt ja oft, Schönheit liege im Auge des Betrachters. Ich aber meine, das Befreiendste an der Schönheit ist, zu merken, dass wir die Betrachter sind.

Salma Hayek

Wir haben drei Bereiche ausgewählt, um Ihnen zu zeigen, wo überall sich Erfahrungen des Staunens einstellen können: sinnliches Staunen, vernetztes Staunen und Staunen über Ideen. *Sinnliches Staunen* tritt ein, während wir mit Sehen, Hören, Riechen, Schmecken und Berühren voll präsent sind. *Vernetztes Staunen* heißt, dass wir gemeinsam mit anderen fühlenden Wesen Erfahrungen machen, die unser Herz erwärmen. Zum *Staunen über Ideen* kommt es, wenn wir auf Gedanken und Begriffe stoßen, die unsere Sicht der Dinge erweitern, die uns unfassbar oder gar verrückt erscheinen.

Jede dieser drei Reaktionen gehört zu einem anderen Bereich der Erfahrung. Die nachstehend beschriebenen Experimente dienen dazu, diese Bereiche genauer zu erkunden. Da Sie vermutlich zu bestimmten Übungen eher Zugang finden als zu anderen, möchten wir Sie bitten, mit ebendiesen anzufangen. Aber natürlich können Sie auch das Orakel entscheiden lassen: Öffnen Sie das Buch im Folgenden an einer x-beliebigen Stelle, und nehmen Sie die Übung auf der Seite, die Sie gerade aufgeschlagen haben.

Einige der Experimente gehören zur A.W.E.-Methode: Wie Sie wissen, verlangen diese üblicherweise nicht mehr als fünf bis fünfzehn Sekunden Zeit. Andere sind eher mit einer langen Reise vergleichbar. Sie erfordern mehr Zeit, bieten Ihnen aber auch unterschiedlichste Gelegenheiten für ausgedehnte A.W.E.-Momente. Bringen Sie eine ordentliche Portion Neugier mit, wenn Sie sich auf die Reise machen – in der freien Natur oder schlicht in den eigenen vier Wänden. Und öffnen Sie sich mit jedem Schritt für das Staunen.

KAPITEL 12

SINNLICHES STAUNEN

Sinnliches Staunen stellt sich ein, wenn wir uns erlauben, ganz präsent mit unseren sinnlichen Erfahrungen zu sein: Sehen, Hören, Riechen, Schmecken und Berühren. Die Experimente in diesem Kapitel drehen sich um Erfahrungen in unserer unmittelbaren Umgebung: beim Morgenkaffee, beim Beobachten der dahinziehenden Wolken, beim Gärtnern oder Putzen. Bei jedem Experiment finden Sie Anregungen, auf welchen Aspekt Sie sich mithilfe der A.W.E.-Methode konzentrieren können.

DIE EYE-DENTITY FINDEN

Eine neuere Studie von Psychologen der Universität Yale stellt fest, dass die meisten Menschen intuitiv den Eindruck haben, ihr »Selbst« – ihre Seele oder ihr Ich – habe seinen Sitz in oder nahe den Augen.

Natalie Wolchover

Fangen Sie an, indem Sie Ihre Augen im Spiegel betrachten. Gehen Sie nah genug heran, um einen klaren Blick zu bekommen. Nicht zu weit weg, nicht zu nah. Ein Vergrößerungsspiegel kann diese Übung intensivieren.

Wie viele Farben nehmen Sie wahr? Sehen Sie Linien und Muster? Wie reflektiert sich das Licht?

Eine uralte Weisheit vieler Kulturen besagt, dass unsere Augen unseren wahren Charakter offenbaren.

Blicken Sie in Ihr rechtes Auge. Das ist das Auge, das Sie der Welt zeigen, das für Ihre Persönlichkeit, Ihren Charakter steht. Wen nehmen Sie darin wahr?

Nun konzentrieren Sie sich auf Ihr linkes Auge. Das ist das wahre Auge. Sehen Sie tief hinein. Was ist an diesem Auge anders? Hier sehen Sie Ihre Weisheit, Ihren Geist und den Reflex Ihres Lebensweges.

Blicken Sie tiefer in Ihr linkes Auge: Wer sieht Sie damit an?

Haben Sie das Gefühl, dass Sie durch Ihre Augen hinaus in die Welt schauen, in den Spiegel? Und sich dann quasi von außen sehen? Ziemlich verrückt, oder?

DUSCHEN

Wenn Sie sich bemühen, präsent zu sein, wird die Präsenz eines Tages Ihr ganz natürlicher Zustand. Sie werden in der Gegenwart zu Hause sein. Sie werden kurze Ausflüge in die Welt des Verstandes machen, aber nie so weit gehen, dass Sie sich darin verlieren.

Leonard Jacobson

Das Duschen ist eine ganz alltägliche Aktivität. Daher eignet es sich auch gut fürs kreative Denken und für »awe-gasmische« Erfahrungen.

Schieben Sie sich langsam unter den Wasserstrahl, und spüren Sie nach, wie sich das Wasser auf Ihrer Haut anfühlt. Drehen Sie sich immer wieder um, und verweilen Sie bei dem Gefühl des Wassers, das von Ihrer Haut abperlt.

Spielen Sie mit verschiedenen Temperaturen: heiß, warm, kalt und zurück. Öffnen Sie sich für den Klang des Wassers, für den Duft des Duschgels und das Gefühl, wenn Ihre Hände über die seifig-glatte Haut gleiten. Machen Sie sich jede einzelne Empfindung bewusst, jede einzelne Erfahrung. Jeder Schritt in diesem Vorgang ist ein Tor zum Staunen.

Wenn Sie fertig sind, drehen Sie das Wasser ab. Beobachten Sie Ihren Arm, während Sie nach dem Handtuch greifen. Wie fühlt sich dieses auf Ihrer Haut an? Spüren Sie, wie es das Wasser aufsaugt.

Das ist eine wunderbare Weise, den Tag zu beginnen: Sie werden sich leichter, lebendiger und strahlender fühlen.

Und was kommt danach? Bewegen Sie sich langsam, und nehmen Sie auch den nächsten Augenblick ganz ins Bewusstsein auf.

BEWEGUNG BEOBACHTEN

Wann haben Sie das letzte Mal in aller Ruhe nichts getan? Nur dasitzen und den Blick auf dem Ozean ruhen lassen. Zusehen, wie der Wind in den Blättern eines Baumes wühlt. Wie Wellen über den Teich wandern, eine Kerze flackert oder Kinder im Park spielen?

Ralph Marston

Suchen Sie sich an einem windigen Tag einen Platz irgendwo in der freien Natur, im Park, am Flussufer, in den Bergen.

Bleiben Sie stehen, oder setzen Sie sich, und beginnen Sie zu beobachten. Lassen Sie die Bewegung auf sich wirken: der Bäume, des Grases, der Blumen, des Wassers, der Wolken, der Vögel, der Insekten und der Menschen.

Eine visuelle und auditorische Sinfonie, die der Wind Ihnen da vorträgt.

Alles hat seinen Rhythmus. Jeder Baum, jeder Grashalm, jede Wolke nimmt die Brise auf und bewegt sich auf einzigartige Weise.

Wie die Elemente der Natur bewegen auch wir uns durch die Welt, auf unsere eigene spezielle Art. Anders als Pflanzen und Wolken können wir unsere Bewegung selbst bestimmen. Wir lassen uns von der Brise tragen oder auch nicht.

Circa acht Milliarden Menschen leben auf dieser Erde, und keiner bewegt sich wie der andere.

MUSIK

Musik verleiht dem Universum eine Seele, dem Geist Flügel, der Vorstellungskraft Auftrieb, und allem anderen schenkt sie Leben.

Platon

Musik verbindet uns mit anderen Menschen. Es heißt, dass wir Musik machten, noch bevor wir die Sprache erlernten. Musik verbindet uns durch Rhythmen, Gesang und Tanz. Jede Kultur drückt durch sie ihre Rituale und Zeremonien aus.

Wenn wir Musik hören oder selbst spielen, die wir lieben, werden die Glückshormone Dopamin und Serotonin ausgeschüttet. Sie vermitteln uns ein gutes Gefühl.

Wenn ein Musikstück, das Sie mögen, Ihre Aufmerksamkeit gewinnt, dann hören Sie intensiver zu als sonst. Lassen Sie sich auf den Rhythmus ein, die Harmonien, die Pausen und die Crescendi. Achten Sie auf jedes Instrument, jede Stimme, die einsetzt und wieder verklingt.

Ein sehr gutes Stück dafür ist »503« von Hans Zimmer und Joshua Bell.

Wenn wir zum Hören erwachen, ist Ehrfurcht unser Lohn.

Schließen Sie die Augen, lauschen Sie. Atmen Sie ein und aus, lassen Sie sich berühren. Schenken Sie sich Flügel.

WASSER IN DER NATUR

Oft saßen sie am Abend gemeinsam beim Ufer auf dem Baumstamm, schwiegen und hörten beide dem Wasser zu, welches für sie kein Wasser war, sondern die Stimme des Lebens, die Stimme des Seienden, des ewig Werdenden.

Hermann Hesse, »Siddhartha«

Suchen Sie sich ein Gewässer aus: einen See, das Meer, einen Teich, einen Fluss, eine Quelle. Machen Sie sich dabei noch einmal bewusst, dass auch Ihr Körper zu circa 60 Prozent aus Wasser besteht.

Werden Sie still. Spüren Sie eine Brise? Oder die Wärme der Sonne auf der Haut?

Achten Sie auf die Klänge: Ozeanwellen, das Rauschen des Flusses, die ans Ufer schlagenden Wellen des Sees. Und der Wind, der durch die Bäume streicht, die Rufe der Vögel.

Hören Sie die Äste im Wind tanzen? Sehen Sie ihren Schatten auf der Erde?

Achten Sie auf die unzähligen Farben, Muster und Reflexe auf der Wasseroberfläche. Helles Licht, das vom Wasser gebrochen wird, schenkt Ihnen Energie.

Berühren Sie das Wasser. Spüren Sie, wie kühl es ist, wie nass.

Erlauben Sie sich, alle Eindrücke in sich aufzunehmen, nicht nur das, was Sie sehen können.

GESCHMACK

Hören Sie Ihrem Leben zu. Betrachten Sie es als das unergründliche Geheimnis, das es ist. In Langeweile und Schmerz, in Erregung und Begeisterung: Berührung, Geschmack, Geruch. Erschnuppern Sie sich Ihren Weg bis hinein in sein heiliges, verborgenes Herz. Am Ende sind alle Momente Schlüsselerlebnisse, und das Leben selbst ist die Gnade.

Frederick Buechner

Geschmack? Wie oft schmecken wir, was wir essen? Wenn wir etwas zu uns nehmen, achten wir dann auch wirklich darauf? Lassen wir uns ein auf die vielfältigen Erlebnisse, die eine faszinierende Erfahrung ausmachen!

Ist es nicht unglaublich, dass unsere Geschmacksknospen unterscheiden können zwischen süß, sauer, salzig, bitter, pikant, scharf, würzig und nussig?

Nehmen Sie etwas Kleines zu essen in die Hand: eine Rosine oder Nuss, ein Stück Schokolade oder Banane. Stecken Sie es in den Mund, und spüren Sie genau hin: Temperatur, Beschaffenheit, Geschmack. Achten Sie darauf, wann genau Sie kauen und wann Sie schlucken möchten. Sobald Sie schlucken, spüren Sie nach, ob Sie mehr wollen oder nicht.

Warten Sie. Dann gönnen Sie sich den nächsten Bissen. Können Sie sich vorstellen, eine ganze Mahlzeit in dieser Präsenz zu sich zu nehmen, jeden einzelnen Bissen auszukosten? Versuchen Sie's. Jeder Bissen kann ein Moment des Staunens sein, wenn wir uns wahrhaft darauf konzentrieren.

SONNENUNTERGANG

Wenn Ihre Welt sich zu schnell dreht und Sie sich im Chaos verlieren, machen Sie sich mit jeder einzelnen Farbe des Sonnenuntergangs bekannt.

Christy Ann Martine

Sicher haben Sie schon einmal beobachtet, wie die Sonne langsam in den Horizont schmilzt wie Butter.

Wenn Sie sich ehrfürchtig der Schönheit eines Sonnenuntergangs überlassen, verlangsamen Sie Ihre Zeitwahrnehmung. Gleichzeitig veranlasst Ihr Gehirn, dass Hormone ausgeschüttet werden, die Sie glücklich machen.

Suchen Sie sich einen Ort, an dem Sie die letzten Minuten eines Sonnenuntergangs beobachten können. Die Farben verwandeln sich langsam vor Ihren Augen, vom feurigen Rot und Orange in goldene und tiefviolette Töne.

Atmen sie langsam und tief ein und aus. Lassen Sie alle Gedanken an Vergangenheit oder Zukunft los. Verlieren Sie sich in den Farben.

Jeder Sonnenuntergang ist einzigartig. Der, den Sie jetzt sehen, wird sich so nie mehr wiederholen.

KOCHEN WIE EIN ZEN-MÖNCH

Ich hatte das Glück, tief einzutauchen in einfache Aufgaben: Wasser heiß machen, Salz hineingeben, Basilikumblätter waschen, frische, saftige Mozzarellabällchen mit den Fingern voneinander trennen und Knoblauch hacken. Mein Geist hatte nichts weiter zu tun, als diese Aufgaben zu erfüllen. Und am Ende verspürte ich den Impuls, die Schönheit der kontrastierenden Farben zu bewundern, von allen Lebensmitteln, die ihren Platz auf dem Teller bekamen.

Anonym

Die Aufgabe, um die man in einem Zen-Kloster am meisten beneidet wird, ist die des Tenzo, des »Tempelkochs« oder der »Tempelköchin«. Übernehmen Sie heute für eine Mahlzeit die Aufgabe des Tenzo, und widmen Sie dieser Ihre ganze Aufmerksamkeit.

Benutzen Sie Ihre Sinne. Spüren Sie, wie Ihr Körper sich durch die Küche bewegt. Spüren Sie, wie die Kälte Ihnen entgegenschlägt, wenn Sie die Kühlschranktür öffnen. Oder die Wärme des Backofens. Achten Sie auf jede einzelne Bewegung – das Messen, das Anheben, das Gießen, das Rühren. Auf die Farben und das Aroma jeder einzelnen Ingredienz. Legen Sie ganz bewusst eine Zutat weg, bevor Sie nach der anderen greifen.

Richten Sie die Mahlzeit auf dem Teller an, als würden Sie sich selbst ein Geschenk machen – denn das ist sie tatsächlich. Setzen Sie sich ruhig hin, und essen Sie bewusst. Seien Sie mit der Aufmerksamkeit voll bei dem, was Sie in jedem Augenblick tun. Und währenddessen atmen Sie ein, warten und atmen aus – hinein in die Ehrfurcht.

HEBEN SIE DEN BLICK

Achtzig Prozent der Weltbevölkerung hebt den Blick auch nicht einmal am Tag über den Horizont.

Charles Darwin zugeschrieben

Bereiten Sie sich auf einen A.W.E.-Moment vor, indem Sie durch den Park oder den Wald schlendern. Wählen Sie eine ruhige Ecke mit einem Pfad, der einigermaßen eben verläuft und keine Hindernisse bietet.

Gehen Sie ganz langsam. Richten Sie die Aufmerksamkeit bei jedem Schritt auf Ihre Füße.

Wenn Sie sich geerdet fühlen, heben Sie die Augen, sodass Ihr Blick geradeaus geht und nicht zum Boden weist.

Wenn Gedanken aufkommen, merken Sie vermutlich, dass Sie jetzt wieder zum Boden schauen. Machen Sie sich das bewusst, und heben Sie erneut das Haupt.

Mit erhobenem Blick sind Sie präsenter. Sie fühlen sich lebendiger und sind offener für das Staunen.

EINE DUFTREISE

Der Geruchssinn ist einer unserer ursprünglichsten Sinne, stärker und urtümlicher als alle anderen und enger verknüpft mit unseren Erinnerungen und Emotionen. Ein Geruch kann spirituellen, emotionalen oder physischen Frieden auslösen. Er kann Heilung und Wohlbefinden schenken.

Donna Karan

Haben Sie je bewusst den Duft der Dinge erschnuppert, von denen Sie umgeben sind?

Wenn die Pflanzen zu blühen beginnen, mögen Sie vielleicht der Spur der Düfte draußen in der Natur folgen. Aber natürlich können Sie sich auch in Ihrer Wohnung auf das Abenteuer der Düfte einlassen. Fangen Sie mit Ihrem Duschgel oder Shampoo an. Nehmen Sie sich Zeit, das Aroma einzusaugen, sei es nun Lavendel, Grapefruit, Zitrone oder Minze. Verweilen Sie bei dem Wohlgeruch, bis Sie ihn ganz in sich aufgenommen haben. Bleiben Sie noch ein bisschen länger dabei. Dann gehen Sie weiter zum nächsten Dufterlebnis.

Zahnpasta kann nach Minze riechen oder nach Kirschen, Sonnenöl nach Kokosnuss. Selbst Bodylotions, die vollkommen frei von Duftstoffen sind, haben eine feine Duftnote, die man »Pflege mich« nennen könnte.

Ist es nicht wunderbar, eine Nase zu haben, die uns mit diesem Duftkonzert verbindet, auch mit den subtileren Noten? Manche Aromen erinnern Sie vielleicht sogar an schöne Erlebnisse.

DER TANZ

Zu tanzen heißt, dass wir aus uns selbst heraustreten. Größer, schöner und kraftvoller. Das ist Macht, es ist die Herrlichkeit auf Erden – wir müssen sie nur zu nehmen wissen.

Agnes de Mille

Musik zu hören, weckt unsere Sinne und macht uns lebendig. Lassen wir die Musik in unseren Körper ein, sodass er die Bewegung bestimmt und nicht unser Denken.

Wählen Sie einen Song aus, den Sie sehr mögen.

Stellen Sie sich mit geschlossenen Augen hin. Atmen Sie in die Musik hinein.

Bewegen Sie sich nicht. Fühlen Sie einfach nur den Rhythmus.

Und dann lassen Sie sich los in die Bewegung, ins Spiel, die Entspannung, die Neugier, die Improvisation. Lassen Sie sich los, ohne sich Gedanken zu machen, was andere von Ihnen halten mögen. Es gibt keine Form, der Sie folgen müssen. Lassen Sie sich von Ihrem Körper leiten.

Wenn Sie sich auf diese Weise vom Denken befreien, werden Sie ganz sicher Ehrfurcht erfahren.

DER MITTELPUNKT DES UNIVERSUMS

Wo zuvor Straße, See, Luft und Bäume jedes mit seiner eigenen Stimme zu mir gesprochen hatten, sprachen sie nun in einer gemeinsamen Sprache, in der alles eins war. Der Baum sah die Straße, die wiederum spürte die Luft, die sich alles Umgebende mit der Sonne teilte. Jedes Element lebte im Einklang mit seinen Nachbarn, und alles war in Harmonie miteinander. Als Sterblicher war ich gekommen, als Unsterblicher fuhr ich davon. Ich kam mir vor wie der Mittelpunkt eines kleinen Zirkels, der im Zentrum eines weit größeren lag.

Yann Martel

Wenn Sie nächstes Mal im Auto auf dem Beifahrersitz sitzen und die Stadt hinter sich lassen, probieren Sie einmal die folgende Übung aus.

Richten Sie den Blick geradeaus nach vorn. Ohne ihn zur Seite wandern zu lassen, machen Sie sich klar, dass Sie an den Rändern Ihres Gesichtsfelds den Straßenrand sehen. Mit diesem peripheren Sehen nehmen Sie die Straße wahr, aber auch die Landschaft darum herum.

Nun stellen Sie sich vor, dass Sie und das Auto stillstehen. Es sind die Straße und die Landschaft, die sich bewegen.

Für diesen Moment des Staunens sind Sie das stille Zentrum eines sich bewegenden Universums.

IN DEN SCHLAF SINKEN

Schlaf ist die beste Meditation.

Dalai Lama

Bevor Sie sich zur Nachtruhe begeben, machen Sie sich bewusst, wie viel Glück Sie haben, dass Sie in ein Bett schlüpfen können. Das ist nicht für jeden Menschen so.

Tragen Sie so wenig Kleidung, dass Sie sich noch wohlfühlen. Ihre Haut sollte möglichst viel Kontakt mit der Bettwäsche haben.

Spüren Sie in Ihre Hände hinein, wenn Sie die Decke zurückschlagen, sodass das Leintuch sichtbar wird.

Nun gleiten Sie zwischen Leintuch und Bettdecke. Spüren Sie die weiche Kühle Ihres Schlafkokons auf der Haut.

Atmen Sie tief ein, und spüren Sie nach, wie Ihr Körper sich ausdehnt. Lassen Sie ihn ins Bett sinken. Beim Ausatmen weicht jede Spannung aus Ihrem Gesicht, Ihrer Zunge, Ihrem Kiefer, Ihrem ganzen Körper.

Wenn Sie Ihre ungeteilte Aufmerksamkeit auf diesen Moment richten, wird sich schnell ergriffenes Staunen einstellen. Seien Sie dankbar für die Stunden der Ruhe, in denen Sie nichts tun müssen.

KAPITEL 13

VERNETZTES STAUNEN

Wie schon kurz angesprochen wurde, entsteht vernetztes Staunen, wenn wir herzerwärmende Erlebnisse mit anderen fühlenden Wesen teilen – die Erfahrung tiefer Freundschaft und Verbundenheit, gemeinsame Beobachtungen, geteiltes Leid, Verluste oder Akte der Großzügigkeit und natürlich die Erfahrung der Liebe. Sie können die A.W.E.-Methode einsetzen, um sich mit lieben Menschen, Haustieren oder sogar mit Fremden zu verbinden.

VERBUNDENHEIT IM ZUHÖREN

Zuhören ist so ein simpler Akt. Dazu müssen wir präsent sein, was einige Übung erfordert, aber sonst haben wir gar nichts zu tun. Wir brauchen keine Ratschläge zu erteilen oder klug zu klingen. Wir müssen einfach nur bereit sein, dazusitzen und zu lauschen.

Margaret J. Wheatley

Wo auch immer Sie sein mögen, halten Sie kurz inne, und hören Sie, was um Sie herum geschieht.

Achten Sie auf die Momente der Stille zwischen den Geräuschen. Entspannen Sie sich in diese Stille hinein, bereit für das nächste Geräusch.

Auch bei Gesprächen können wir in der Stille zwischen den geteilten Gedanken zusammenkommen. Das sind die Augenblicke, in denen wir miteinander »sein« können, ohne die Leere zu füllen.

Und wenn wir uns darin üben, in Stille miteinander zu sein, dann entstehen daraus innigste Momente der Ergriffenheit.

UMARMUNGEN

Sie müssen die Person, die Sie umarmen, wirklich umarmen. Lassen Sie sie in Ihren Armen ganz wirklich werden. Sie machen das nicht um des Eindrucks willen und klopfen der Person zwei- oder dreimal auf die Schulter, um so zu tun, als wären Sie wirklich da. Seien Sie stattdessen tatsächlich anwesend, voll präsent. Atmen Sie bewusst während der Umarmung. Umarmen Sie mit Ihrem ganzen Geist, Körper und Herz.

Thich Nhat Hanh

Im Lauf unseres Lebens teilen wir vermutlich Tausende Umarmungen. Viele davon geschehen sozusagen automatisch. Wir nehmen die Umarmung gar nicht wirklich wahr. Entscheiden Sie sich bei einer Umarmung dafür, sie voller Staunen auszuführen. Nehmen Sie sich fünf bis zehn Sekunden extra Zeit, um Ihre volle Aufmerksamkeit darauf zu richten und bewusst mit der anderen Person in Verbindung zu treten.

Spüren Sie nach, wie sich der andere Körper anfühlt, wenn Sie ihn halten. Vielleicht bemerken Sie beim Einatmen seine Wärme und seinen einzigartigen Duft.

Hören Sie auf zu denken. Überlassen Sie sich ganz dem Fühlen. Erwecken Sie Ihre Sinne. Und wenn Sie oder die andere Person bereit sind, lassen Sie los.

Spüren Sie nach, wie außerordentlich eine Umarmung ist, wenn Sie sich der Verbundenheit voll bewusst und präsent sind.

VERNETZTHEIT MIT DER NATUR

Die Natur spricht auf ihre Weise, das Land spricht mit uns. Meistens sind wir nicht geduldig genug, still genug, um auf seine Geschichte zu hören.

Linda Hogan

Suchen Sie sich einen Platz in der freien Natur. Ziehen Sie einen imaginären Kreis von etwa zwei Metern Durchmesser um sich herum.

Nun richten Sie Ihre Aufmerksamkeit auf das, was sich in Ihrem Kreis befindet – auf Farben, Strukturen, Schatten und Licht.

Registrieren Sie alles, was still ist wie Steine, Blätter oder Erde. Vielleicht hat all das mehrere Äonen gewartet, um endlich bemerkt zu werden.

Dann sehen Sie sich an, was sich alles bewegt – Ameisen, Käfer und alles, was fliegt.

Können Sie zu diesen Geschöpfen eine Verbindung herstellen? Mit ihnen reden? Schließlich teilen Sie mit ihnen dieses vergängliche Leben.

Stellen Sie sich vor, wie es ist, eine Ameise oder Biene zu sein. Sie atmen wie Sie, fühlen wie Sie, hören und schmecken wie Sie. Und sie sehen Sie an, während Sie Ihren Blick auf sie richten.

Der Unterschied ist, dass wir Menschen uns das Wunder des Lebens bewusst machen können, wenn wir nur innehalten, um es zu bemerken.

VERBUNDENHEIT MIT IHREM HAUSTIER

Tiere bilden die Brücke zwischen uns und der Schönheit der Natur. Sie zeigen uns, was in unserem Leben fehlt und wie wir uns selbst umfassender und bedingungsloser lieben können. Sie führen uns zurück zu unserer wahren Natur und zum Zweck unseres Hierseins.

Trisha McCagh

Unsere Haustiere genießen es, wenn wir uns Zeit nehmen, um ihnen unsere volle Aufmerksamkeit zu widmen.

Die Verbundenheit mit allen, die wir lieben – ob nun Mensch oder Tier –, ist eine Möglichkeit, tiefes Staunen zu erfahren.

Legen Sie sich neben Ihr geliebtes Tier. Strecken Sie ganz langsam Ihre Hand oder Ihren Finger aus, und berühren Sie seine Pfote/sein Beinchen. Genießen Sie diesen innigen Moment, dieses zarte Band.

Bleiben Sie liegen, und achten Sie auf Ihren Atem. Achten Sie darauf, wie der Atem des Tieres im Vergleich zu Ihrem eigenen geht.

Verweilen Sie einen Moment lang still mit diesem einzigartigen und unersetzlichen Geschöpf.

VERBUNDENHEIT MIT EINEM FREMDEN MENSCHEN

> **Unsere beste Hoffnung für die Zukunft ist nicht, dass wir die ganze Menschheit als Familie betrachten. Das ist schlicht unmöglich. Das Beste ist es, wenn wir stattdessen begreifen, dass wir uns in fremde Menschen vielleicht nicht einfühlen können, aber dass ihr Leben denselben Wert hat wie das Leben jener Menschen, die wir lieben.**
>
> *Paul Bloom*

Wenn Sie irgendwo in der Schlange stehen, können Sie das als lästig empfinden – oder Sie sehen es als Gelegenheit, um A.W.E. zu üben. Sobald Sie also wieder in diese Situation kommen, nehmen Sie sie als Geschenk an Raum und Zeit in Ihrem ansonsten geschäftigen Leben an. Zeigen Sie sich dankbar.

Stellen Sie sich vor, Sie atmen mit dem Herzen. Atmen Sie tief durch, und fangen Sie an, die Szenerie in Ihrem Umfeld zu betrachten.

Sehen Sie sich nach fremden Menschen um, mit denen Sie in Verbindung treten können. Vielleicht die Person vor oder hinter Ihnen. Erlauben Sie sich einen kurzen Moment des Augenkontakts mit diesem menschlichen Wesen – das ebenfalls Zeit geschenkt bekommt, um in einer Schlange zu stehen.

SPIEGELN

Die Schönheit, die du in mir siehst, ist ein Reflex deiner selbst.

Rumi

Machen Sie diese Übung mit einem vertrauten Partner und in vollkommener Stille. Stellen Sie sich einander gegenüber, und legen Sie ganz leicht die Handflächen aneinander. Entscheiden Sie, wer der Spiegel ist und wer sich bewegt.

Der oder die »Bewegende« vollführt Gesten mit Händen und Armen, streckt die Arme zur Seite, beschreibt einen Kreis mit den Händen oder hält die Arme hoch über dem Kopf. Der »Spiegel« folgt dem Ganzen und reflektiert jede einzelne Bewegung.

Beginnen Sie die Bewegung mit einer angenehmen Geschwindigkeit, bevor Sie ganz in Zeitlupe übergehen. Achten Sie darauf, wie sich Ihr Kontakt zum Partner ändert, sobald die Bewegungen langsamer werden. Wenn Sie voll präsent sind, kann sich in diesem Moment ein tiefes Staunen einstellen.

Dann verlangsamen Sie die Bewegungen weiter, sodass sie kaum noch wahrnehmbar sind. Schließlich gehen Sie über zum Stillstand, stets im Bewusstsein Ihrer Verbundenheit. Atmen Sie ein. Warten Sie. Atmen Sie aus mit einem Lächeln, und lassen Sie Ihr Inneres weit werden.

DIE BERÜHRUNG DER HÄNDE

Manchmal ist es der Beginn einer langen Reise, wenn wir jemand anderem die Hand reichen. Dann wieder geht es darum, dass wir ihm erlauben, die unsere zu ergreifen.

Vera Nazarian

Setzen Sie sich mit einer befreundeten Person ruhig hin. Halten Sie deren Hände in den Ihren.

Atmen Sie tief ein und aus. Spüren Sie die Wärme oder Kühle dieser Hände und das Gefühl der Verbundenheit.

Nun beginnen Sie, diese Hände zu erforschen. Fahren Sie mit dem Finger jede Erhöhung, jedes Grübchen nach. Diese Hände erzählen eine Geschichte. Sie enthalten Eindrücke vom Leben, das der andere Mensch bislang geführt hat. Vielleicht offenbaren sie sogar die Zukunft.

In diesen Händen liegen Hoffnungen und Träume, Reue und Sorgen, Liebe und Verluste. Und Millionen schöner Augenblicke.

Die Zellen dieser Hände sind genetisch verbunden mit den allerersten Menschen auf Erden. Sie enthalten Sternenstaub, der Milliarden Jahre alt ist. Sie schreiben all das fort, was vor ihnen war.

Nun überlassen Sie Ihre Hände der anderen Person, damit sie ihre Reise beginnen kann.

DIE EINZIGARTIGE SIGNATUR

Heute bist du du. Das ist wahrer als wahr. Kein lebender Mensch ist mehr du als du.

Dr. Seuss

Jeder Mensch ist so einzigartig wie sein Fingerabdruck. Jedes lebende Wesen bewegt sich auf seine spezielle Art durchs Leben.

Befinden Sie sich in Gegenwart eines Menschen, den Sie gut kennen, achten Sie darauf, was Ihnen an dieser Person einzigartig erscheint. Wie sie ihren Tee oder Kaffee trinkt. Wie sie geht oder redet. Wie sie lacht.

Richten Sie Ihre ungeteilte Aufmerksamkeit auf das, was an dieser Person so bemerkenswert, gewinnend, faszinierend ist. Betrachten Sie dieses einzigartige Wesen vor Ihnen voller Staunen.

Kein lebender Mensch ist mehr diese Person als diese Person.

DIE ESSENZ

Niemand kann sich der wahren Essenz eines anderen Menschen vollständig bewusst werden, wenn er ihn nicht liebt.

Viktor E. Frankl

Sind Sie in Gegenwart eines schlafenden Menschen oder Tiers, halten Sie kurz inne. Nehmen Sie sich einen Augenblick Zeit, um dieses einzigartige ruhende Wesen wahrzunehmen.

Sie sehen es nun, ohne von seiner Persönlichkeit abgelenkt zu werden. Es findet keine bewusste Bewegung statt – keine Worte, kein Verhalten, keine Aktivitäten.

Nur seine ruhende Essenz in diesem Augenblick in der Zeit. Achten Sie darauf, was Sie an diesem Geschöpf schätzen. Was Sie lieben.

Daraus wird sehr schnell ein Moment der Ehrfurcht.

VERBUNDENHEIT MIT EINEM FREUND

Alle spirituellen Lehren sind vergebens, wenn wir nicht lieben können. Selbst die erhebendsten Zustände und die außergewöhnlichsten spirituellen Errungenschaften sind bedeutungslos, wenn wir nicht fähig sind, auf ganz gewöhnliche Weise glücklich zu sein, und wenn wir einander und das Leben, das uns gegeben wurde, nicht mit unserem Herzen berühren können.

Jack Kornfield

Suchen Sie sich eine befreundete Person, die mit Ihnen einen Augenblick des Staunens teilen möchte.

Setzen Sie sich Rücken an Rücken, sodass Ihrer beider Kopf sich ganz leicht berührt. Schließen Sie die Augen.

Atmen Sie tief ein und aus. Versuchen Sie, sich gemeinsam ins Atmen hinein zu entspannen. Lassen Sie sich ganz in den gegenwärtigen Augenblick sinken.

Dann stimmen Sie Ihre Atmung auf die der anderen Person ein. Lassen Sie Ihre Brust weit werden, während Sie einatmen, sodass Ihr Herz mehr Platz hat. Beim Ausatmen schicken Sie der anderen Person Ihre Liebe. Beim Einatmen nehmen Sie deren Liebe an.

AUGENKONTAKT

Wenn wir unseren Nächsten lieben sollen, müssen wir ihn zuerst sehen können. Wie die Künstler sehen wir nicht nur mit den Augen, sondern betrachten das Leben hinter und in seinem Gesicht. Die Liebe ist der Rahmen für das, was wir sehen.

Frederick Buechner

Sehen Sie einer befreundeten oder geliebten Person in die Augen. Nehmen Sie bewusst wahr, was Sie sehen, statt einfach nur zu schauen.

Stellen Sie sich vor, was diese Person bereits erlebt hat: Liebe und Verlust, Freude und Enttäuschung, Angst und Erfolg. All das ist ihr ins Gesicht geschrieben und spiegelt sich in ihren Augen wider.

Atmen Sie tief ein, öffnen Sie Ihr Herz. Verstehen und lieben Sie diesen Menschen für das, was er ist und was er sein möchte.

HÄNDE HALTEN

Letzte Nacht wachte ich auf, weil jemand meine Hand drückte. Es war meine andere Hand.

William S. Burroughs

Wenn Sie das nächste Mal wieder jemandes Hand nehmen, ob nur einfach zum Händeschütteln oder zum Händchenhalten, tun Sie dies ganz bewusst.

Spüren Sie Ihren Wunsch nach Verbundenheit. Dann richten Sie Ihr Augenmerk auf Ihre Hand, die sich der anderen Person entgegenstreckt.

Beim Kontakt spüren Sie nach: die Wärme oder Kühle der Haut, der starke oder schwache Druck der anderen Hand, das Gefühl, das bei dieser Berührung in Ihnen aufsteigt.

Seien Sie bei diesem alltäglichen Vorgang voll präsent. Dann werden Sie schnell tiefe Ehrfurcht spüren.

KAPITEL 14

STAUNEN ÜBER IDEEN

Wir staunen über Ideen, wenn wir auf eine Sichtweise stoßen, die unseren Horizont erweitert, mag sie uns manchmal auch völlig verrückt erscheinen. Plötzlich erkennen wir, wie wunderbar viele Aspekte unseres Lebens sind, die wir zuvor für selbstverständlich hielten: das Wunder unseres Körpers, des Lebens, aber auch so Alltägliches wie Wasser oder die Tatsache, dass wir uns an Vergangenes erinnern können. Nicht zu vergessen die verschiedensten Erfindungen. Wir können uns auch mit so weitläufigen Gedankengebäuden auseinandersetzen wie der Beständigkeit des Wandels, Tod und Sterben, Raumhaftigkeit und wie es ist, seine Sicht auf das Leben zu ändern.

RAUM

Wenn du einen Apfelkuchen von Grund auf selbst machen möchtest, musst du zunächst das Universum erfinden.

Carl Sagan

Nehmen Sie ein menschliches Haar in die Hand.

Sein Durchmesser beträgt rund eine Million Atome.

Und Atome sind nicht nur winzig, sie bestehen auch noch zu 99,9 Prozent aus leerem Raum.

Würden Sie den leeren Raum aus den Atomen, aus denen sämtliche Menschen dieser Erde zusammengesetzt sind, herausnehmen, so würden wir alle, die gesamte Menschheit, in einen einzigen Apfel passen.

SICH ZEIT NEHMEN

Jetzt hier zu sein, ist wichtig. Da ist keine Vergangenheit und keine Zukunft. Die Zeit kann uns in die Irre führen. Alles, was es gibt, ist das Jetzt. Die Vergangenheit schenkt uns Erfahrung, aber wir können sie nicht wiedererleben. Wir können auf die Zukunft hoffen, aber wir wissen nicht, ob es eine geben wird.

George Harrison

Betrachten Sie die Zeit. Dies ist der einzige Moment in der ganzen Geschichte, ob geschrieben, ungeschrieben oder noch kommend, in dem diese Sekunde in dieser Minute in dieser Stunde an diesem Tag geschehen wird.

Halten Sie inne. Sehen Sie sich um. Seien Sie aufmerksam. Öffnen Sie die Tore Ihrer Sinne. Versäumen Sie nicht *diesen einen* Augenblick in der Zeit.

In einem Sekundenbruchteil wird er für immer verschwunden sein. Uuups, schon ist er fort … Und was wird mit dem nächsten geschehen?

DIE SCHWERKRAFT

Und in seinen Augen spiegelte sich der Widerschein des schönsten Planeten im Universum: ein Planet, der weder zu heiß noch zu kalt ist, der flüssiges Wasser auf der Oberfläche aufweist und dessen Schwerkraft genau richtig für Menschen ist, dessen Atmosphäre perfekt ist, sodass diese Menschen atmen können. [...] Wo es Leben gibt. Manches davon sogar intelligent.

Stephen Hawking

Wenn Sie nicht gerade ein Erdbeben erleben, dann spüren Sie nicht, wie die Erde sich unter Ihren Füßen bewegt – obwohl sie sich am Äquator mit 1670 Kilometern pro Stunde um ihre eigene Achse dreht und mit mehr als 100 000 Kilometern pro Stunde um die Sonne.

Wie kommt es, dass wir dabei nicht um unser Leben fürchten müssen? Warum spüren wir diese Bewegung nicht? Das liegt an der Schwerkraft, der Tatsache, dass wir die Bewegung so wenig spüren wie in unserem Auto. Wir sind sozusagen auf der Erde unterwegs.

Die Erde hat eine enorme Masse, und sie zieht massereiche Körper wie den von uns Menschen an. Je schwerer wir sind, desto stärker wirkt die Schwerkraft. Und umso schwerer fällt es uns, uns von der Erde zu lösen und in die Luft zu springen. Wir haben ein Gewicht, weil wir mit der Erde verbunden sind. Und doch ist die Erde scheinbar schwerelos, weil sie auf ihrem Weg rund um die Sonne eigentlich im freien Fall ist.

DAS GESCHENK DES WASSERS

Wir haben wirklich den schönsten Planeten in unserem Sonnensystem. Kein anderer kann Leben erhalten, so wie wir es kennen. Kein anderer hat dieses blaue Wasser und weiße Wolken über farbigen Landmassen, in denen schöne, lebendige und blühende Geschöpfe wie die Menschen sein können.

Sunita Williams

Gießen Sie sich ein Glas Wasser ein, und richten Sie Ihre ungeteilte Aufmerksamkeit auf diese klare, Leben spendende Flüssigkeit. Trinken Sie ein bisschen, und schlucken Sie es hinunter. Spüren Sie, wie das Wasser durch Ihre Kehle gleitet. Und lassen Sie dann die folgenden unglaublichen Fakten auf sich wirken.

Es gibt auf der Erde etwa 1,4 Milliarden Kubikkilometer Wasser.

Das meiste stammt von Kometen und Asteroiden.

Von hundert Jahren bringt ein Wassermolekül 98 Jahre im Ozean zu, zwanzig Monate als Eis, etwa zwei Wochen in Seen und Flüssen und weniger als eine Woche in der Atmosphäre, wo es zu Regen wird, dem wir letztlich unser Trinkwasser verdanken.

Die Wassermenge auf unserem Planeten ist heute die gleiche wie zu der Zeit, als die Erde sich bildete. In unserem Trinkwasser sind also vielleicht Wassermoleküle, an denen sich vor über 66 Millionen Jahren ein Dinosaurier labte.

WOLKEN SCHAUEN

Heute morgen nach dem Yoga legte ich mich ins Gras und sah zu, wie über mir die weißen Wolken dahinzogen, während die Erde sich drehte. Es war so unglaublich schön, dass ich anfing zu weinen.

Erika B.

Haben Sie je innegehalten, um die Wolken zu beobachten, die über den Himmel zogen?

Was ist eine Wolke überhaupt?

Das Wort »Wolke« kommt aus dem Althochdeutschen, wo es etwas Feuchtes, Nasses bezeichnete. Und genau das ist die Wolke: eine Ansammlung von Tröpfchen oder Eiskristallen.

Die übliche Kumuluswolke wiegt über 1 Million Pfund. 1 Million Pfund, die in der Luft schweben. Ein Gewitter kann mehr als 1 Milliarde Pfund wiegen.

Stellen Sie sich vor: Im All gibt es eine Wasserdampfwolke, die mehr als hundert Billionen Mal so viel Wasser enthält wie die ganze Erde.

DIE EHRFURCHT VOR DEM NICHTS

Könnte das Leben sprechen, dann hieße Stillsein zuzuhören, was es zu sagen hat. [...] Stillsein lässt uns zu den Lektionen erwachen, die in jedem einzelnen Ding der Schöpfung ruhen, direkt vor unserer Nase, und die nur darauf warten, dass wir sie bemerken.

Ethel M. Do

Im Jahr 2013 kamen viele Physiker zusammen, um sich darüber auszutauschen, ob es das Nichts gibt. Sie kamen zu dem Schluss, dass leerer Raum, in dem nichts enthalten ist, kein Nichts ist. Selbst ein dunkler, leerer Raum ist noch etwas.

Ein Physiker meinte, es gäbe eine tiefgründigere Form des Nichts ohne Raum oder Zeit oder Teilchen oder Felder oder Naturgesetze.

Kontemplation ist eine tiefgründigere Form des Nichts. Aber nichts zu tun, ist immer noch etwas, was wir »tun«. Wenn nichts tun einfach nur »sein« wäre, ruhig und still, mit leerem Geist, ohne Denken – einfach nur vollkommene Präsenz: Würden wir dann immer noch nichts tun?

Versuchen Sie es: still »sein« und nichts »tun«. Der Raum zwischen den Gedanken ist ganz erstaunlich.

REGENBÖGEN

In einer vollkommenen Welt würden die Menschen harmonisch koexistieren wie ein Regenbogen. Eine Vielzahl von Farben, jede strahlt aus sich selbst heraus, aber zusammen mit den anderen. Grenzenlos, atemberaubend, himmlisch.

Mariah Carey

Trifft ein Sonnenstrahl auf einen Regentropfen, wird er langsamer und ändert die Richtung. Die Lichtwellen im Tropfen werden dann zu den Farben des Regenbogens und schichten sich immer in derselben Ordnung übereinander – oben rot, unten violett, dazwischen alle anderen Farben.

Wenn sich ein zweiter Regenbogen bildet, ordnen sich seine Farben in umgekehrter Reihenfolge an.

Ein Regenbogen ist eigentlich ein Kreis, kein Bogen. Aber wir sehen nur die obere Hälfte. Könnten wir den Regenbogen von einem Flugzeug aus beobachten oder von einem sehr hohen Berg aus, würden wir den ganzen Kreis sehen.

Es gibt sogar etwas so Seltenes wie Mondregenbögen. Sie entstehen nachts aus reflektiertem Mondlicht. Diese Art von Regenbogen kann man lediglich an sieben Orten auf der Erde beobachten.

Wir sehen den Regenbogen nur, wenn die Sonne hinter uns, der Regen vor uns ist. Und keine zwei Menschen nehmen Regenbögen auf die gleiche Weise wahr. Sie sind also das einzige Wesen auf der Erde, das je den Regenbogen sehen kann, den Sie wahrnehmen.

DER MENSCHLICHE KÖRPER

Jede einzelne Zelle des menschlichen Körpers wird innerhalb von sieben bis zehn Jahren erneuert. Nicht der kleinste Teil in Ihrem Leib ist also derselbe wie vor diesem Zeitraum.

Steven Hall

Drehen Sie die Handflächen nach oben. Folgen Sie mit dem Blick der Ader am Handgelenk. Wenn Sie alle Blutgefäße Ihres Körpers hintereinanderlegen könnten, würden sie fast dreimal die Erde umrunden.

Nun atmen Sie tief ein. Füllen Sie Ihre Lungen mit Luft, und stellen Sie sich Folgendes vor.

Würden wir die gesamte Oberfläche Ihrer Lunge auf der Erde ausbreiten, wäre sie so groß wie ein Tennisplatz.

Würden wir Ihren Dünndarm auf der Erde ausrollen, würde er sich über 7 Meter erstrecken.

Wenn wir davon ausgehen, dass Sie etwa 100 000 Haare auf Ihrem Kopf haben: Würden wir alle Haare, die im Laufe eines Lebens durchschnittlich auf Ihrem Kopf wachsen, der Länge nach aneinanderlegen, dann kämen wir auf etwa 720 Kilometer.

Und wenn Sie erst mal siebzig Jahre alt sind, hat Ihr Herz 2,5 Milliarden Mal geschlagen.

Ihr faszinierender Menschenkörper besteht aus Milliarden von Zellen. Und jede Zelle hat ein eigenes Gehirn, das wir »DNS« nennen. In jeder einzelnen Zelle ist die gesamte Geschichte des Universums gespeichert, die Vergangenheit und die Zukunft jedes Menschen.

DER BLICK ZU DEN STERNEN

Sehen Sie hinauf zu den Sternen, nicht hinunter auf Ihre Füße. Versuchen Sie zu verstehen, was Sie sehen, und fragen Sie sich, warum das Universum existiert. Seien Sie neugierig.

Stephen Hawking

Schnappen Sie sich eine Decke, und breiten Sie sie an einem sternenhellen Abend an einem Ort aus, wo es nur wenig oder kein künstliches Licht gibt. Legen Sie sich auf den Rücken. Schließen Sie die Augen. Atmen Sie tief ein und aus.

Dann öffnen Sie die Augen wieder und richten den Blick auf einen hellen Stern. Lassen Sie Ihr Gesichtsfeld weit werden, sodass es viele Sterne umfasst, ohne die Augen zu bewegen. Sie sehen nun die ganze Weite Ihrer Heimatgalaxie, der Milchstraße. Sie besteht aus mehr als einer Milliarde Sternen. Seit Beginn der Menschheitsgeschichte sehen wir in wolkenlosen Nächten dieses Bild.

Wir wissen, dass es jenseits unserer Galaxie noch Hunderte andere gibt. Das Universum ist unendlich groß. Die Galaxie, die Sie sehen, und alle dahinter dehnen sich immer weiter aus und werden das wohl bis ans Ende der Zeiten tun. Das heißt: Planeten und Sterne driften seit dem Urknall immer weiter auseinander. Wie Rosinen in einem aufgehenden Hefeteig. Der Raum um Sie herum wird immer weiter.

Atmen Sie diese ganze Weite ein. Warten Sie. Lassen Sie Ihren Atem ausströmen, und dehnen Sie sich mit dem Raum aus. Sie fühlen sich vermutlich winzig klein und riesengroß zugleich. Mit allem und jedem verbunden.

WO SIND SIE?

Jeder Mensch trägt ein bisschen Sonne und ein bisschen Mond in sich. Jeder Mensch hat ein wenig vom Mann, von der Frau und vom Tier in sich. Dunkel und Licht. Jeder ist Teil eines vernetzten kosmischen Systems. Ein Teil Erde, ein Teil Wasser, Wind und Feuer, dazwischen ein wenig Salz und Staub. Wir tragen ein Universum in uns, das dem Universum vor unseren Augen gleicht.

Suzy Kassem

Sie sitzen auf einem Planeten in der Mitte des Nirgendwo.

Sie drehen sich mit mehr als 1600 Kilometern in der Stunde um sich selbst.

Sie schweben in einem grenzenlosen Raum, der weder Anfang noch Ende hat.

Wo werden Sie morgen sein?

Sie sitzen auf einem Planeten in der Mitte des Nirgendwo.

Sie drehen sich mit mehr als 1600 Kilometern in der Stunde um sich selbst.

Sie schweben in einem grenzenlosen Raum, der weder Anfang noch Ende hat.

NACHWORT

DIE ZUKUNFT VON A.W.E.

Wir haben dieses Buch begonnen mit dem Eingeständnis, dass es uns fast peinlich war, eine Abkürzung zur Transzendenz entdeckt zu haben. Und doch: A.W.E. ist die Folge eines Zusammenspiels neurologischer und physiologischer Faktoren, die das Bewusstsein schneller als andere Techniken auf eine höhere Ebene heben, Beziehungen verbessern und Heilung, Wohlbefinden und persönliche Entwicklung fördern. Eine Abkürzung also, die sich lohnt.

Wer A.W.E. lange genug praktiziert, darf sich steigernde Effekte erwarten, sodass sich Momente des Staunens bald spontan einstellen, wenn wir sie gar nicht erwarten. Das ist wunderbar. Und diese starke Erfahrung kann uns positiv verändern.

Wir erleben die Veränderungen, wenn sich etwas in uns verschiebt – in Gesundheit und Wohlbefinden, in unserer Einstellung, unseren Reaktionen, in unserer Art, mit Menschen und Situationen umzugehen. Daran zeigt sich, dass unser Gehirn neue Pfade gelegt und ein flüchtiger Zustand sich als Charakterzug etabliert hat, ein Teil dessen geworden ist, wer wir sind.

Aber die A.W.E.-Methode ist mehr als nur eine Selbsthilfetechnik, und der Wow-Effekt bewirkt mehr als nur einen persönlichen Wandel. Das Staunen lässt keinen Lebensbereich unberührt. Am stärksten merken wir das an seiner Wirkung auf unsere Mitmenschen. Wir sind darauf ausgelegt, uns auf die Stimmungen und Verhaltensweisen anderer einzustellen. Unser Nervensystem spürt die Emotionen der Menschen in unserem Umfeld. So wie ein herzliches Lächeln unsere Stimmung sofort hebt, so spüren auch die Leute um uns herum, wenn wir Ehrfurcht empfinden. Das Staunen ist ansteckend. Daher kommt die A.W.E.-Praxis letztlich der ganzen Welt zugute.

Wir haben uns hier damit beschäftigt, dass die A.W.E.-Methode eine erwiesene wissenschaftliche Grundlage hat. Unzählige Studien zeigen, wie sehr ergriffenes Staunen das Leben des Einzelnen verändern kann. Daher auch der Paukenschlag am Schluss: Wenn die A.W.E.-Methode von genug Menschen – einer sogenannten »kritischen Masse« – regelmäßig praktiziert wird, hat jeder von ihnen Zugang zu einer höheren Bewusstseinsebene.

Ehrfurcht verändert uns, und wenn wir sie teilen, verändern wir die Welt. Wie können wir jemanden mit Ehrfurcht betrachten und diesen Menschen dann körperlich oder seelisch verletzen? Wie können wir der Natur voller Ehrfurcht begegnen und sie dann zerstören? Wie können wir dem Leben mit Ehrfurcht begegnen und dann nicht leben, als wäre jeder Tag ein Wunder?

Wenn wir ins Staunen eintauchen, dann verändert sich der Tonfall jedes einzelnen Gesprächs: Wir sind nicht mehr darauf aus, unsere Interessen durchzusetzen, sondern gehen voller Offenheit und Neugier auf andere zu. Und unsere Gespräche verändern auch die Art, wie wir unsere Kinder erziehen, wie wir unseren alternden Eltern helfen, wie wir unsere Ehepartner behandeln, wie wir uns in eine Gemeinschaft einfügen und wie wir anderen als Lehrer und Mentoren begegnen. Sie verändern, wie wir die Geschicke einer Stadt lenken oder die einer ganzen Nation.

Es gibt einfach keine Kehrseite der Medaille, was die A.W.E.-Praxis angeht. Denn das Staunen ist das Licht, das selbst in dunklen Zeiten leuchtet – zum Beispiel in der Wertschätzung der Natur und der unterschiedlichen Kulturen, als unser offener und forschender Geist, als unsere großzügige und freigebige Seele. In diesen Tagen brauchen wir das Staunen mehr denn je.

Das Staunen erwartet – und umgibt – Sie in den alltäglichsten Momenten Ihres Lebens. Wie der Blick auf die Sterne, welche die Nacht erhellen, ist das Staunen kostenlos und überall zugänglich. Alles, was Sie dazu tun müssen, ist, Ihre ungeteilte Aufmerksamkeit auf etwas zu richten, was Sie schätzen und faszinierend finden. Warten. Und dann beim Ausatmen weit werden, sich hinein entspannen in die Grenzen- und Zeitlosigkeit des Staunens.

DANKSAGUNG

Zuallererst möchten wir uns bei unserer Co-Autorin Karen Chernyaev bedanken, die uns bei unseren Recherchen unterstützt und geholfen hat, die Geschichte des Staunens zu entdecken und zu erzählen. Ihre Professionalität, ihre Beharrlichkeit und ihr Glauben an dieses Projekt trugen wesentlich dazu bei, dass wir stolz sind auf das fertige Buch. Karen ließ sich mit Haut und Haaren darauf ein, unter anderem hat sie an einem unserer 21-tägigen A.W.E.-Kurse teilgenommen. Sie kannte also aus eigener Erfahrung, worüber sie schrieb. Und sie setzte ihre A.W.E.-Praxis fort, während wir alle zusammen an diesem Buch arbeiteten. Das Ganze wurde für sie enorm wichtig; und wir hoffen, sie hat von der Zusammenarbeit mit uns ebenso viel profitiert wie wir von der Zusammenarbeit mit ihr.

Vom ersten Tag dieses Buchprojekts an stand uns Hannah Eagle bei der Entdeckung von A.W.E. als vollwertige Partnerin zur Seite. Sie entwickelte praktische Übungen, um uns und unserer Leserschaft dabei zu helfen, das Gefühl ergriffenen Staunens in ganz alltäglichen Situationen zu erleben. Sie verfügt über die große Gabe, aus Ideen etwas zu machen, was für die Menschen lebbar wird – gedankliche Vorstellungen in sinnliches Erleben zu übersetzen, was die Erfahrung persönlicher, intensiver und beständiger werden lässt.

Ohne Dacher Keltner und seine begeisterte Unterstützung und Anleitung hätte es unsere Studien nie gegeben. Dacher erkannte die Bedeutung der A.W.E.-Methode, noch bevor uns das gelang. Er glaubte von Anfang an, dass sie sich als therapeutisches Instrument eignen würde. Dacher ist nicht nur einer der wichtigsten Experten, welche die positiven Auswirkungen der Ehrfurcht untersuchen, ihm ist auch sehr daran gelegen, Menschen mit diesem Gefühl bekannt zu machen, sodass sie abzuheben und zu fliegen lernen. Er verlieh uns beiden Flügel, wofür wir ihm auf ewig dankbar sind.

Jaidree Braddix, unsere Literaturagentin bei der Park & Fine Literary Agency, begleitete uns mit klugen Hinweisen und Herzenswärme durch die Arbeit an diesem Buch. Zum Team von Hachette Publishing, das uns betreute, gehörten unsere Cheflektorin Renée Sedliar, die intelligent, humorvoll und kompetent ist; Mary Ann Naples, Lektorin; Michelle Aielli, Co-Lektorin; Michael Barrs, Marketing-Direktor; Sharon Kunz, Pressesprecherin; Quinn Fariel, Marketing-Manager; Sean Moreau, Herstellungsleiter und Projektmanager; Amy Quinn, Produktionsassistenz und Design; Terri Sirma, Cover-Design; Christina Palaia, Schlussredaktion; Lori J. Lewis und Annie Chatham, Korrektorat; Robie Grant, Indexerstellung.

Felicia Zerwas, Rebecca Corona, Ozge Ugurlu und Maria Monroy, Doktoranden und Doktorandinnen der UC Berkeley, unterstützten uns unermüdlich dabei, unsere Studien am UC Berkeley/NorthBay Hospital zu planen. Sie halfen uns sowie den Studienteilnehmern und -teilnehmerinnen auch während der Durchführung. Und hinterher machten sie aus gesammelten Daten die evidenzbasierten Protokolle, die unsere Ergebnisse festhielten und so auch publiziert wurden.

Rick Hanson, Kirk Schneider und Judson Brewer – alle Experten ihres Fachs – stellten uns großzügig ihre Zeit zur Verfügung und verhalfen uns zu einem tieferen Verständnis von Achtsamkeit, Ehrfurcht und Neurowissenschaften.

Wir danken auch David Hanscom, Chirurg und Schmerzexperte, der uns zu seiner wöchentlichen »Dynamic-Healing-Discussion«-Zoom-Gruppe eingeladen hatte, die er in den letzten zwei Jahren leitete. In dieser Gruppe, in der sich Ärztinnen, Psychologen, Forschende und andere Wissenschaftlerinnen zusammengefunden haben, geht es um die Frage, wie sich unser Gesundheitssystem und die Behandlung chronischer Erkrankungen verbessern lassen. Arbeitsgrundlage dieser Gruppe ist die innovative Polyvagal-Theorie von Stephen Porges. Neben dem Input von David und Stephen wissen wir die wichtigen Beiträge aller Mitglieder sehr zu schätzen, besonders von Sue Carter, Tor Wager, Howard Schubiner, Alan Gordon, David Roger Clawson und Les Aria.

Im Laufe der Zeit profitierten wir vom Rat und der Großzügigkeit vieler Menschen. Ein dickes Dankeschön an Katharine Rivers, Mike Bundrant und Shauna Shapiro von der Live Conscious Community, die Teilnehmer der UCB/North-Bay Awe Study, Deb Dana, Canton Becker, Olivia Seay, Aylana Zanville und den Mitgliedern von Michaels Meditationsgruppe in Davis, Kalifornien.

Wie so viele Wegbereiter des Neuen ernten wir beide nun das, was andere gesät haben. Jake meint dazu: Meine ersten Mentoren waren John und Joyce Weir sowie Nelson Zink. Ohne ihre Großzügigkeit wäre unsere Ernte viel magerer ausgefallen. Und Michael: Meine Lehrer vom Spirit Rock Meditation Center, vor allem Rick Hanson, Rabbi Greg Wolf, Rick Foster und Roger Walsh, haben mich auf meinem Weg inspiriert und unterstützt. Die Genannten sind nur einige wenige unter all den Lehrern, die mich auf meiner langen Reise als Arzt und Achtsamkeitslehrer begleiteten.

Zu guter Letzt möchte ich, Jake, Michael Amster dafür danken, dass er mich als Partner zu diesem Projekt dazu- und aus meinem

Teilruhestand herausgeholt hat, um etwas zu schaffen, was mir in diesem Abschnitt meines Lebens sinnvoll erscheint. Dieses Buch gab mir die Gelegenheit, die psychologischen Modelle und die praxisorientierten Instrumente, die Hannah und ich von unseren Lehrern übernommen hatten, weiterzugeben – zusammen mit denen, die wir selbst entwickelt und die ihren Höhepunkt in unserer A.W. E.-Praxis gefunden hatten. Es waren Michaels Fähigkeiten, die dieses Projekt zu einem erfolgreichen Abschluss brachten: Türen zu öffnen, Kontakte zu den richtigen Leuten zu knüpfen und Ergebnisse auf eine Weise herbeizuführen, dass man das Gefühl hatte, es habe nur ein paar Augenblicke und nicht mehrere Monate gedauert. Dank unserer Zusammenarbeit sind die Instrumente, die wir in diesem Buch vorgestellt haben, nun einem größeren Publikum zugänglich. Es ist meine Hoffnung, dass sie den Menschen helfen, emotionales Leid zu verringern und ihr Denken, ihr Reden und ihr Bewusstsein auf eine höhere Ebene zu bringen. Danke, Michael.

Und ich, Michael, möchte Jake danken, der mir sechzehn Jahre lang ein Mentor war. Ich hoffe sehr, dass dieses Projekt mehr Menschen mit deinen und Hannahs innovativen, inspirierenden und praxisbezogenen Methoden bekannt macht, mit denen sie ihr Potenzial verwirklichen können. Mit deiner Arbeit, die unserem Projekt vorausging, hast du den Boden bereitet, sodass wir dahinterkamen, warum das ehrfürchtige Staunen eine so machtvolle Emotion ist und auf welche Weise wir wann und mit wem unseren Ehrfurchts»muskel« trainieren können. Dein einziges Interesse ist es, wie ich mittlerweile aus eigener Erfahrung weiß, den Menschen zu helfen, ihr Potenzial zu verwirklichen. Ich danke dir, dass du mir geholfen hast, dem meinen näherzukommen.

ANMERKUNGEN

1 Keltner, D., und J. Haidt: »Approaching Awe, a Moral, Spiritual, and Aesthetic Emotion«, *Cognition and Emotion,* 17, 2003, S. 297–314.

2 Pollan, M.: *Verändere dein Bewusstsein. Die neuesten Erkenntnisse der klinischen Erforschung von Psychedelika zu Angst, Depression, Sucht und Transzendenz,* München 2019.

KAPITEL 1: WISSENSCHAFT UND A.W.E.-EFFEKT

1 Mervosh, S., D. Lu und V. Swales: »See Which States and Cities Have Told Residents to Stay at Home«, *The New York Times,* aktualisiert am 20.4.2020, www.nytimes.com/interactive/2020/us/coronavirus-stay-at-home-order.html (Zugriff: 18.6.2023).

2 Daly, M., A. R. Sutin und E. Robinson: »Longitudinal Changes in Mental Health and the COVID-19 Pandemic: Evidence from the UK Household Longitudinal Study«, *Psychological Medicine,* November 2020, S. 1–10, https://doi.org/10.1017/S0033291720004432 (Zugriff: 18.6.2023).

3 Piff, P. K., und J. P. Moskowitz: »Wealth, Poverty, and Happiness: Social Class Is Differentially Associated with Positive Emotions«, *Emotion,* 18, Nr. 6, 2018, S. 902–905, https://doi.org/10.1037/emo0000387 (Zugriff: 18.6.2023).

4 Aus Marshiaris Rückmeldung an die Autoren, 25.10.2021 (bei allen Beispielen und Quellenangaben dieser Art, in denen nur ein Vorname genannt wird, sind die Namen geändert).

5 E-Mail von Angela an die Autoren, 5.1.2022.

6 Shiota, M., D. Keltner und O. John: »Positive Emotion Dispositions Differentially Associated with Big Five Personality and Attachment Style«, *Journal of Positive Psychology,* 1, Nr. 2, 2006,S. 61–71, https://doi.org/10.1080/17439760500510833 (Zugriff: 29.6.2023).

7 E-Mail von Denise an die Autoren, 22.2.2022.

8 Dattani, S., H. Ritchie und M. Roser: »Mental Health«, April 2018, zuletzt geändert im August 2021, https://ourworldindata.org/mental-health; Shah, Syed Mustafa Ali, et al.: »Prevalence, Psychological Responses and Associated Correlates of Depression, Anxiety, and Stress in a Global Population, During the Coronavirus Disease (COVID-19) Pandemic«, *Community Mental Health Journal,* 27.10.2020, S. 1–10, https://doi.org/10.1007/s10597-020-00728-y (Zugriff: 18.6.2023).

9 Brody, D., und Q. Gu: »Antidepressant Use Among Adults: United States, 2015–2018«, *NCHS Data Brief No. 377,* September 2020, www.cdc.gov/nchs/products/databriefs/db377.htm (Zugriff: 20.6.2023).

10 Almohammed, O. A., et al.: »Antidepressants and Health-Related Quality of Life (HRQoL) for Patients with Depression: Analysis of the Medical Expenditure Panel Survey from the United States«, *PLOS ONE,* 17, Nr. 4, 20.4.2022, https://journals.plos.org/plosone/article?id=10.1371/journal.pone.0265928 (Zugriff: 20.6.2023).

11 Strauss, C., et al.: »Mindfulness-Based Interventions for People Diagnosed with a Current Episode of an Anxiety of Depressive Disorder: A Meta-Analysis of Randomized Controlled Trials«, *PLOS ONE,* 9, Nr. 4, 24.4.2014, e96110, https://doi.org/10.1371/journal.pone.0096110; Della Franca, R., und B. Milbourn: »A Meta-Analysis of Mindfulness Based Interventions (MBIs) Show that MBIs Are Effective in Reducing Acute Symptoms of Depression but Not Anxiety«, *Australian Occupational Therapy Journal,* 62, Nr. 2, April 2015, S. 147 f., https://doi.org/10.1111/1440-1630.12198 (Zugriff: 20.6.2018).

12 Piet, J., und E. Hougaard: »The Effect of Mindfulness-Based Cognitive Therapy for Prevention of Relapse in Recurrent Major Depressive Disorder: A Systematic Review and Meta-Analysis«, *Clinical Psychology Review,* 6, 31.8.2011, S. 1032–1040, http://doi.org/10.1016/j.cpr.2011.05.002 (Zugriff: 20.6.2023).

13 E-Mail von Natalie an die Autoren, 23.2.2022.

14 Chirico, A., und A. Gaggioli: »The Potential Role of Awe for Depression: Reassembling the Puzzle«, *Frontiers in Psychology,* 26.4.2021, https://doi.org/10.3389/fpsyg.2021.617715 (Zugriff: 20.6.2023).

15 E-Mail von A. Gaggioli an M. Amster, 19.10.2021.

16 Golaszewski, N. M., et al.: »Evaluation of Social Isolation, Loneliness, and Cardiovascular Disease Among Older Women in the US«, *JAMA Network Open 5,* Nr. 2, 2.2.2022, https://jamanetwork.com/journals/jamanetworkopen/fullarticle/2788582 (Zugriff: 20.6.2023).

17 Holt-Lunstad, J., T. Smith und J. Layton: »Social Relationships and Mortality Risk: A Meta-Analytic Review«, *PLOS MEDICINE,* 27.7.2010, https://doi.org/10.1371/journal.pmed.1000316 (Zugriff: 20.6.2023).

18 Sweet, J.: »The Loneliness Pandemic«, *Harvard Magazine,* Januar/Februar 2021, www.harvardmagazine.com/2021/01/feature-the-loneliness-pandemic (Zugriff: 20.6.2023).

19 Bai, Y., et al.: »Awe, the Diminished Self, and Collective Engagement: Universals and Cultural Variations in the Small Self«, *Journal of Personality and Social Psychology,* 113, Nr. 2, Mai 2017, https://doi.org/10.1037/pspa0000087; Van Cappellen, P., und V. Saroglou: »Awe Activates Religious and Spiritual Feelings and Behavioral Intentions«, *Psychology of Religion and Spirituality,* 4, Nr. 3, 2012, S. 223–236, https://doi.org/10.1037/a0025986 (Zugriff: 20.6.2023).

20 Thimmapuram, J., et al.: »Heartfulness Meditation Improves Loneliness and Sleep in Physicians and Advance Practice Providers During COVID-19 Pandemic«, *Hospital Practice,* 49, Nr. 3, August 2021, S. 194–202, http://doi.org/10.1080/21548331.2021.1896858 (Zugriff: 21.6.2023).

21 E-Mail von Estelle an die Autoren, 2.11.2022.

22 Cheney, C.: »Expert: Healthcare Worker Burnout Trending in Alarming Direction«, *Healthleaders,* 15.12.2021, www.healthleadersmedia.com/clinical-care/expert-healthcare-worker-burnout-trending-alarming-direction; Henderson, E.: »The Mental Health Impact of COVID-19 Pandemic on U.S. Healthcare Workers, First-Responders«, *News Medical Life Sciences,* zuletzt geprüft am 16.12.2021, www.news-medical.net/news/20211216/The-mental-health-impact-of-COVID-19-pandemic-on-US-healthcare-workers-first-responders.aspx; Das, A., et al.: »A Study to Evaluate Depression and Perceived Stress Among Frontline Indian Doctors Combating the COVID-19 Pandemic«, *Primary Care Companion for CNS Disorders,* 22, Nr. 5, 8.10.2020, http://doi.org/10.4088/PCC.20m02716; Berg, S.: »Half of Health Workers Report Burnout Amid COVID-19«, *American Medical Association,* 20.7.2021, www.ama-assn.org/practice-management/physician-health/half-health-workers-report-burnout-amid-covid-19 (Zugriff: 21.6.2023).

23 Prasad, K., et al.: »Prevalence and Correlates of Stress and Burnout Among U.S. Healthcare Workers During the COVID-19 Pandemic: A National Cross-Sectional Survey Study«, *eClinicalMedicine,* 16.5.2021, http://doi.org/10.1016/j.eclinm.2021.100879 (Zugriff: 21.6.2023).

24 Schlafentzug ist eine bekannte Foltermethode, die in vielen Ländern und auch in den USA angewendet wird. Dass wir solche Zustände ebenso im Gesundheitswesen und in anderen Wirtschaftssektoren zulassen, ist erschreckend, bedenkt man die Folgen für unsere geistige und körperliche Gesundheit. Sogar das *Guinness Buch der Rekorde* hat den Eintrag über die Person entfernt, die am längsten ohne Schlaf auskam.

25 Henderson, a. a. O.

26 Rodziewicz, T., B. Houseman und J. Hipskind: »Medical Error Reduction and Prevention«, *StatPearls*, Treasure Island, 4.1.2022, https://tinyurl.com/4abx4yzn (Zugriff: 21.6.2023).

27 Kalmoe, M., M. Chapman, J. Gold und A. Giedinghagen: »Physician Suicide: A Call to Action«, *Missouri Medicine*, 116, Nr. 3, 2019, S. 211–216, www.ncbi.nlm.nih.gov/pmc/articles/PMC6690303/ (Zugriff: 21.6.2023).

28 Bartholomew, K.: »The Dauntless Nurse: Had Enough Yet? The Latest on Nurse Burnout«, *American Nurse*, 8.4.2021, www.myamericannurse.com/my-nurse-influencers-the-dauntless-nurse-nurse-burnout/ (Zugriff: 21.6.2023).

29 Cheney, a. a. O.

30 Maslach Burnout Inventory; auf Deutsch finden Sie den Test zum Beispiel hier: https://staedteverband.ch/cmsfiles/test_de_maslach_(burnout)_-_d.pdf (Zugriff: 21.6.2023).

31 Wigert, B., und S. Agrawal: »Employee Burnout, Part 1: The 5 Main Causes«, *Gallup*, 12.7.2018, www.gallup.com/workplace/237059/employee-burnout-part-main-causes.aspx (Zugriff: 21.6.2023).

32 Pinho, L., et al.: »The Use of Mental Health Promotion Strategies by Nurses to Reduce Anxiety, Stress, and Depression During the COVID-19 Outbreak: A Prospective Cohort Study«, *Environmental Research*, 195, 110828, April 2021, http://doi.org/10.1016/j.envres.2021.110828 (Zugriff: 21.6.2023).

33 Kaplan, J., und A. Kiersz: »2021 Was the Year of the Quit: For 7 Months, Millions of Workers Have Been Leaving«, *Insider*, 8.12.2021, www.businessinsider.com/how-many-why-workers-quit-jobs-this-year-great-resignation-2021-12; Zagorsky, J.: »Are We Really Facing a Resignation Crisis?«, *World Economic Forum*, 13.1.2022, www.weforum.org/agenda/2022/01/great-resignation-crisis-quit-rates-perspective/ (Zugriff: 21.6.2023).

34 Piff, P., und D. Keltner: »Why Do We Experience Awe?«, *The New York Times*, 22.5.2015, www.nytimes.com/2015/05/24/opinion/sunday/why-do-we-experience-awe.html (Zugriff: 21.6.2023).

35 33 Prozent der befragten Erwachsenen fühlten sich gestresst aufgrund persönlicher Diskriminierung. 59 Prozent nannten Diskriminierung und Polizeigewalt – ob persönlich betroffen oder nicht – als stärkste Stressfaktoren.

36 N. N.: »Stress in America™ 2020. A National Mental Health Crisis«, *American Psychological Association*, Oktober 2020, www.apa.org/news/press/releases/stress/2020/report-october (Zugriff: 21.6.2023).

37 Anderson, C., M. Monroy und D. Keltner: »Awe in Nature Heals: Evidence from Military Veterans, At-Risk Youth, and College Students«, *Emotion*, 18, Nr. 8, 2018, S. 1195–1202, https://doi.org/10.1037/emo0000442 (Zugriff: 10.7.2023).

38 Rudd, M., K. Vohs und J. Aaker: »Awe Expands People's Perception of Time, Alters Decision Making, and Enhances Well-Being«, *Psychological Science*, 10.8.2012, https://doi.org/10.1177/0956797612438731; Gordon, A. M., et al.: »The Dark Side of the Sublime: Distinguishing a Threat-Based Variant of Awe«, *Journal of Personality and Social Psychology*, 113, Nr. 2, 2017, S. 310–328, https://doi.org/10.1037/pspp0000120 (Zugriff: 8.7.2023).

39 Stellar, J., et al.: »Positive Affect and Markers of Inflammation: Discrete Positive Emotions Predict Lower Levels of Inflammatory Cytokines«, *Emotion*, 15, Nr. 2, 2015, S. 129–133, https://doi.org/10.1037/emo0000033 (Zugriff: 21.6.2023).

40 E-Mail von Sally an die Autoren, 18.1.2022.

41 Dahlhamer, J., J. Lucas, C. Zelaya et al.: »Prevalence of Chronic Pain and High-Impact Chronic Pain Among Adults – United States, 2016«, *Morbidity and Mortality Weekly Report*, 14.9.2018, www.cdc.gov/mmwr/volumes/67/wr/mm6736a2.htm (Zugriff: 21.6.2023).

42 Sarno, John: *Befreit von Rückenschmerzen. Die Körper-Seele-Verbindung realisieren*, München 2006, S. 19 f.

43 Gordon, Alan, mit Alon Ziv: *The Way Out. A Revolutionary, Scientifically Proven Approach to Healing Chronic Pain*, New York 2021, S. 28.

44 Es werden gewöhnlich drei Faktoren genannt, die den Boden für die Opioidkrise bereitet haben: erstens das Ersuchen der American Pain Society an die Kliniken, zu Blutdruck, Herzfrequenz, Atemfrequenz und Körpertemperatur als »fünften Vitalwert« das Schmerz-Assessment hinzuzunehmen; zweitens Studien, denen zufolge chronische Schmerzpatienten von den ihnen verschriebenen Opioiden angeblich nicht abhängig werden; drittens das aggressive Marketing, das die Pharmakonzerne für Opioid-Schmerzmittel betrieben haben.

45 Reddan, M. C., und T. D. Wager: »Brain Systems at the Intersection of Chronic Pain and Self-Regulation«, *Neuroscience Letters*, 702, 29.5.2019, S. 24–33, http://doi.org/10.1016/j.neulet.2018.11.047 (Zugriff: 21.6.2023).

46 E-Mail von Rebecca an M. Amster, 12.11.2021.

KAPITEL 2: WISSENSCHAFT UND HEILUNG

1 Pahwa, R., A. Goyal und I. Jialal: »Chronic Inflammation«, *StatPearls*, Treasure Island, 8.8.2022, https://tinyurl.com/3sj4hkj2 (Zugriff: 22.6.2023).

2 Clawson, D. R., und D. A. Hanscom: »Post Covid-19 Syndrome: Threat versus Safety Physiology«, 26.7.2021, https://backincontrol.com/wp-content/uploads/2022/07/Post-Covid-19-Syndrome-7.29.22.pdf (Zugriff: 22.6.2023).

3 Dickerson, S., et al.: »Social-Evaluative Threat and Proinflammatory Cytokine Regulation: An Experimental Laboratory Investigation«, *Psychological Science*,

20, Nr. 10, 2009, S. 1237–1244, https://doi.org/10.1111/j.1467-9280.2009.02437.x (Zugriff: 22.6.2023).

4 D. R. Clawson im Zoom-Interview mit den Autoren, 22.3.2022.

5 Clawson, a. a. O.

6 Stellar et al., a. a. O.

7 Goodall, Jane, und Douglas Abrams: *Das Buch der Hoffnung*, München 2021.

8 E-Mail von N. Kearney an M. Amster, 22.4.2022.

KAPITEL 3: STAUNEN

1 D'Ardenne, K.: »Research That Takes Your Breath Away: The Impact of Awe«, *ASU News*, 3.1.2019, https://news.asu.edu/20190103-research-takes-your-breath-away-impact-awe (Zugriff: 22.6.2023).

2 D. Keltner im Zoom-Interview mit den Autoren, 24.11.2021.

3 Allen, S.: »Eight Reasons Why Awe Makes Your Life Better«, *Greater Good Magazine*, 26.9.2018, https://greatergood.berkeley.edu/article/item/eight_reasons_why_awe_makes_your_life_better; Rivera, G. N., et al.: »Awe and Meaning: Elucidating Complex Effects of Awe Experiences on Meaning in Life«, *European Journal of Social Psychology*, 50, Nr. 2, 2019, S. 392–405, https://doi.org/10.1002/ejsp.2604 (Zugriff: 23.6.2023).

4 K. Schneider im Interview mit den Autoren, 24.12.2021.

5 Takano, R., und M. Nomura: »Neural Representations of Awe: Distinguishing Common and Distinct Neural Mechanisms«, *Emotion*, 22, Nr. 4, 2022, S. 669–677, http://dx.doi.org/10.1037/emo0000771 (Zugriff: 22.6.2023).

6 Im Holländischen bedeuten die beiden Wörter für »Ehrfurcht« – *ontzag* und *vrees* – immer noch »Angst«, »Verehrung« oder »Schrecken«. Daher ist es in den Niederlanden mitunter schwierig, die positiven Effekte der Ehrfurcht zu studieren.

7 D. Keltner im Zoom-Interview mit den Autoren, 24.11.2021.

8 Muir, John: *Nature Writings. The Story of My Boyhood and Youth, My First Summer in the Sierra, the Mountains of California, Stickeen (Essays)*, New York 1997, S. 139.

9 Stancato, D. M., und D. Keltner: »Awe, Ideological Conviction, and Perceptions of Ideological Opponents«, *Emotion*, 21, Nr. 1, 12.8.2019, S. 61–72, http://dx.doi.org/10.1037/emo0000665 (Zugriff: 22.6.2023).

10 Jiang, L., et al.: »Awe Weakens the Desire for Money«, *Journal of Pacific Rim Psychology*, 1.1.2018, https://doi.org/10.1017/prp.2017.27 (Zugriff: 23.6.2023).

11 Rudd, M., K. D. Vohs und J. Aaker: »Awe Expands People's Perception of Time, Alters Decision Making, and Enhances Well-Being«, *Psychological Science*, 23,

Nr. 10, 10.8.2012, S. 1130–1136, https://doi.org/10.1177/0956797612438731 (Zugriff: 23.6.2023).

12 Bregman, Rutger: *Im Grunde gut. Eine neue Geschichte der Menschheit,* Hamburg 2020, S. 91.

13 Ebenda, S. 85.

14 N. N. (Duke University): »Oxytocin Enhances Spirituality: The Biology of Awe«, *ScienceDaily,* 21.9.2016, www.sciencedaily.com/releases/2016/09/160921085458.htm (Zugriff: 23.6.2023).

15 Bregman, a. a. O., S. 94.

16 Sturm, V. E., et al.: »Big Smile, Small Self: Awe Walks Promote Prosocial Positive Emotions in Older Adults«, *Emotion,* 21.9.2020, http://dx.doi.org/10.1037/emo0000876 (Zugriff: 23.6.2023).

17 Kok, B. E., et al.: »How Positive Emotions Build Physical Health: Perceived Positive Social Connections Account for the Upward Spiral Between Positive Emotions and Vagal Tone«, *Psychological Science,* 24, Nr. 7, 1.7.2013, S. 1123–1132, https://doi.org/10.1177/0956797612470827 (Zugriff: 23.6.2023).

18 Holt-Lunstad et al., a. a. O.

KAPITEL 4: A WIE AUFMERKSAMKEIT: EINTAUCHEN IN DIE WIRKLICHKEIT

1 James, William: *The Principles of Psychology,* New York 1890, S. 402–458, Kapitel 11: »Attention«.

2 Vgl. Odell, Jenny: *Nichts tun. Die Kunst, sich der Aufmerksamkeitsökonomie zu entziehen,* München 2021.

3 Ebenda, S. 180.

4 James, a. a. O.

5 Silva, J.: »Awe«, YouTube-Video, 23.5.2013, www.youtube.com/watch?v=8QyVZrV3d3o&t=2s (Zugriff: 23.6.2023).

6 Vgl. zum Beispiel N. N.: »The Science of HeartMath«, www.heartmath.com/science/ (Zugriff: 8.7.2023).

7 Vgl. ebenda.

KAPITEL 5: W WIE WARTEN: PRÄSENT SEIN

1 Raichle, M.: »What Your Brain Does When You're Doing Nothing«, YouTube-Video, 9.1.2019, www.youtube.com/watch?v=0r15-Xde66s (Zugriff: 23.6.2023).

2 Ekhtiari, H., et al.: »Default Mode Network«, *ScienceDirect,* 2016, www.sciencedirect.com/topics/neuroscience/default-mode-network (Zugriff: 23.6.2023).

3 Pollan, a. a. O., S. 364.

4 E-Mail von T. Wager an J. Eagle, 26.7.2021.

5 Ebenda.

6 Wenn das DMN weniger aktiv ist und wir wieder in die Gegenwart eintauchen, geht unsere Kreativität deshalb nicht verloren. Im Zustand des Staunens macht sich eine andere Art Schöpferkraft bemerkbar – eine, die aus einem frischen Blick entsteht.

7 Schneider, Pat: *Another River. New and Collected Poems*, Amherst 2005, S. 111. Abgedruckt mit freundlicher Genehmigung des Nachlassverwalters von Pat Schneider.

8 Mitchell, J. M., D. Weinstein, T. Vega und A. S. Kayser: »Dopamine, Time Perception, and Future Time Perspective«, *Psychopharmacology*, 235, Nr. 10, Oktober 2018, S. 2783–2793, https://doi.org/10.1007/s00213-018-4971-z (Zugriff: 24.6.2023).

9 Tolle, Eckhart: *Jetzt. Die Kraft der Gegenwart*, Bielefeld 2000, S. 87.

KAPITEL 6: E WIE ERWEITERN: AUSATMEN UND DEN RICHTIGEN NERV TREFFEN

1 S. Porges in einer E-Mail an J. Eagle, 1.9.2021.

2 Porges, Stephen: »Vagal Pathways: Portals to Compassion«, in: *Oxford Handbook of Compassion Science*, hrsg. von Emma M. Seppälä, New York 2017, S. 192.

3 E-Mail von Jennifer an die Autoren, 23.10.2021.

4 Seth, A.: »Your Brain Hallucinates Your Conscious Reality«, TED-Talk, April 2017, www.ted.com/talks/anil_seth_your_brain_hallucinates_your_conscious_reality/up-next?language=en (Zugriff: 11.7.2023).

5 Ebenda.

6 Bulkeley, Kelly: *The Wondering Brain. Thinking about Religion with and Beyond Cognitive Neuroscience*, Oxfordshire 2004, S. 4.

7 Ragelienė, T.: »Links of Adolescents Identity Development and Relationship with Peers: A Systematic Literature Review«, *Journal of the Canadian Academy of Child and Adolescent Psychiatry*, 25, Nr. 2, Frühling 2016, S. 97–105, www.ncbi.nlm.nih.gov/pmc/articles/PMC4879949/ (Zugriff: 24.6.2023).

8 Pollan, M.: »Dissolving the Default Mode Network«, Interview für Simulation: Global Enlightenment, YouTube-Video, 14.6.2018, www.youtube.com/watch?v=c71BY2RzZjY (Zugriff: 24.6.2023).

KAPITEL 7: WAS IST ACHTSAMKEIT ÜBERHAUPT?

1 Clarke, T. C., et al.: »Use of Yoga, Meditation, and Chiropractors Among U.S. Adults Aged 18 and Over«, *NCHS Data Brief*, Nr. 325, November 2018, www.cdc.gov/nchs/products/databriefs/db325.htm (Zugriff: 25.6.2023).

2 Schneider, Kirk: *Awakening to Awe. Personal Stories of Profound Transformation*, Lanham 2009.

3 Bonner, E., und H. Friedman: »A Conceptual Clarification of the Experience of Awe: An Interpretative Phenomenological Analysis«, *Humanistic Psychologist*, 39, Nr. 3, Juli 2011, S. 222–235, https://doi.org/10.1080/08873267.2011.593372 (Zugriff: 25.6.2023).

4 K. Schneider im Zoom-Interview mit den Autoren, 24.12.2021.

5 Hanson, Rick: *Achtsam wie ein Buddha. Mit Meditation und Neurowissenschaft zum wahren Ich*, München 2020, S. 207.

6 Britton, W. B.: »Can Mindfulness Be Too Much of a Good Thing? The Value of a Middle Way«, *Current Opinion in Psychology*, 28, August 2019, S. 159–165, https://doi.org/10.1016/j.copsyc.2018.12.011 (Zugriff: 25.6.2023).

7 R. Hanson im Zoom-Interview mit den Autoren, 1.2.2022.

8 Clear, James: *Die 1%-Methode. Minimale Veränderung, maximale Wirkung*, München 2020.

9 Brewer, Judson: *Das gierige Gehirn. Der achtsame Weg, Alltagssüchte loszuwerden*, München 2018; ders.: *Raus aus der Angstspirale. Frei von Grübelattacken und Sorgen mithilfe von Achtsamkeit und Neurowissenschaft*, München 2022.

10 E-Mail von Jennifer an die Autoren, 23.10.2021.

KAPITEL 8: SPUTNIK 1: WEGBEREITER EINER NEUEN ANGSTBEHANDLUNG

1 Das Manhattan Project wurde ins Leben gerufen, kurz nachdem Albert Einstein erfahren hatte, dass es den Nazis gelungen war, Uranatome zu spalten, was die Energie für eine Atombombe liefern könnte. Einstein warnte Präsident Roosevelt diesbezüglich. Obwohl viele Menschen Einstein mit der Atombombe in Verbindung brachten, war er an deren Entwicklung nicht beteiligt. Als Einstein erfuhr, dass die Atombombe 1945 über der japanischen Stadt Hiroshima abgeworfen wurde, soll er gesagt haben: »Weh mir!« (»The Manhattan Project«, *American Museum of Natural History*, o. D., www.amnh.org/exhibitions/einstein/peace-and-war/the-manhattan-project [Zugriff: 26.6.2023].)

2 Folger, T.: »Does the Universe Exist If We're Not Looking?«, *Discover*, 1.6.2002, www.discovermagazine.com/the-sciences/does-the-universe-exist-if-were-not-looking (Zugriff: 26.6.2023).

3 Ebenda.
4 Ebenda.
5 Croce, Pat: *Lead or Get Off the Pot! The Seven Secrets of a Self-Made Leader*, New York 2004, S. XIII f.
6 Covey, Stephen A.: *Die 7 Wege zur Effektivität. Prinzipien für persönlichen und beruflichen Erfolg*, Offenbach 2018.
7 Dieses Zitat wurde häufig Viktor E. Frankl zugeschrieben, aber das Viktor Frankl Institut erklärt: »Der wahre Ursprung des Zitates ist nicht ganz klar.« Auch Stephen Covey meinte auf Nachfrage, er könne sich an den Titel des Buches nicht mehr erinnern und auch an den Autor nicht (siehe Viktor Frankl Institut: »Alleged Quote«, www.viktorfrankl.org/quote_stimulus.html [Zugriff: 26.6.2023]).
8 E-Mail von Ginger an J. Eagle, 22.3.2022.
9 Mix, P. J.: »A Monumental Legacy: The Unique and Unheralded Contributions of John and Joyce Weir to the Human Development Field«, *Journal of Applied Behavioral Science*, 42, Nr. 3, September 2006, S. 276–299.
10 E-Mail von Walt an J. Eagle, 22.3.2022.
11 Rogers, Carl: *Encounter-Gruppen. Das Erlebnis der menschlichen Begegnung*, Frankfurt am Main 1984, S. 18.

KAPITEL 9: DIE DREI EBENEN DES BEWUSSTSEINS

1 E-Mail von Erin an J. Eagle, 10.11.2021.
2 E-Mail von Trevor an J. Eagle, 31.10.2021.

KAPITEL 10: AUCH IN SCHWEREN ZEITEN WUNDER ENTDECKEN

1 Frankl, Viktor E.: *... trotzdem Ja zum Leben sagen. Ein Psychologe erlebt das Konzentrationslager*, München 2005, S. 66.
2 Rovelli, Carlo: *Die Ordnung der Zeit*, Hamburg 2018, S. 101.
3 Allen, S.: *The Science of Awe*, Infoschrift für die John Templeton Foundation, Greater Good Science Center an der UC Berkeley, September 2018, S. 35 f., https://ggsc.berkeley.edu/images/uploads/GGSC-JTF_White_Paper-Awe_FINAL.pdf (Zugriff: 28.6.2023).
4 E-Mail von Tom an die Autoren, 3.2.2022.
5 P. Norris im Telefoninterview mit M. Amster, 6.11.2021.
6 Stellar, J. E., et al.: »Awe and Humility«, *Journal of Personality and Social Psychology*, 114, Nr. 2, 2017, S. 258–269, https://doi.org/10.1037/pspi0000109 (Zugriff: 28.6.2023).

7 Rankin, K., S. E. Andrews und K. Sweeny: »Awe-full Uncertainty: Easing Discomfort During Waiting Periods«, *Journal of Positive Psychology,* 15, Nr. 3, 18.9.2018, S. 338–347, https://doi.org/10.1080/17439760.2019.1615106 (Zugriff: 12.7.2023).

8 Joye, Y., und J. W. Bolderdijk: »An Exploratory Study into the Effects of Extraordinary Nature on Emotions, Mood, and Prosociality«, *Frontiers in Psychology,* 5, Oktober 2015, https://doi.org/10.3389/fpsyg.2014.01577 (Zugriff: 29.6.2023).

9 E-Mail von Cheryl an M. Amster, 12.11.2021.

10 Schneider, K. J.: »Standing in Awe: The Cosmic Dimensions of Effective Psychotherapy«, *The Psychotherapy Patient,* 11, Nr. 3–4, 2001, S. 123–127.

11 Schneider: *Awakening to Awe,* a. a. O., S. 79.

12 Courtney, E. P., J. L. Goldenberg und P. Boyd: »The Contagion of Mortality: A Terror Management Health Model for Pandemics«, *British Journal of Social Psychology,* 59, Nr. 3, 2020, S. 607–617, https://doi.org/10.1111/bjso.12392 (Zugriff: 29.6.2023).

13 E-Mail von Iva an J. Eagle, 21.2.2021.

14 Krause, N., und R. D. Hayward: »Assessing Whether Practical Wisdom and Awe of God Are Associated with Life Satisfaction«, *Psychology of Religion and Spirituality,* 7, Nr. 1, 2015, S. 51–59, http://dx.doi.org/10.1037/a0037694 (Zugriff: 29.6.2023).

KAPITEL 11: 21 TAGE AKTIV STAUNEN

1 E-Mail von Tennison an die Autoren, 5.12.2021.

2 Die Persönlichkeit entwickelt sich aus dem Zusammenspiel zwischen Erlerntem und Angeborenem. Die Forschung allerdings geht davon aus, dass fast die Hälfte unserer Persönlichkeit ererbt ist. Was nach der Geburt passiert, hängt von unserem Umfeld ab – zum Beispiel davon, wie sicher und geliebt wir uns fühlen.

3 Allen: *The Science of Awe,* a. a. O., S. 21 f.

4 Ebenda.

5 Piff und Moskowitz, a. a. O.

6 Chen, E. Y.: *Cultural Variations in the Appraisals of Awe,* Bachelorarbeit an der UC Berkeley, April 2020, https://escholarship.org/uc/item/0dh4s9j3 (Zugriff: 29.6.2023).

7 Schneider: *Awakening to Awe,* a. a. O., S. 86.

8 Ott, U., B. Hölzel und D. Vaitl: »Brain Structure and Meditation: How Spiritual Practice Shapes the Brain«, *Studies in Neuroscience, Consciousness and Spirituality,* 2011, https://doi.org/10.1007/978-94-007-2079-4_9 (Zugriff: 29.6.2023).

9 Kiken, L. G., et al.: »From a State to a Trait: Trajectories of State Mindfulness in Meditation During Intervention Predict Changes in Trait Mindfulness«, *Personality and Individual Differences*, 81, Juli 2015, S. 41–46, https://doi.org/10.1016/j.paid.2014.12.044 (Zugriff: 29.6.2023).

10 Hanson: *Achtsam wie ein Buddha*, a. a. O., S. 58 f.

11 Hanson, R.: »Growing Inner Resources for a Challenging World«, Präsentation bei der Konferenz »ITRC Building Human Resilience for Climate Change«, 3.11.2016, S. 20–24, https://tinyurl.com/2p8wnrjj (Zugriff: 30.6.2023).

12 Shiota et al., a. a. O.

13 E-Mail von Hari an die Autoren, 22.3.2022.

STICHWORTVERZEICHNIS

Über die Autoren

© Anna Pacheco

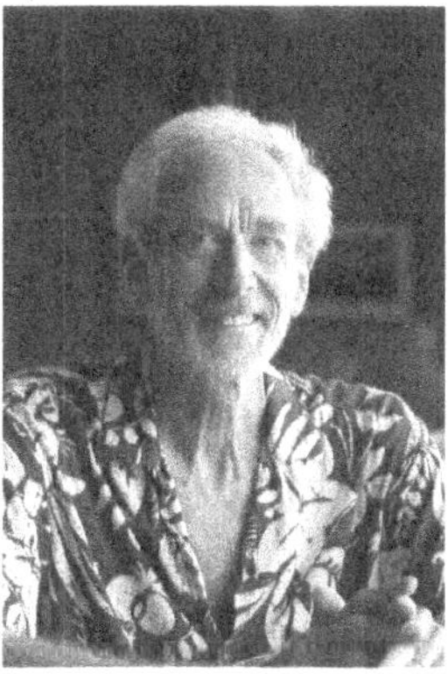

Jake Eagle ist Psychotherapeut, Achtsamkeitslehrer und Autor. Seit mehr als dreißig Jahren findet Jake neue Wege der Psychotherapie und verhilft Menschen zu einem sinnerfüllten Leben und gesunden Beziehungen, indem er Reife, Präsenz und Bewusstheit fördert. Er sieht sein höchstes Ziel darin, anderen zu helfen, ihr Potenzial ganz zu leben. 2003 gründeten er und seine Frau Hannah »Live Conscious«, eine Organisation, die Online-Kurse und lebensverändernde Retreats in Ehrfurcht gebietenden Weltgegenden anbietet. Jake hat zwei weitere Bücher geschrieben: Sein *Live a Conscious Life* (früher veröffentlicht unter dem Titel *Speak Love Not War*) gewann den Independent Publisher Book Award.
Jake lebt mit Hannah in Hawaii – wo die beiden Tag für Tag schreiben, forschen, lehren und sich dem Staunen hingeben.

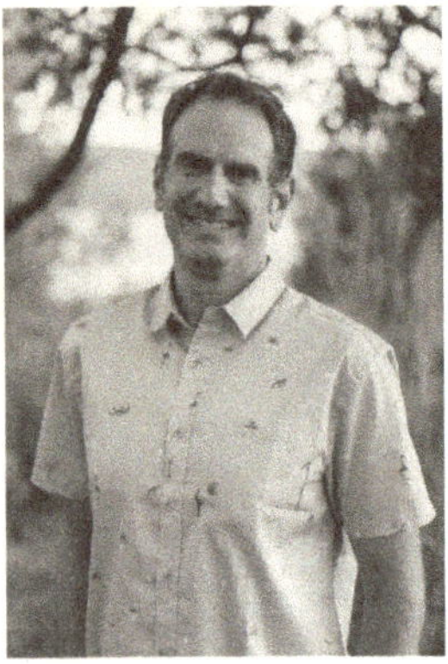

Michael Amster ist Doktor der Medizin und Fakultätsmitglied der Touro School of Medicine. Er machte seinen Abschluss an der medizinischen Fakultät der University of California in Irvine und absolvierte an der University of Iowa eine Fortbildung in Schmerztherapie. Er meditiert seit mehr als dreißig Jahren und wurde am Spirit Rock Meditation Center zum Meditationslehrer ausgebildet. Darüber hinaus ist er ausgebildeter Yogalehrer und hat eigene Programme für Yoga-Rückenschulen entwickelt. Die von ihm gegründete buddhistische und interreligiöse Meditationsgruppe leitete er sieben Jahre lang, und er kehrt auch heute noch als Lehrer gelegentlich dorthin zurück. Michael widmet sich seit mehr als zwanzig Jahren der Schmerztherapie und ist aktuell Direktor der Schmerzpraxis am Santa Cruz Community Health Center. Dort leistet er Arbeit im klinischen Alltag, forscht über A.W.E., lehrt Achtsamkeit und leitet darüber hinaus Ehrfurchtsseminare in aller Welt.

Mehr zu den beiden Autoren erfahren Sie auf der Website ThePowerOfAwe.com (in englischer Sprache) von Jake und Michael. Dort finden Sie auch Hinweise auf kommende Kurse und Retreats, Online-Kurse, eine lebendige Online-Community und weitere Tipps für alle A.W.E.-Praktizierenden.